ESTIRÁNDOSE

Bob Anderson

ESTIRÁNDOSE

Guía completa
de estiramientos

RBABOLSILLO

Título original: *Stretching. Pocket Book Edition*

Autor: Bob Anderson.
Ilustraciones: Jean E. Anderson.
Traducción: Beatriz Fernández y Josep Escarré.
Revisión: Juan José Plasencia.
Composición y edición: Estanis Peinado

Primera edición en RBA Bolsillo: enero de 2017
Segunda edición: abril de 2017.

REF.: OBOL314
ISBN: 978-84-9296-683-7
Depósito legal: B 24.126-2016

Impreso en España - *Printed in Spain*

ÍNDICE

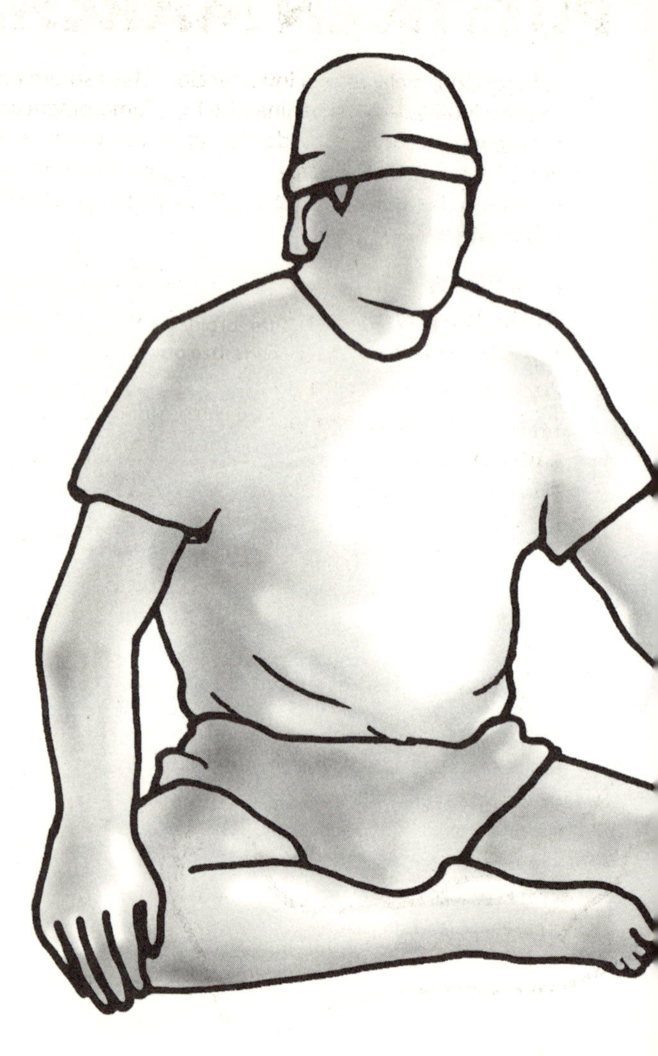

PUESTA EN MARCHA

Esta sección inicial es una introducción a los estiramientos. Resulta imprescindible leer las páginas 12-13, «Cómo practicar estiramientos», para entender el modo de hacer los ejercicios del resto del libro. Si es su primera aproximación a los estiramientos, la sección «Puesta en marcha» *(v. pp. 15-21)* le guiará para realizar una serie de ejercicios sencillos.

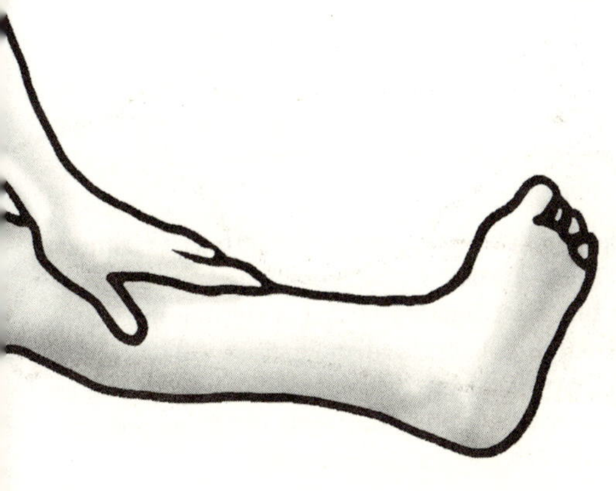

INTRODUCCIÓN

En la actualidad, millones de personas han descubierto lo beneficioso que es hacer ejercicio. Numerosos estudios demuestran que las personas activas tienen una vida más satisfactoria y que, en gran medida, la mala salud está ligada de forma directa al descuido de la práctica de ejercicio físico. Cobrar conciencia de ello, junto a un conocimiento más profundo del cuidado de la salud, ha cambiado el estilo de vida de muchas personas.

El entusiasmo que observamos en nuestros días por el ejercicio no es un capricho. Nos hemos dado cuenta de que el único modo de prevenir las enfermedades causadas por la inactividad es permanecer activos; no durante un mes o un año, sino durante toda la vida.

* * * *

Con la llegada de la revolución industrial, las máquinas empezaron a hacer el trabajo que hasta entonces se realizaba de forma manual. A medida que nos hicimos menos activos, comenzamos a perder fuerza y el instinto para el ejercicio espontáneo.

Obviamente, las máquinas han simplificado nuestra vida, pero también han creado problemas importantes. En lugar de caminar, conducimos; preferimos el ascensor a subir escaleras; pasamos la mayor parte de nuestras vidas sentados cuando una vez fuimos activos de forma casi permanente. Los ordenadores nos han hecho aún más sedentarios. Los músculos se convierten en almacenes de tensiones no liberadas si no practicamos algún ejercicio a diario.

Sin embargo, los tiempos han cambiado. La actitud resignada a sentarse y a anquilosarse se ha acabado. Hemos vuelto a descubrir las bondades de una vida saludable y activa y hacemos ejercicio. Lo que es más, podemos reanudar una vida más gratificante y sana a cualquier edad.

* * * *

La capacidad de recuperación del cuerpo es impresionante. Por ejemplo, un cirujano hace una incisión, extirpa o corrige el problema y vuelve a coser al paciente. A partir de ese instante, el cuerpo toma la responsabilidad y se cura por sí solo. Todos tenemos la capacidad, que parece milagrosa, de recuperar la salud, bien sea después de una intervención drástica como es una operación quirúrgica o tras acabar con una condición física precaria consecuencia de la falta de ejercicio físico y una mala dieta.

¿Qué tienen que ver los estiramientos con todo esto? Constituyen un eslabón fundamental entre la vida sedentaria y la vida activa, pues mantienen los músculos ágiles y flexibles, preparan el cuerpo para el ejercicio y ayudan a llevar a cabo la transición diaria de la inactividad a la actividad dinámica sin excesivo estrés. Son especialmente importantes si se practican deportes vigorosos como andar en bicicleta, correr o jugar al tenis, pues estas actividades provocan rigidez y reducen la flexibilidad.

Hacer estiramientos resulta fácil pero, cuando se practican de forma inadecuada, pueden causar más daño que beneficio. Por esta razón, es fundamental entender las técnicas correctas.

* * * *

Los estiramientos, cuando se realizan correctamente, hacen que nos sintamos bien, pero no hay que forzar los límites ni intentar ir un poco más allá todos los días. Los estiramientos han de adaptarse a la estructura muscular y a la flexibilidad individuales y a niveles de tensión variables. La clave está en la regularidad y la relajación, y la meta es reducir la tensión muscular y, como consecuencia, adquirir mayor facilidad de movimiento. No se trata de conseguir una flexibilidad extrema, pues al intentarlo podría conducirnos a un estiramiento excesivo y a lesiones.

Podemos aprender mucho de la observación de los animales. Basta con fijarse en un gato. De forma instintiva sabe cómo estirarse. Lo hace de manera espontánea, nunca se estira demasiado, y constantemente y de modo natural pone a punto los músculos que tendrá que utilizar.

* * * *

Estirarse no es estresante. Por el contrario, es reposado, relajante y no es competitivo. Las sensaciones sutiles y renovadoras que induce el estiramiento permiten conocer mejor nuestros músculos. Nadie debe adaptarse a una disciplina estricta, pues los estiramientos se ajustan totalmente a cada individuo, permitiéndole disfrutar siendo él mismo.

Cualquier persona puede estar en forma con el enfoque adecuado. No es necesario ser un gran atleta, pero debe hacerse paso a paso, sobre todo al empezar. Resulta importante dar tiempo a la mente y al cuerpo para ajustarse al estrés de la actividad física, por lo tanto, hay que empezar con tranquilidad y ser regular. No es posible ponerse en forma de un día para el otro.

Al practicar estiramientos regularmente y hacer ejercicio con frecuencia, se aprende a disfrutar del movimiento. Cada persona es un ser físico y mental distinto, que tiene ritmos propios que le producen placer y bienestar. Todos tenemos diferentes fuerza, resistencia, flexibilidad y temperamentos. Si cada uno aprende a conocer su cuerpo y sus necesidades, podrá desarrollar su potencial personal y, de forma gradual, construir un fundamento duradero para su bienestar físico que perdurará toda la vida.

QUIÉN DEBE PRACTICAR ESTIRAMIENTOS

Todo el mundo puede aprender a estirar los músculos, sin condicionamientos de edad o de flexibilidad. No se necesita tener una excelente forma física ni unas cualidades atléticas determinadas. Las técnicas de estiramiento son adecuadas tanto si una persona se sienta frente a una mesa de trabajo durante todo el día, como si cava zanjas, hace labores domésticas, trabaja en una cadena de montaje, conduce un camión o hace ejercicio con regularidad. Los ejercicios son moderados y fáciles de hacer, y se adaptan a las diferencias individuales en cuanto a flexibilidad y tensión muscular. Cualquier persona que tenga buena salud y no padezca de ningún problema físico específico puede aprender a practicar estiramientos de forma segura y disfrutar con ellos.

> *Nota:* Si se han tenido trastornos físicos recientes o se ha sufrido alguna intervención, sobre todo en las articulaciones o en los músculos, o si no se ha hecho ejercicio ni practicado ninguna actividad física durante tiempo, debe consultarse a un médico antes de empezar a realizar estiramientos o adoptar cualquier otro método de ejercicio.

CUÁNDO REALIZARLOS

Los estiramientos pueden realizarse siempre que se quiera: en el trabajo, en el coche, mientras se espera el autobús, al caminar, bajo un frondoso árbol después de una excursión en el monte o en la playa. Se deben practicar antes y después de llevar a cabo alguna actividad física, pero también pueden efectuarse durante el día, cuando se presente la oportunidad. Aquí se sugieren unos ejemplos:

- Por la mañana antes de empezar el día.
- En el trabajo para relajarse.
- Después de haber estado sentado o de pie durante mucho rato.
- Cuando se sienta el cuerpo tenso.
- En cualquier momento del día, por ejemplo, al ver la televisión, escuchar música, leer o conversar sentado.

POR QUÉ PRACTICAR ESTIRAMIENTOS

Puesto que practicar estiramientos relaja la mente y prepara el cuerpo para el ejercicio, debería hacerse diariamente. Realizar estiramientos con regularidad produce los siguientes resultados:

- Reduce la tensión muscular y relaja el cuerpo.
- Ayuda a mejorar la coordinación, facilitando el movimiento.
- Aumenta la movilidad.
- Contribuye a prevenir lesiones como tirones musculares. (Un músculo estirado, fuerte y flexible resiste el estrés mejor que un músculo tenso, fuerte y rígido.)
- Facilita practicar actividades intensas como correr, esquiar, jugar al tenis, nadar o andar en bicicleta porque prepara el cuerpo para la actividad; es una manera de indicar a los músculos que están a punto de ser utilizados.
- Ayuda a mantener el grado de flexibilidad que tenía el músculo al empezar a practicar estiramientos, por lo que los músculos no se vuelven más y más rígidos a medida que pasa el tiempo.
- Desarrolla la conciencia corporal; mientras se estiran diferentes músculos, uno se concentra en ellos y llega a conocer mejor su cuerpo.
- Evita el control de la mente sobre el cuerpo, de forma que este último se mueve «por su interés» en lugar de para competir o por ego.
- Produce bienestar.

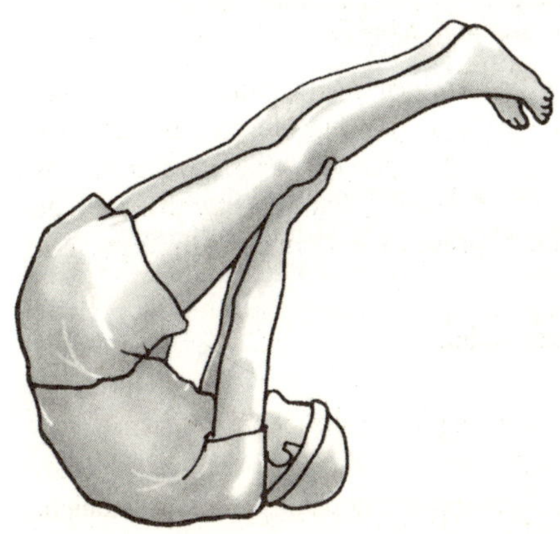

CÓMO PRACTICAR ESTIRAMIENTOS

Los estiramientos son fáciles de aprender, pero hay una forma correcta y otra incorrecta de practicarlos. La correcta es realizar el estiramiento relajado, y mantenerlo centrándose en los músculos que se están estirando. La forma incorrecta es moverse con brusquedad hacia arriba y hacia abajo, o estirar hasta provocar dolor, lo que causa más daño que beneficio.

Si se realizan los estiramientos de manera correcta y con regularidad, los movimientos del cuerpo resultan cada vez más fáciles.

El estiramiento fácil

Al empezar a realizar estiramientos, se mantendrá entre 10 y 15 segundos el estiramiento fácil, sin forzar el músculo. Una vez se sienta una tensión moderada, se aguantará el estiramiento adoptando una postura relajada. Si no se produce esta relajación, se corregirá la postura hasta encontrar un grado de tensión cómodo. Esta debería ser la sensación: «Siento el estiramiento pero no me duele». El estiramiento fácil reduce la tensión muscular y la rigidez y prepara los tejidos para el estiramiento progresivo.

El estiramiento progresivo

A partir de la posición del estiramiento fácil, se estirará aproximadamente un centímetro más hasta sentir de nuevo una tensión moderada y se sostendrá esta posición entre 10 y 15 segundos si no se siente dolor. De nuevo, la tensión debería disminuir; en caso contrario es preciso relajar la postura. Si la tensión del estiramiento aumenta y el estiramiento se mantiene y/o causa dolor, significa que se está estirando en exceso. El estiramiento progresivo tonifica los músculos y aumenta su flexibilidad.

Respiración

La respiración ha de ser lenta, rítmica y controlada. Al doblar el cuerpo hacia delante para estirar, se debe expulsar aire al mismo tiempo, y después respirar lentamente mientras se mantiene el estiramiento. No debe contenerse la respiración. Si una posición de estiramiento inhibe el ritmo respiratorio normal, relajar la posición hasta respirar con normalidad.

Contar

Al principio se aconseja contar los segundos en silencio mientras se realiza cada uno de los estiramientos; eso hará que se mantenga la tensión adecuada durante el tiempo suficiente. Después de un poco de práctica, se sabrá cuánto dura cada estiramiento por la sensación que provoca, sin que nos distraiga el tener que contar.

El reflejo de estiramiento

Los músculos están protegidos por un mecanismo llamado *reflejo de esti-ramiento*. Siempre que las fibras musculares se estiran demasiado, por movimientos bruscos, saltos o estirar en exceso, un nervio reflejo responde enviando una señal a los músculos para que se contraigan. Este mecanismo evita que se dañen. Por lo tanto, estirar demasiado provoca el efecto contrario: contrae los músculos que se tratan de estirar.

Forzar demasiado un estiramiento, o hacer movimientos bruscos rebotando arriba y abajo, tensa los músculos y activa el reflejo de contracción. Además de dolor, causa un daño físico, pues produce un desgarramiento de las fibras musculares que, a su vez, forman un tejido cicatrizado en los músculos, que pierden gradualmente su elasticidad, se vuelven rígidos y causan dolor.

No hay beneficio con dolor

La mayoría de nosotros está condicionado por el lema de la etapa escolar «no hay beneficio sin dolor». Hemos aprendido a asociar dolor con mejora física, y nos enseñaron que «cuanto más duela, más se avanza». Esta afirmación es un disparate. El estiramiento, practicado correctamente, nunca es doloroso. Hay que aprender a prestar atención al cuerpo, pues el dolor es una indicación de que algo va mal.

Tanto el estiramiento fácil como el progresivo, descritos en la página anterior, no hiperactivan el reflejo de estiramiento y, por lo tanto, no causan dolor.

Este diagrama ilustra con claridad la idea de qué es un «buen estiramiento»

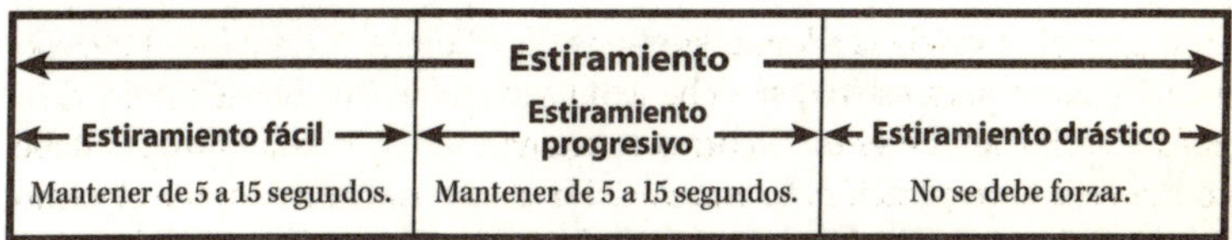

Este diagrama lineal representa cuánto tiempo se pueden estirar las fibras y el tejido conectivo que forman el músculo. La flexibilidad aumentará de forma natural cuando se practiquen habitualmente estiramientos, primero en la fase fácil y después en la progresiva. Si se practican los ejercicios con regularidad y de forma relajada, cada persona será capaz de rebasar sus límites actuales y acercarse más a su potencial personal.

CALENTAR Y ENFRIAR

Calentar

En años recientes se ha producido una controversia sobre la conveniencia de practicar estiramientos antes de calentar. Si se van a realizar estiramientos, ¿pueden causar lesiones si se practican sin ningún calentamiento específico anterior? No, si se practican los estiramientos de una forma cómoda y sin estrés. Sin embargo, es aconsejable moverse, caminar y hacer ejercicios con los brazos, etcétera, durante unos minutos antes, para calentar los músculos y el tejido blando antes de practicar estiramientos. Eso hará que la sangre circule, pero los ejercicios deben practicarse de forma correcta tanto si se ha calentado como si no.

Algunos corredores han dicho que tienden a lesionarse si no calientan antes de realizar estiramientos. Es posible lesionarse al practicar estiramientos:

- si se practican con demasiada prisa (sin estar relajado),
- si se fuerzan mucho, demasiado pronto (estirar un músculo frío más de la cuenta),
- si no se presta atención a la sensación del estiramiento.

Si se practican los estiramientos correctamente, no dañarán el músculo *(v. pp. 12-13)*. Se sabrá hasta dónde estirar si se presta atención a cómo se percibe el estiramiento y se sintoniza con el cuerpo.

Si se realiza de forma habitual una actividad física como correr, andar en bicicleta o cualquier otra, se debe calentar llevando a cabo la actividad que se va a practicar a continuación, pero con menor intensidad. Por ejemplo, antes de correr, se debe caminar o hacer jogging 2-5 minutos hasta empezar a sudar ligeramente. (Caminar y hacer una carrera suave constituyen un buen calentamiento básico para muchas actividades. Incrementan la temperatura del músculo y de la sangre, y aumentan la temperatura corporal procurando un calentamiento efectivo.) Luego realizar los estiramientos.

Enfriar

A la inversa, para enfriar los músculos después del ejercicio, primero debe disminuirse la intensidad del esfuerzo y reducir las pulsaciones del corazón hasta una situación de descanso. Después se han de realizar estiramientos para prevenir posibles dolores y rigideces musculares.

PUESTA EN MARCHA

Aquí se muestra cómo practicar nueve estiramientos que ayudarán a entender la frase «Dejarse llevar al *sentir* el estiramiento». Después, será fácil aprender y utilizar los estiramientos explicados en el libro.

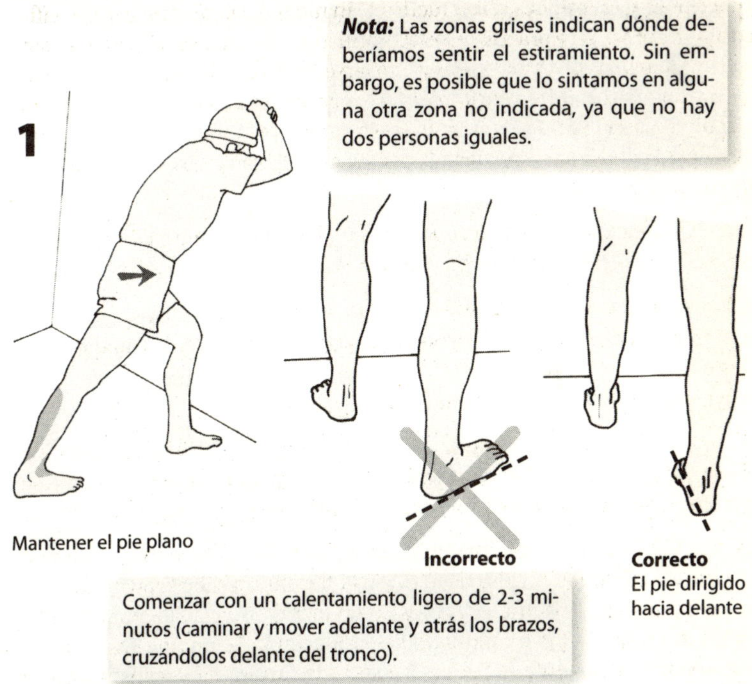

Practicar primero un estiramiento de la pantorrilla.

- Apoyar los antebrazos en una pared. Reposar la frente en las manos.
- Doblar una rodilla hacia la pared. La pierna de detrás tiene que estar estirada, con el pie bien apoyado, y dirigido hacia delante o hacia dentro.
- Mover despacio las caderas hacia delante, manteniendo la pierna de detrás sin doblar y el pie plano, hasta experimentar una sensación moderada de estiramiento en la pantorrilla.
- Mantener 5-10 segundos. No estirar en exceso.
- A continuación estirar la otra pantorrilla.

¿Se percibe en una pierna de forma diferente que en la otra? ¿Es una pierna más flexible que la otra?

Estiramientos de ingle para realizar sentados en el suelo:

- Juntar las plantas de los pies con la ayuda de las manos.
- Inclinar el tronco hacia delante, hasta sentir el estiramiento.

- Mantener 5-15 segundos. Sin forzar.
- Mantener los codos fuera de las espinillas.
- Respirar suave y profundo.

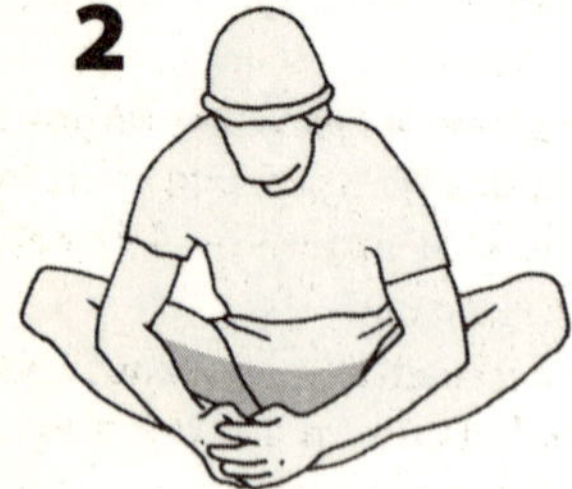

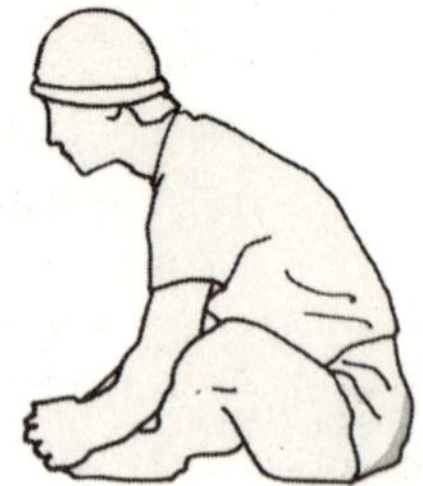

Expulsar el aire antes del estiramiento. Relajar la mandíbula y los hombros. Respirar lenta y rítmicamente.

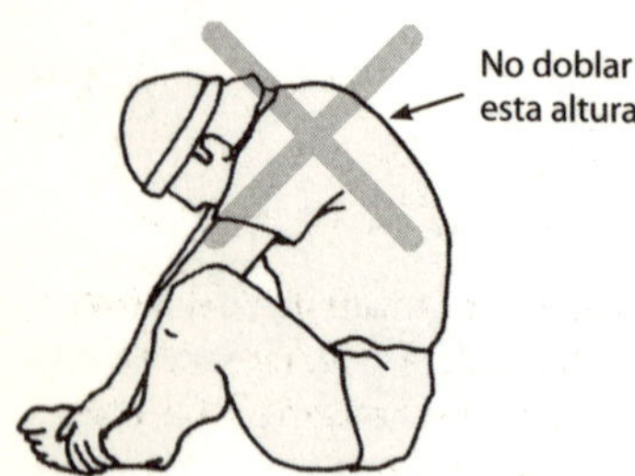

No doblar el cuerpo a la altura de la cabeza y los hombros. Hacerlo produce tensión en la parte inferior de la espalda.

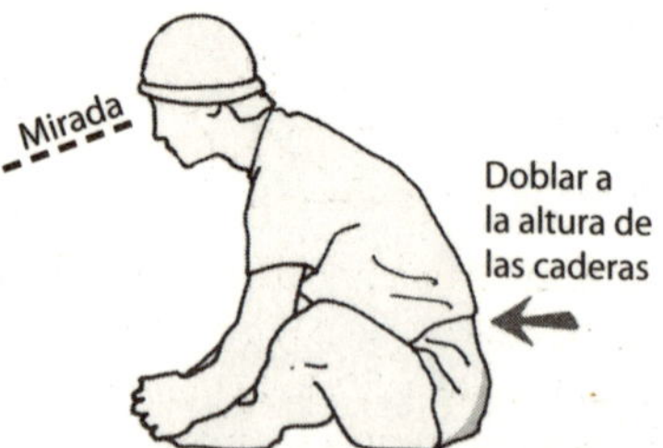

Concentrarse en iniciar el movimiento en las caderas, con la parte inferior de la espalda erguida, y mirando hacia delante.

Después de sentir que la tensión ha disminuido ligeramente, inclinarse un poco hacia delante hasta sentir más el estiramiento. La sensación debe ser intensa *pero no dolorosa*. Mantener durante 15 segundos la posición. La sensación de tensión ha de disminuir de forma progresiva cuanto más tiempo se mantenga el estiramiento. Relajarse lentamente y finalizar el estiramiento. Evitar sacudidas, o bien movimientos rápidos o bruscos.

Practicar *para sentir* el estiramiento, no *para ver dónde* se puede llegar.

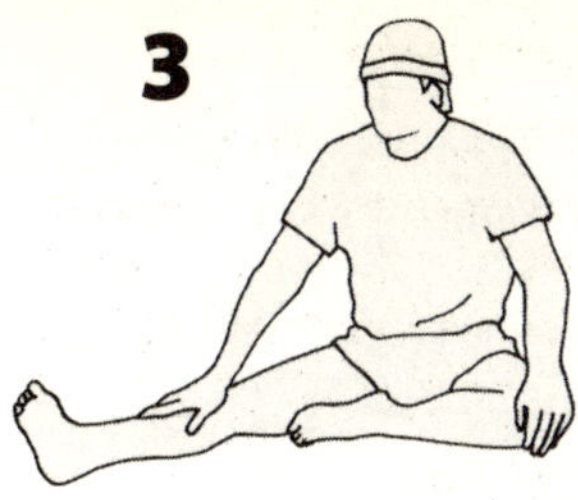

3

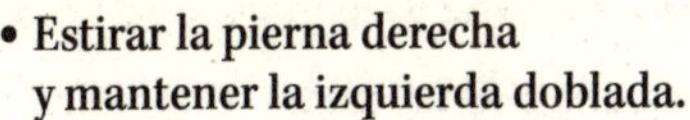

- Estirar la pierna derecha y mantener la izquierda doblada.
- La planta del pie izquierdo debe tocar el interior del muslo derecho.
- No «bloquear» la rodilla de la pierna derecha.

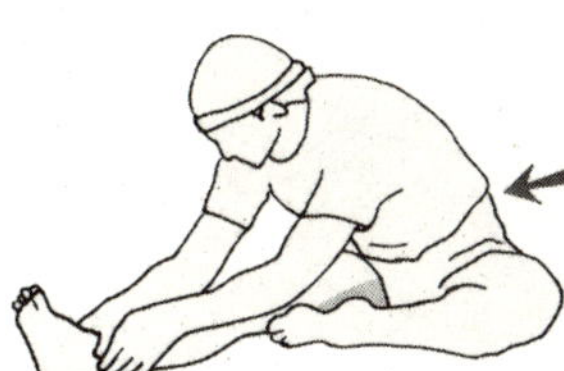

- Doblarse a la altura de las caderas expulsando el aire, hasta sentir un estiramiento leve de los músculos posteriores del muslo.
- Mantener 5-15 segundos.
- Los músculos del cuádriceps derecho deben estar relajados. Deben estar blandos y no tensos al tocarlos con la mano.

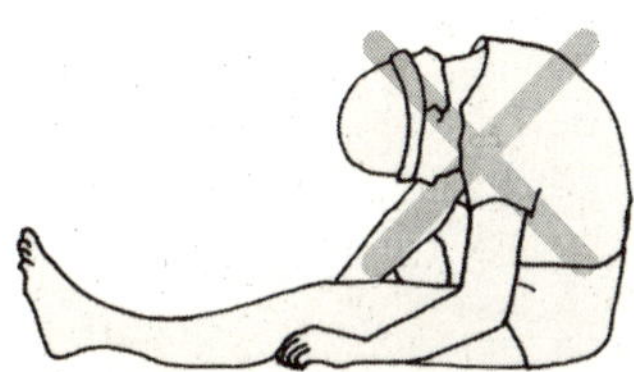

No iniciar el movimiento con la cabeza y los hombros. No hay que tratar de tocar la rodilla con la frente. Así solo se conseguirá arquear los hombros.

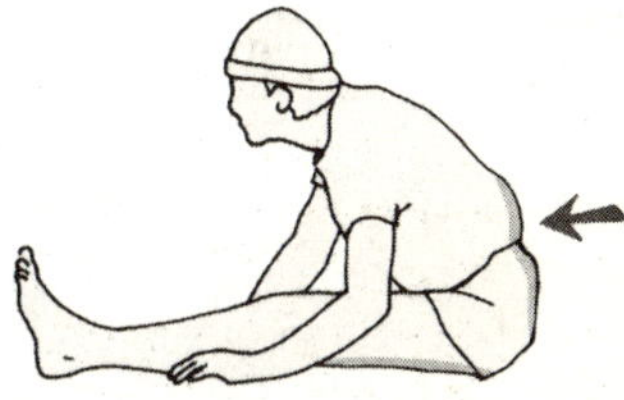

Iniciar el movimiento a la altura de las caderas y mantener el mentón, los hombros y los brazos relajados.

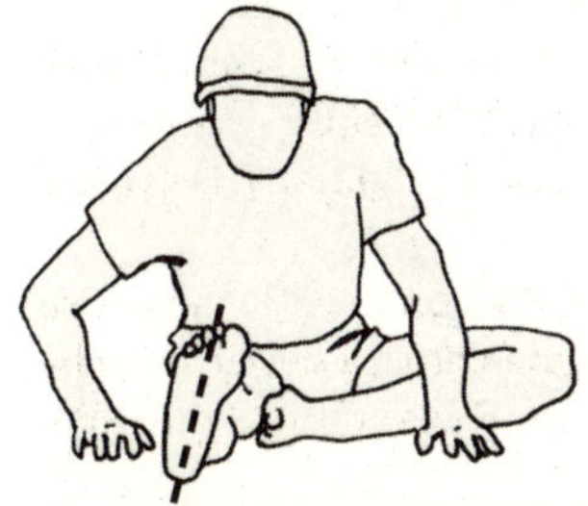

El pie de la pierna que se estira se dirige hacia arriba, y tobillo y dedos están relajados. En esta posición, el tobillo, la rodilla y la cadera están alineados.

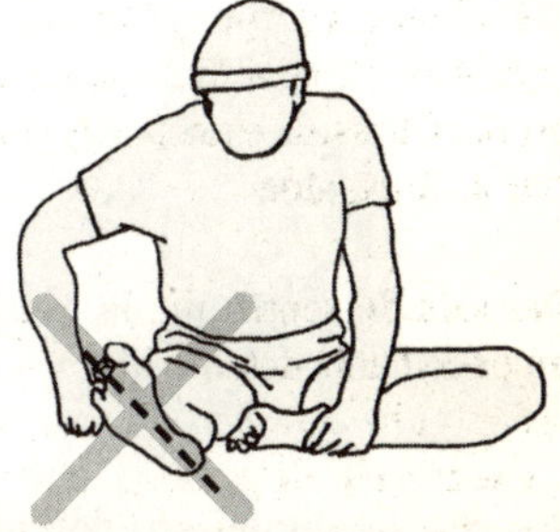

Debe evitarse que la pierna se incline hacia fuera, esta posición rompería la alineación de la pierna y la cadera.

Si no se es muy flexible, utilizar para este estiramiento una toalla y colocarla alrededor de la planta del pie.

Después del estiramiento fácil, aumentar lentamente la tensión hasta el estiramiento progresivo y mantenerlo de 5 a 15 segundos. Puede que solo haya que inclinarse hacia delante un centímetro más. No hay que preocuparse por el límite al que se puede llegar.

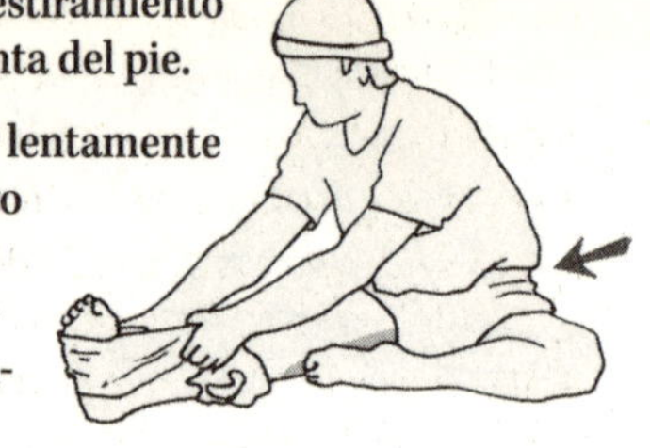

Salir lentamente del estiramiento y repetir con la otra pierna. Mantener la parte superior del muslo relajada y el pie mirando hacia arriba, con el tobillo y los dedos relajados. Realizar un estiramiento fácil durante 15 segundos y, lentamente, llegar a la fase progresiva. Mantener la posición de 5 a 15 segundos.

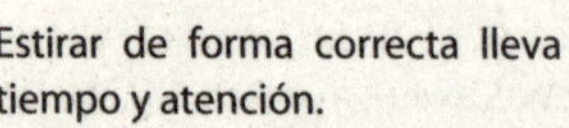

Desarrollar la habilidad para estirarse según cómo se perciba el estiramiento, no dependiendo de hasta dónde pueda estirarse.

4

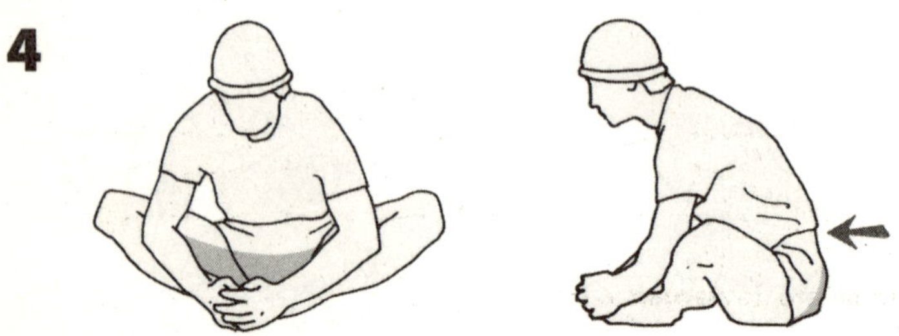

Repetir el estiramiento de ingles sentado. ¿Se percibe alguna diferencia respecto a la primera vez?

Estos puntos son más importantes que el énfasis en aumentar la flexibilidad:

1. Relajar zonas tensas como pies, manos, muñecas, hombros y mentón al realizar los estiramientos.

2. Aprender a encontrar la tensión adecuada y controlarla en cada estiramiento.

3. Ser consciente de la alineación de la parte inferior de la espalda, la cabeza, los hombros y las piernas en cada estiramiento.

4. Ajustar los ejercicios a los cambios diarios corporales, pues las condiciones del cuerpo varían todos los días.

5

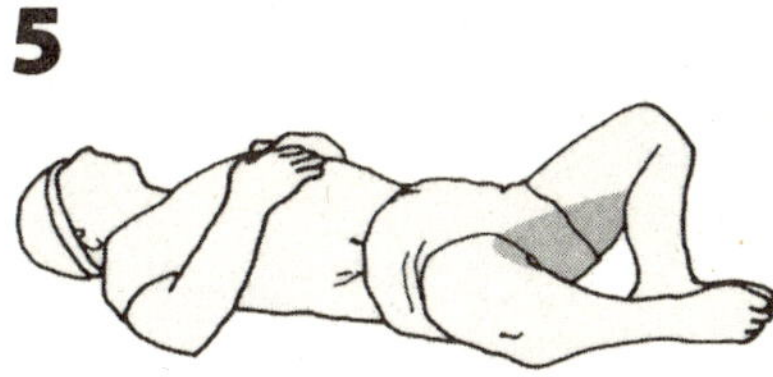

Estiramiento de ingles para realizar tumbados en el suelo:

- Tumbarse en el suelo y juntar las plantas de los pies.
- Separar las rodillas, relajar las caderas y dejar que el peso de los muslos produzca un estiramiento suave en las ingles.
- Mantener esta posición relajada 10-30 segundos.
- Respirar profundamente.

Evitar cualquier tensión. La sensación de estiramiento ha de ser suave.

6

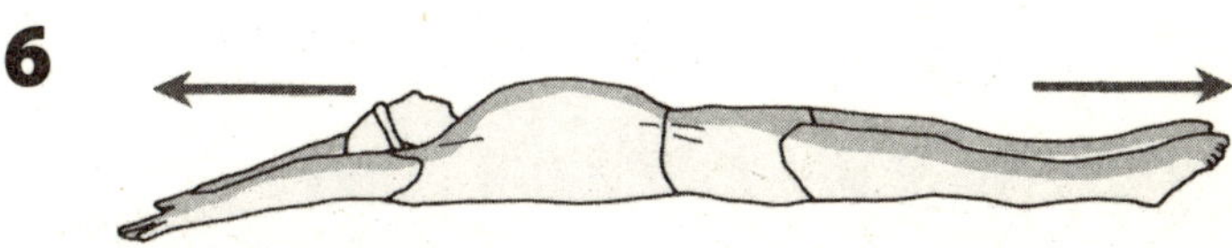

Estiramiento de alargamiento:

- Estirar las dos piernas lentamente.
- Extender los brazos hacia atrás y estirar los dedos de los pies hacia delante.
- Mantener 5 segundos y, después, relajar la posición.
- Al realizar el ejercicio deben contraerse los músculos abdominales levemente para reducir el abdomen.
- Ideal para practicar a primera hora, antes de levantarse.

7

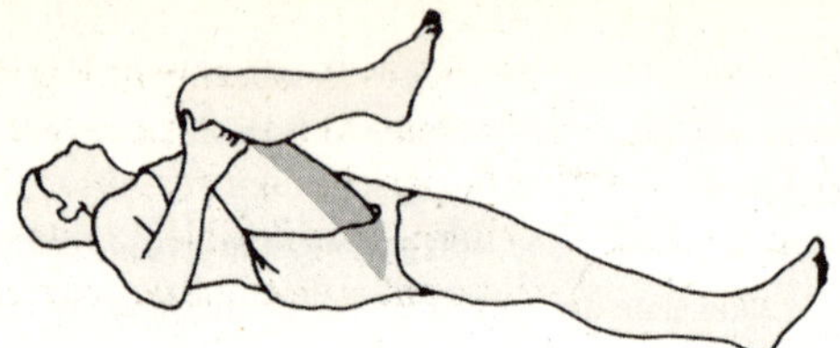

- A continuación doblar una rodilla y llevarla hacia el pecho hasta sentir un estiramiento fácil.
- Mantener la posición 10-30 segundos. Relajarse.
- Repetir con la otra pierna.

> Hay que aprender a conocer el cuerpo de forma gradual.

8

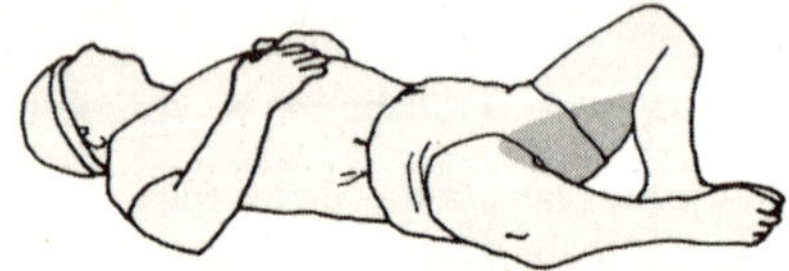

Repetir el estiramiento de ingle y, a continuación, relajarse durante 30 segundos. Liberar cualquier tensión de pies, manos y hombros. Puede resultar agradable realizar el ejercicio con los ojos cerrados.

Cómo sentarse después de estar tumbado

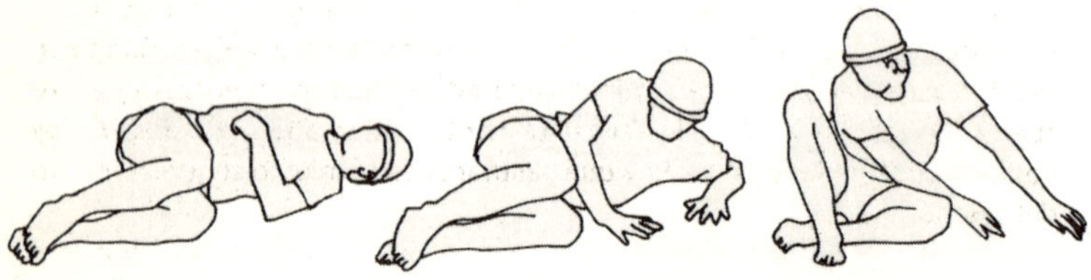

Doblar las rodillas y echarse sobre un lado del cuerpo. Desde esta posición, utilizar las manos para incorporarse y sentarse. Al utilizar las manos y los brazos, se evita que la presión o la rigidez se cargue sobre la espalda.

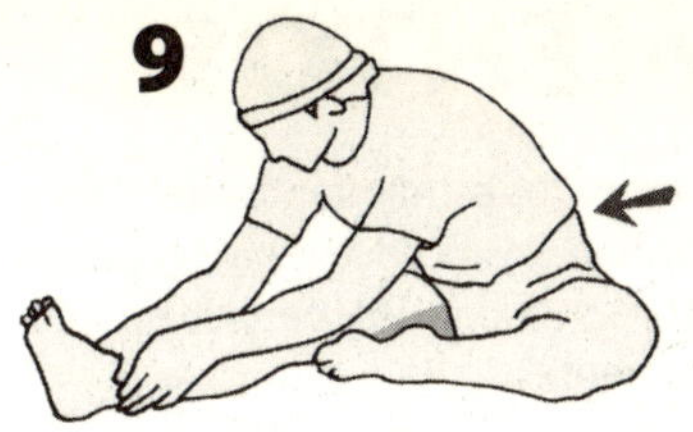

9 Repetir los estiramientos para los músculos posteriores del muslo. ¿Se percibe algún cambio? ¿Está el cuerpo más flexible y menos tenso que antes de empezar los ejercicios?

RESUMEN

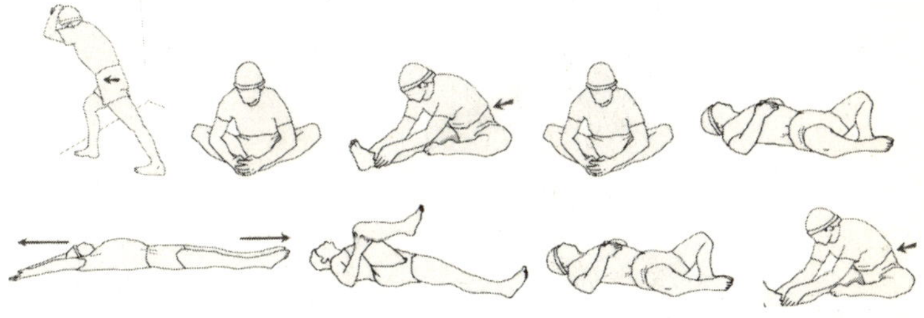

Esta es solo una muestra para ponerse en marcha. No hay que tomarse el estiramiento como una competición de flexibilidad. Esta mejorará de forma natural al realizar correctamente los ejercicios. La sensación, al practicar estiramientos, debe ser placentera.

Muchos estiramientos tienen que realizarse durante 20 o 30 segundos pero, pasado cierto tiempo, esta regla varía. En ocasiones, si un día la tensión en un músculo es mayor, o simplemente se está disfrutando del ejercicio, puede mantenerse una posición determinada más rato. En cambio, si el cuerpo se encuentra bastante relajado, solo haría falta mantener de 5 a 15 segundos. *No hay dos días iguales*, por lo tanto, hay que calibrar el estiramiento según el estado del cuerpo.

LOS ESTIRAMIENTOS

Esta sección *(v. pp. 26-103)* incluye todos los estiramientos del libro e instrucciones para cada posición. Se han clasificado según las partes del cuerpo y se presentan como series de ejercicios, pero cualquiera de ellos puede realizarse individualmente.

Nota: Hay personas que no tienen por qué realizar el estiramiento hasta donde indican las ilustraciones. Cada persona ha de estirar según sienta el ejercicio y no tratar de imitar los dibujos. Todos lo estiramientos deben ajustarse a la flexibilidad de cada uno, que además varía diariamente.

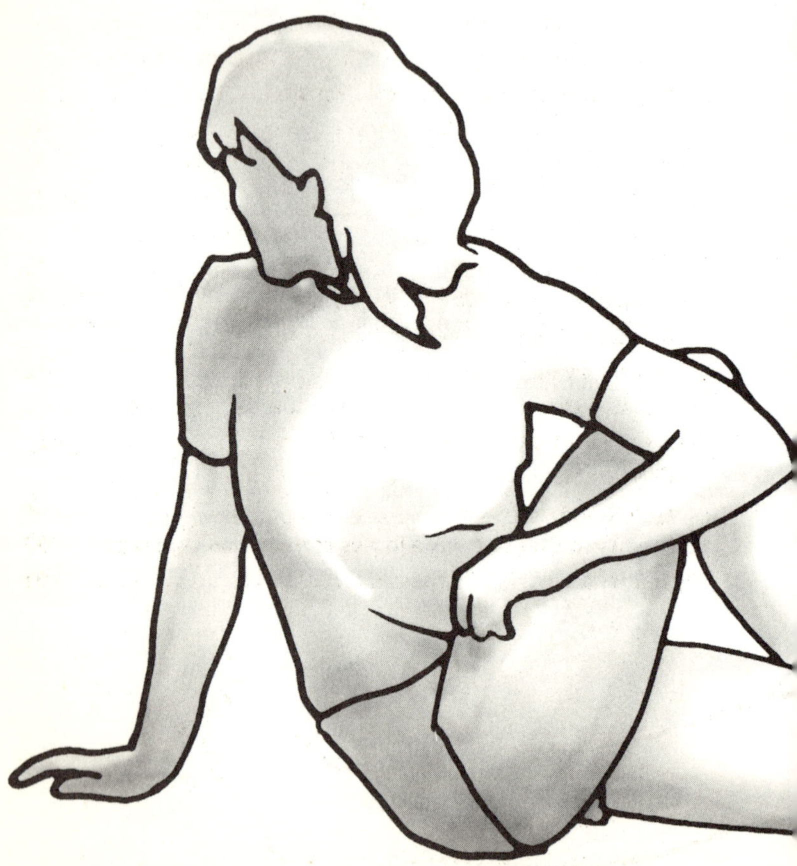

Es importante aprenderse los estiramientos para las distintas partes del cuerpo, comenzando por las áreas de mayor tensión o rigidez. En las páginas siguientes se presenta una guía de los músculos y distintas partes del cuerpo, y una referencia de las páginas donde pueden encontrarse en el libro.

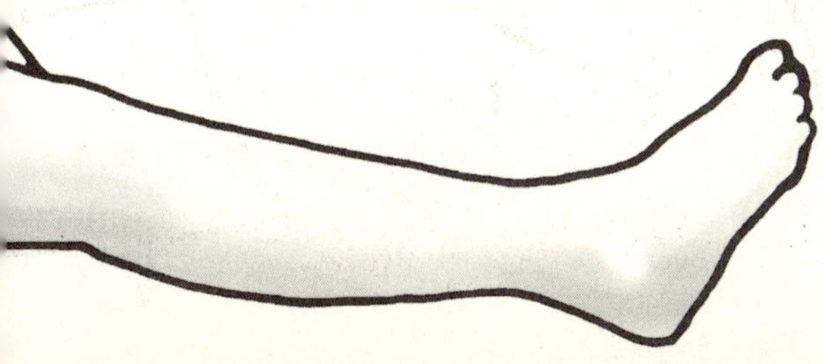

GUÍA DE ESTIRAMIENTOS

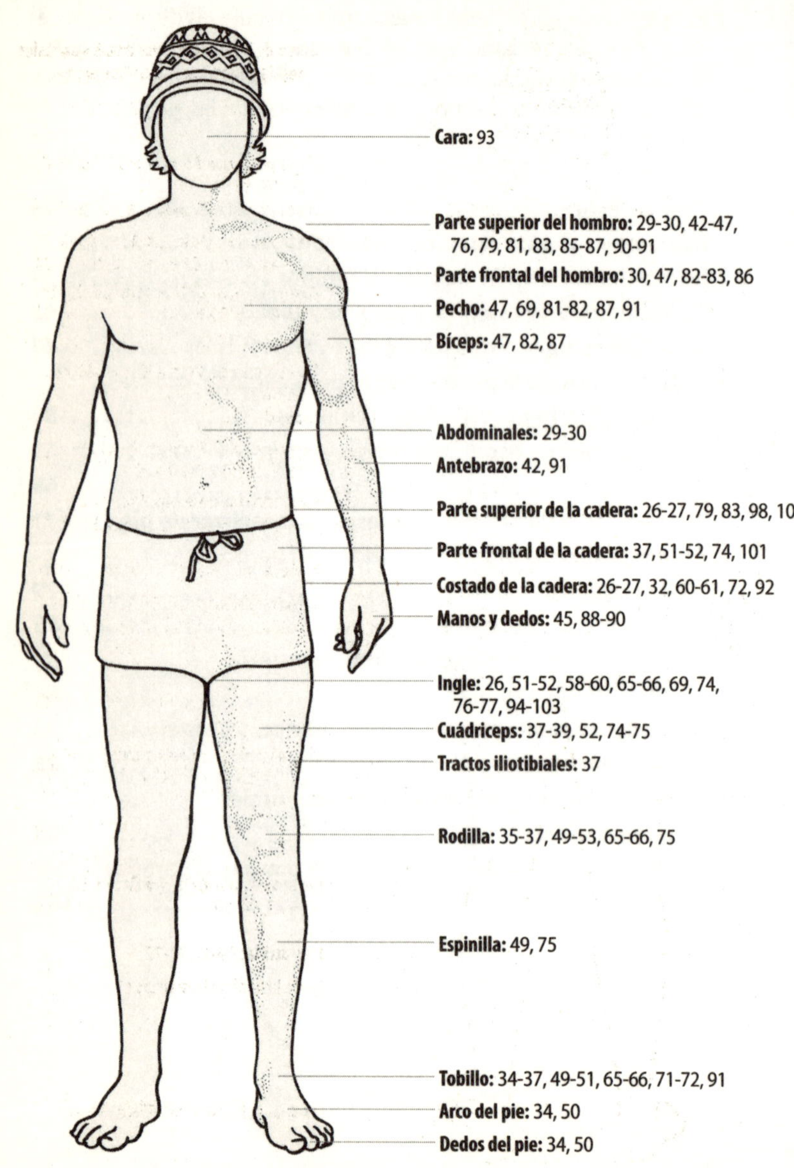

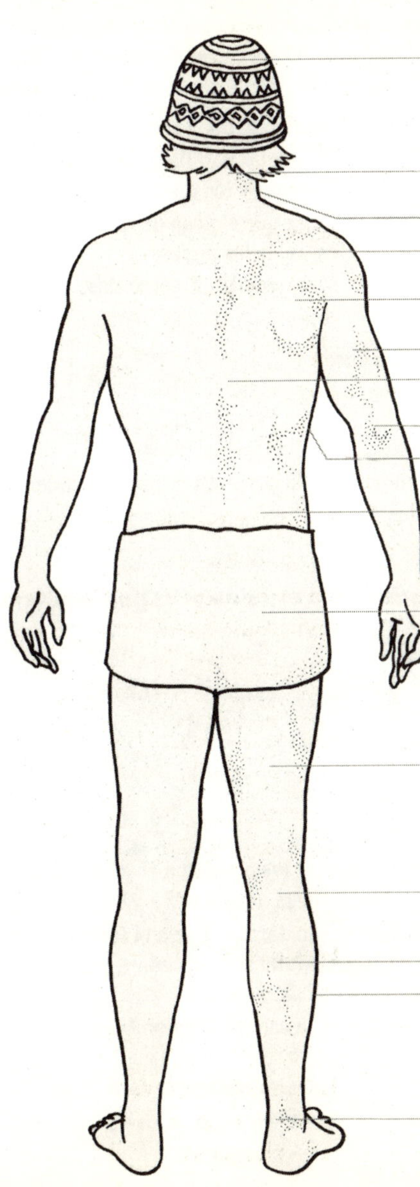

Gorro de lana teñida con tintes vegetales tejido a mano por Jean Anderson

Parte posterior del cuello: 27-28, 63-64, 69, 92, 95

Parte lateral del cuello: 28, 47, 80

Parte superior de la espalda: 29, 40, 42-44, 47, 60, 63-64, 81-82, 85, 90-91

Parte posterior del hombro: 28, 30, 40, 43-44, 45, 80-81, 91

Tríceps: 43-45, 90

Parte media de la espalda: 40, 43, 46, 63-66, 80, 98

Codo: 43, 47

Parte lateral del tronco: 29, 42, 45-47, 79-81, 83, 85, 90, 98-99

Parte inferior de la espalda: 26-27, 30-33, 40, 54, 57, 60, 63-66, 80, 85, 92

Muñeca: 42, 88-91

Nalgas (glúteos): 32, 35, 60, 73, 92

Músculos dorsales del muslo: 35, 39-41, 52, 54, 56-58, 69, 73-74, 76-77, 94-103

Parte posterior de la rodilla: 41, 54, 56-57, 94, 102

Pantorrilla: 39-41, 71-72

Parte lateral de la pierna: 41

Tendón de Aquiles: 50, 65-66, 71-72

Estiramientos para relajar la espalda

Esta serie sencilla se puede realizar tumbado sobre la espalda. Es muy beneficiosa porque cada posición estira una parte del cuerpo generalmente difícil de relajar. Su objetivo es estirar moderadamente los músculos y liberar tensión.

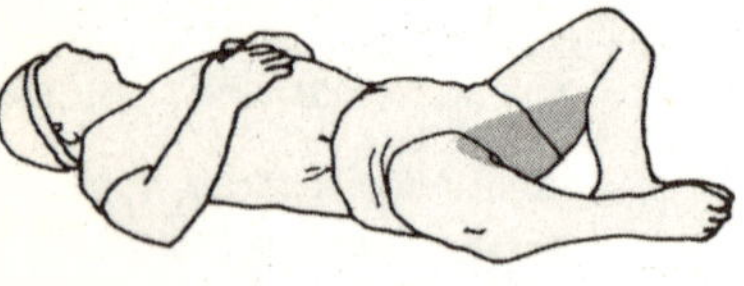

- Tumbarse boca arriba y relajado.
- Doblar las rodillas y juntar las plantas de los pies.
- Dejar que el peso de las piernas estire de las ingles.
- Mantener 10-30 segundos.

Variaciones:

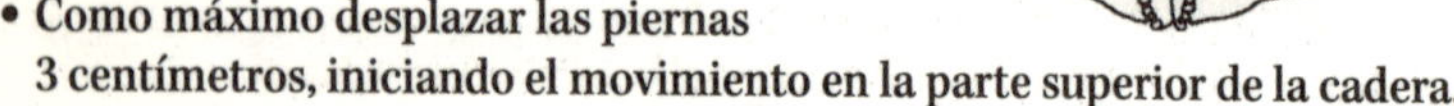

- Efectuar un movimiento oscilatorio suave arriba y abajo con las piernas juntas 10-12 veces.
- Como máximo desplazar las piernas 3 centímetros, iniciando el movimiento en la parte superior de la cadera.
- Este ejercicio estira las ingles y las caderas.

Estiramiento de la parte inferior de la espalda y las partes lateral y superior de la cadera

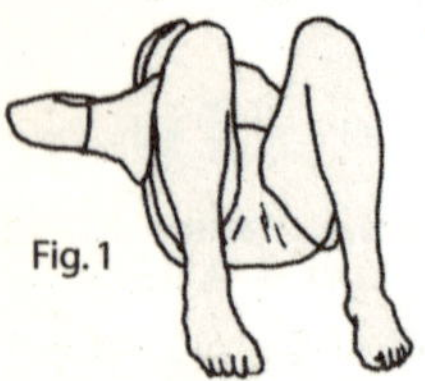

Fig. 1

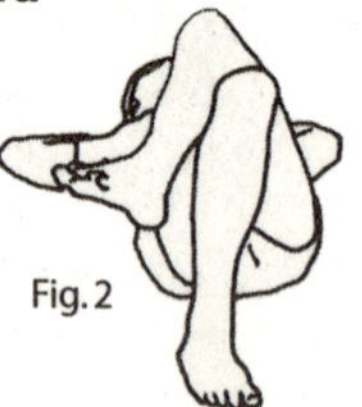

Fig. 2

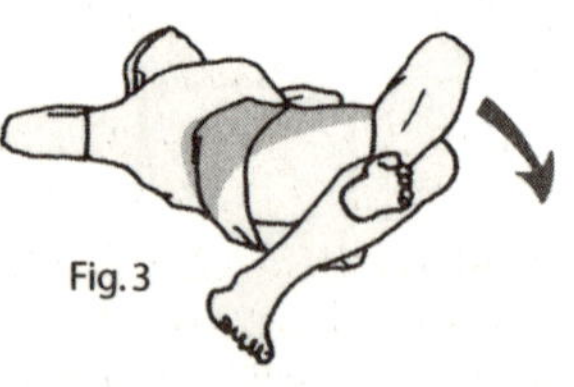

Fig. 3

- Entrelazar los dedos tras la cabeza y apoyar los brazos en el suelo (*fig. 1*).
- Levantar la pierna izquierda por encima de la derecha (*fig. 2*).
- Utilizar la pierna izquierda para empujar la derecha hacia el suelo, hasta sentir un estiramiento cómodo en la parte lateral de la cadera o en la parte inferior de la espalda (*fig. 3*). Relajarse en esta posición.
- Mantener la parte superior de la espalda, la cabeza, los hombros y los codos pegados al suelo.
- Mantener 10-20 segundos el estiramiento.
- Repetir con la otra pierna.

- No contener la respiración.
- Respirar pausadamente.
- Relajarse.

"

Para aquellas personas que tengan problemas de ciática* en la parte inferior de la espalda, y siempre que se tenga cuidado, este estiramiento puede ser muy beneficioso. Mantener solo aquellas posiciones que resulten cómodas, no se debe llegar nunca al umbral del dolor.

Técnica PNF: *Contraer-Relajar-Estirar (v. pp. 222-225).*

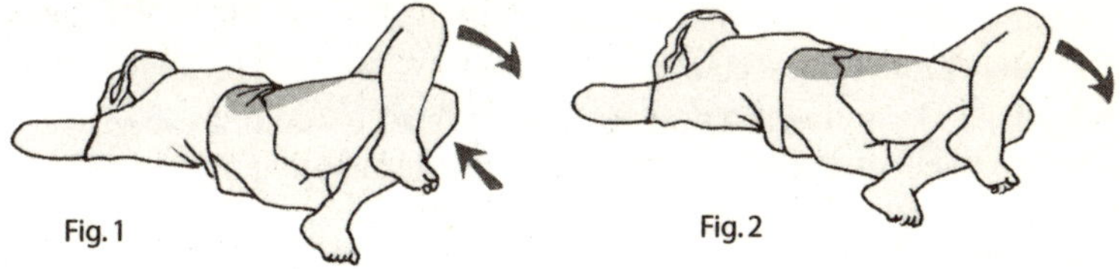

- Empujar hacia abajo la pierna derecha con la pierna izquierda.
- Intentar levantar la pierna derecha y llevarla a su posición original.
- Este estiramiento contrae los músculos de la cadera *(fig. 1)*.
- Mantener la contracción durante 5 segundos.
- Después, relajarse y realizar el estiramiento anterior *(fig. 2)*.
- Esta técnica está indicada para personas especialmente tensas.

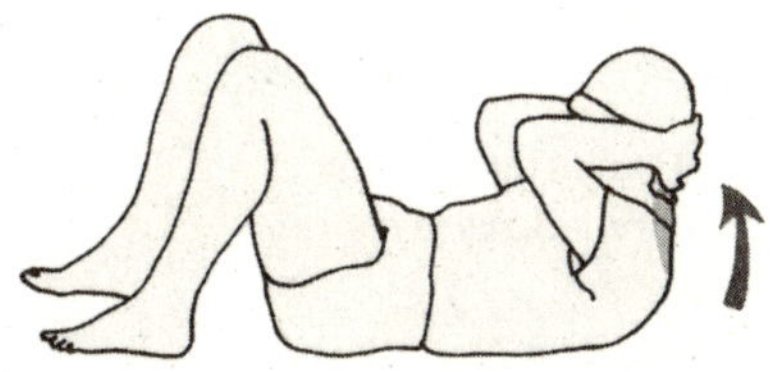

Para reducir la tensión en la parte superior de la columna y el cuello:

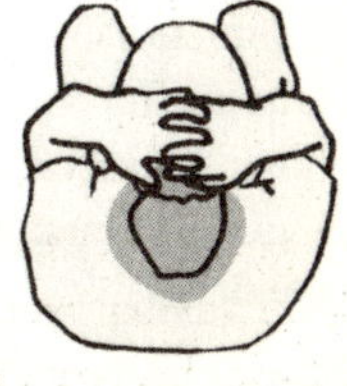

- Desde la postura anterior, levantar la cabeza lentamente hasta sentir un leve estiramiento de la base del cuello.
- Mantener 3-5 segundos, y volver a la posición inicial.
- Repetir 3-4 veces para aflojar la parte superior de la columna y el cuello.
- Mantener la mandíbula relajada y respirar pausadamente.

---

*El nervio ciático es el mayor y más largo del cuerpo. Empieza en la región lumbar de la columna vertebral (parte inferior de la espalda) y se extiende por ambas piernas hasta los dedos gordos de los pies.

Técnica PNF: *Contraer-Relajar-Estirar.*

- Doblar las rodillas y entrelazar los dedos detrás de la cabeza (no del cuello).
- Antes de estirar la parte posterior del cuello, levantar y bajar la cabeza con suavidad.
- Bajar la cabeza frenándola con manos y brazos.
- Mantener esta contracción 3-4 segundos.
- Relajarse 1-2 segundos, y después, con suavidad, levantar la cabeza (como en el estiramiento previo), con el mentón apuntando al ombligo hasta sentir un estiramiento moderado y cómodo.
- Mantener 3-5 segundos.
- Repetir 2-3 veces.

- Llevar la cabeza suavemente hacia la rodilla izquierda.
- Mantener 3-5 segundos.
- Relajarse y bajar la cabeza hacia el suelo.
- Llevar la cabeza hacia la rodilla derecha.
- Repetir 2-3 veces. Hacer por el otro lado.

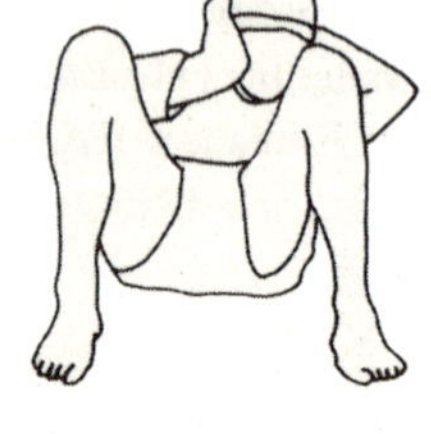

- Con la cabeza apoyada en el suelo, dirigir el mentón hacia el hombro derecho (mientras la cabeza descansa en el suelo)
- Girar el mentón solo lo necesario para sentir un estiramiento fácil en ese lado del cuello.
- Mantener 3-5 segundos, después estirar el otro lado.
- Repetir 2-3 veces.
- Mantener la mandíbula relajada y no contener la respiración.

Contracción de los omóplatos:
- Doblar las rodillas, entrelazar los dedos detrás de la cabeza, a la altura de las orejas.
- Intentar juntar los omóplatos para tensionar la parte superior de la espalda.
- Mantener 4-5 segundos; relajarse y repetir.

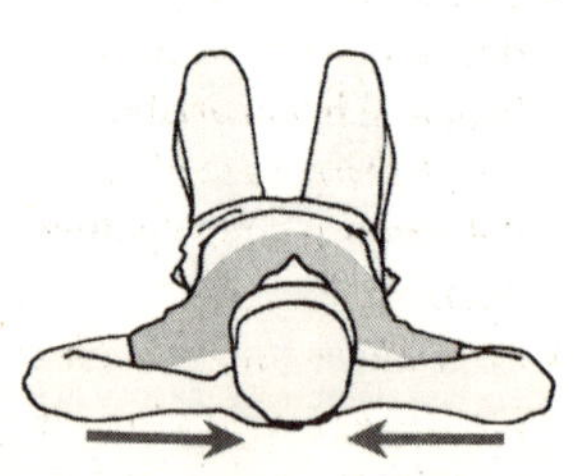

Un posible ejercicio es crear tensión en el cuello y los hombros, después relajar esa misma área y, luego, estirar la parte posterior del cuello para destensar sus músculos y que se mueva libremente. Repetir 3-4 veces.

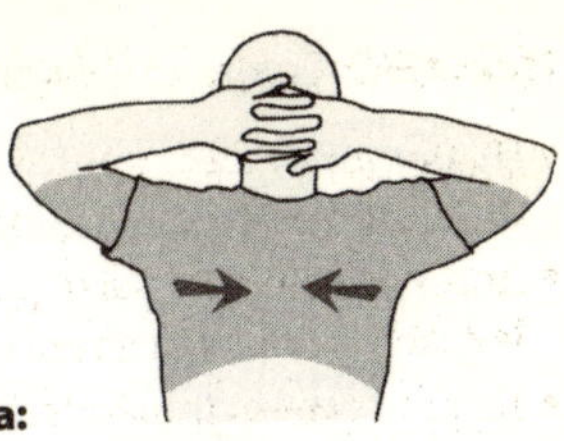

Para enderezar la parte inferior de la espalda:

- Si se quiere liberar tensión en la parte inferior de la espalda, contraer las nalgas y, al mismo tiempo, los músculos abdominales.
- Mantener 5-8 segundos, después relajar la posición.
- Repetir 2-3 veces.
- Concentrarse en mantener una contracción muscular constante.

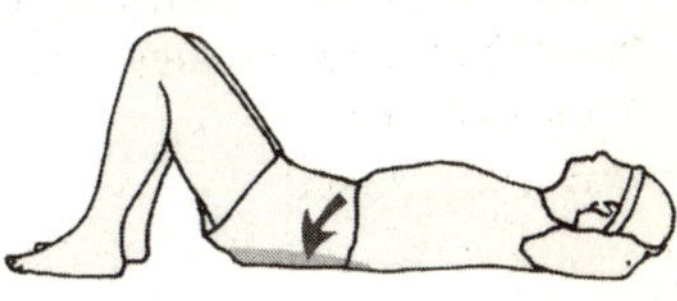

Este estiramiento de la pelvis endurecerá las nalgas (glúteos) y los músculos abdominales a la vez que permitirá mantener una postura correcta tanto sentado como de pie.

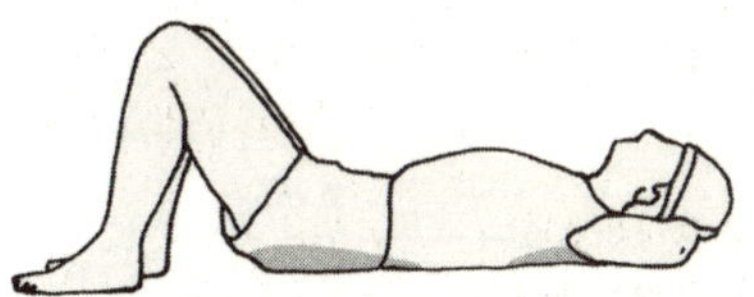

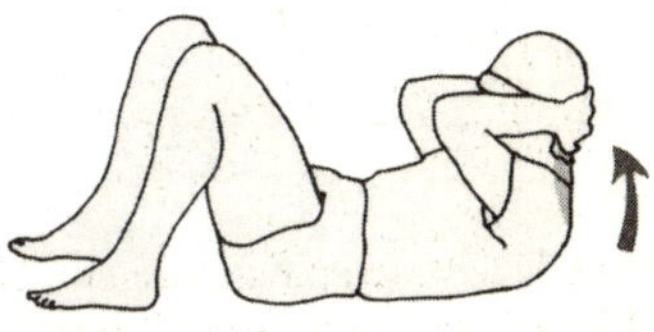

Contracción de los omóplatos y tensión de los glúteos:

- Realizar la contracción de omóplatos, enderezar la parte inferior de la espalda y contraer los glúteos.
- Mantener 5 segundos.

- Después, relajar la posición y levantar la cabeza para estirar la parte posterior del cuello y la parte superior de la espalda.
- Repetir 3 o 4 veces.

- Estirar un brazo por detrás de la cabeza con la palma hacia arriba, con el otro brazo al lado del hombro con la palma hacia abajo.

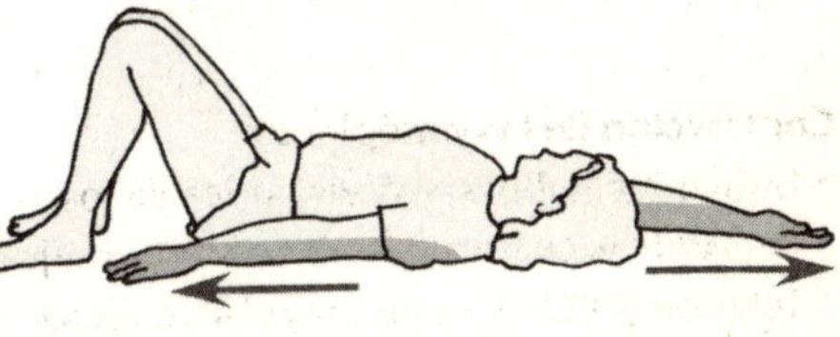

- Tirar hacia ambos lados al mismo tiempo.
- Mantener 5 segundos, con la espalda relajada y apoyada en el suelo y la mandíbula suelta. Repetir por el otro lado.

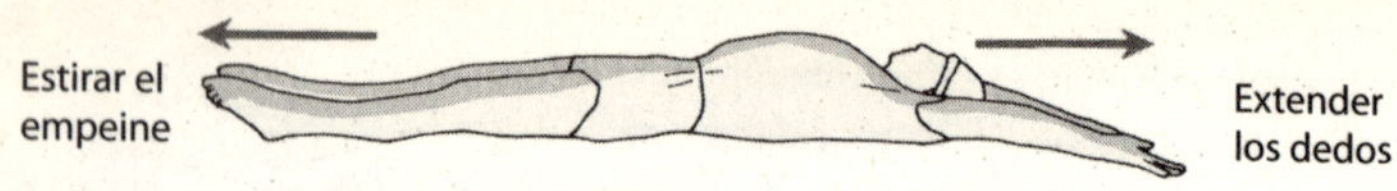

Estiramientos de alargamiento:

- Extender los brazos detrás de la cabeza y estirar las piernas hacia delante.
- Estirar piernas y brazos en direcciones opuestas.
- Mantener 5 segundos.

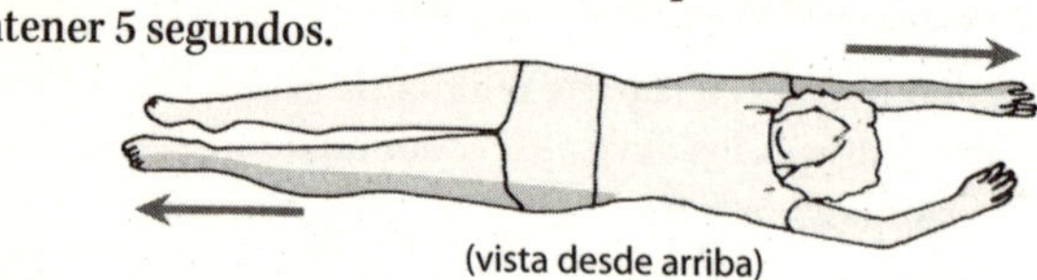

- Extender el brazo derecho detrás de la cabeza con la palma hacia arriba, y el izquierdo dejarlo relajado con la palma hacia abajo.
- Doblar la punta del pie izquierdo hacia abajo.

- Estirar diagonalmente.
- Llevar hasta una postura cómoda.
- Mantener 5 segundos y relajarse.
- Repetir, ahora con el brazo izquierdo y la pierna derecha.

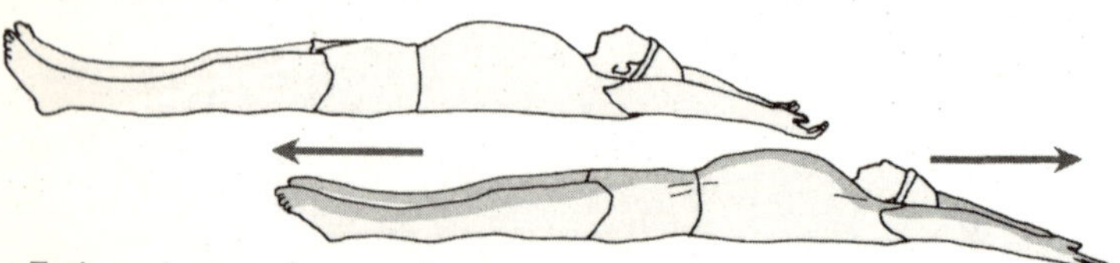

- Estirar piernas y brazos a la vez, mantener 5 segundos y relajarse.
- Este estiramiento es bueno para los músculos de la caja torácica, los abdominales, la espina dorsal, los hombros, los brazos, los tobillos y los pies.

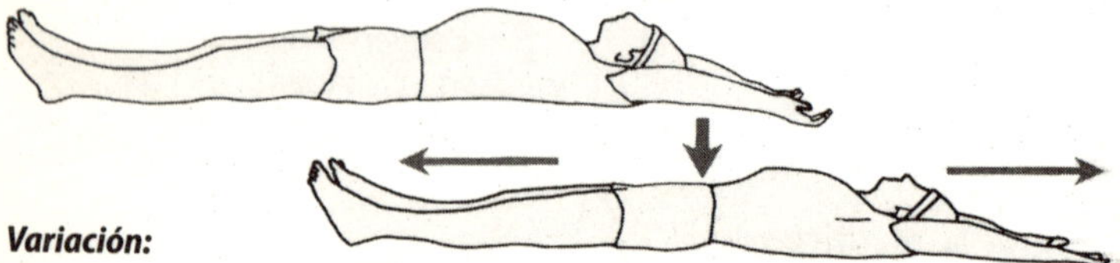

Variación:

- Empujar hacia adentro con los abdominales mientras se estira.
- El ejercicio hace que nos sintamos más delgados y es bueno para los órganos internos.

Realizar los estiramientos de alargamiento 3 veces reducirá la tensión, relajará la columna y hará disminuir la tensión del cuerpo en muy poco tiempo. Se pueden practicar antes de acostarse.

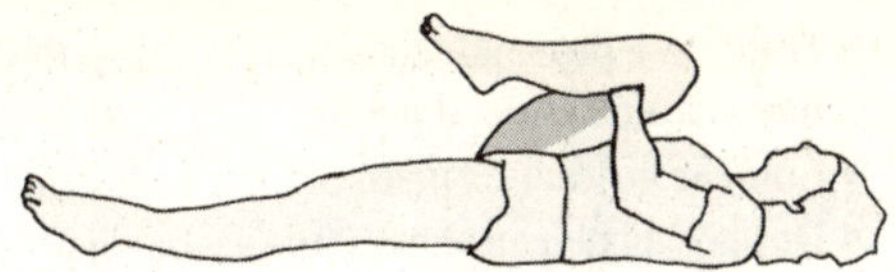

- Tumbarse en el suelo, las piernas estiradas o con una pierna doblada *(opcional)*, manteniendo la parte baja de la espalda plana.
- Con ambas manos detrás de la rodilla, lleve la pierna hacia el pecho.
- Mantener 10-30 segundos. Relajarse.
- Repetir con la otra pierna.

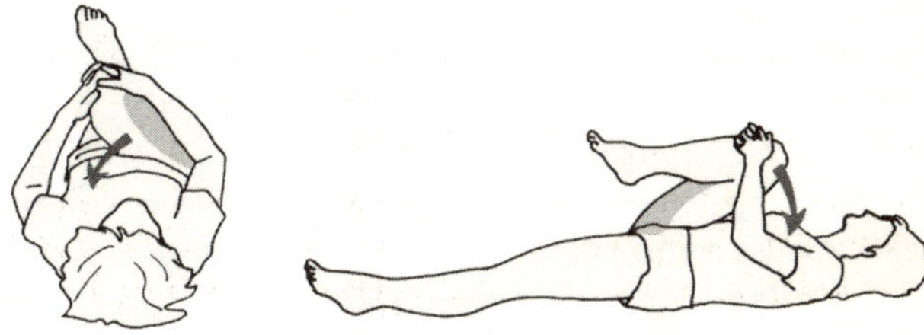

Variación:

- Tirar de la rodilla hacia el pecho, luego cruzar la rodilla y la pierna por encima del tronco hacia el hombro contrario para estirar la parte externa de la cadera derecha.
- Mantener un estiramiento fácil 5-15 segundos.
- Hacerlo por ambos lados.

Variación:

- Tumbado en el suelo, llevar suavemente la rodilla derecha hacia la parte exterior del hombro derecho.
- Las manos deben colocarse detrás de la pierna, justo por encima de la rodilla.
- Mantener 10-20 segundos.
- Respirar continua y profundamente.
- Repetir con la otra pierna.

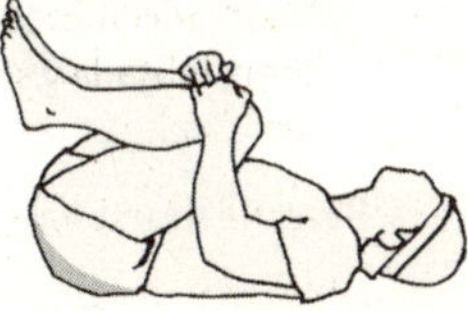
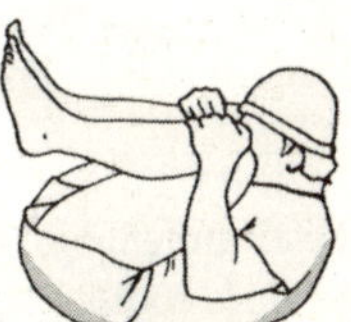

- Tras realizar el ejercicio con las dos piernas por separado, llevar las dos a la vez hasta el pecho.
- Mantener la cabeza en el suelo y después llevarla hacia las rodillas.

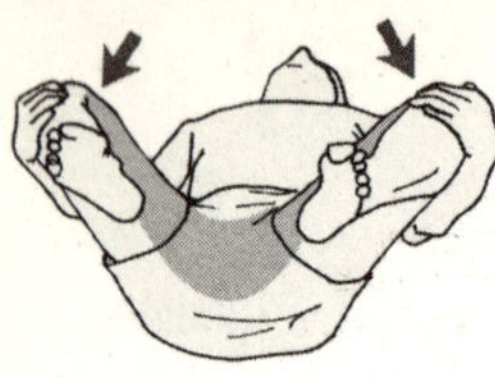

- Tumbarse de espaldas con las rodillas flexionadas apuntando al pecho.
- Colocar las manos justo debajo de las rodillas.
- Doblar las piernas hacia fuera y hacia abajo hasta sentir un estiramiento suave.
- Mantener 10 segundos.
- La cabeza puede descansar en el suelo, o sobre una almohada pequeña, o alzarse para poder mirar entre las piernas.

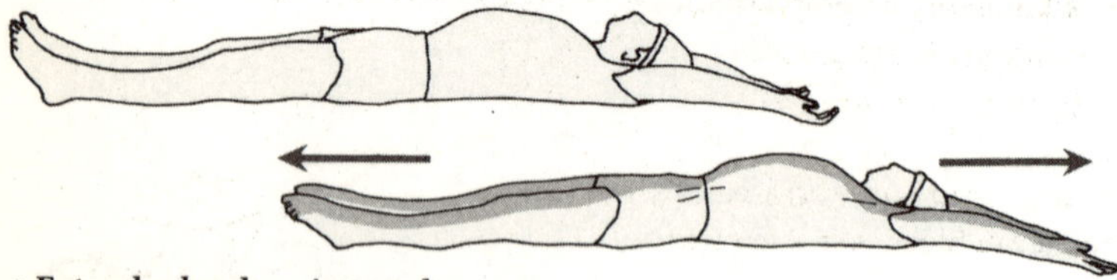

- Extender las dos piernas de nuevo.
- Estirar y después relajar la posición.

Estiramiento de la parte inferior de la espalda y el costado de la cadera

- Doblar la rodilla izquierda y extender el brazo izquierdo hacia afuera.
- Con la mano derecha tirar de la rodilla izquierda a través del cuerpo.
- Girar la cabeza hacia el brazo izquierdo.
- Mantener los hombros en el suelo, y los pies y los tobillos relajados.
- Mantener 10-20 segundos.
- Estirar ambos lados.

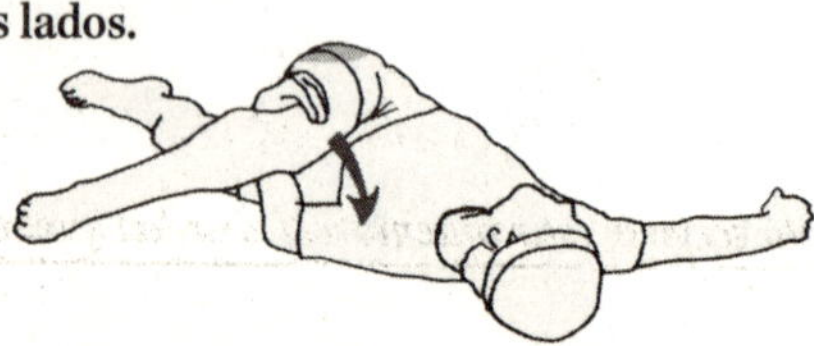

- Para aumentar el estiramiento en las nalgas, llevar la mano bajo la pierna derecha por detrás de la rodilla.
- Lentamente llevar la rodilla derecha hacia el hombro contrario hasta sentir un estiramiento suave. Los hombros han de estar en el suelo.
- Mantener 5-15 segundos. Realizar el ejercicio con las dos piernas.

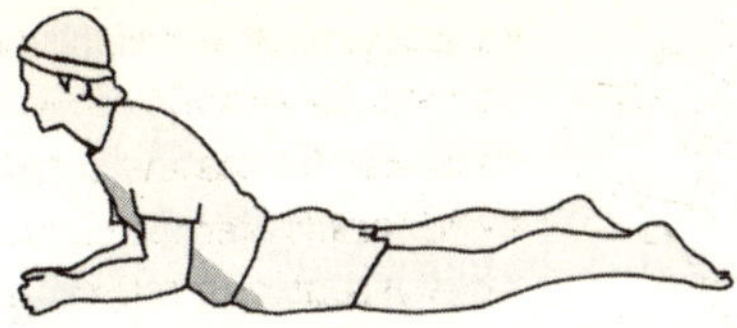

Extensión de la espalda:

- Tumbarse boca abajo con el tronco alzado.
- Colocar los codos debajo de los hombros. Se debe sentir una ligera tensión desde la mitad de la espalda hasta la región lumbar.
- Mantener la parte frontal de las caderas en el suelo.
- Mantener 5-10 segundos.
- Repetir 2-3 veces.

Para terminar los estiramientos de la espalda tumbarse en posición fetal:

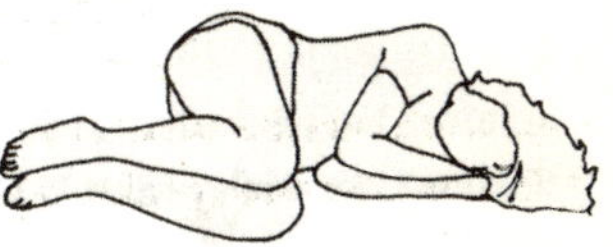

- De lado con las piernas dobladas y la cabeza descansando en las manos.
- Relajarse.

RESUMEN DE ESTIRAMIENTOS DE LA ESPALDA

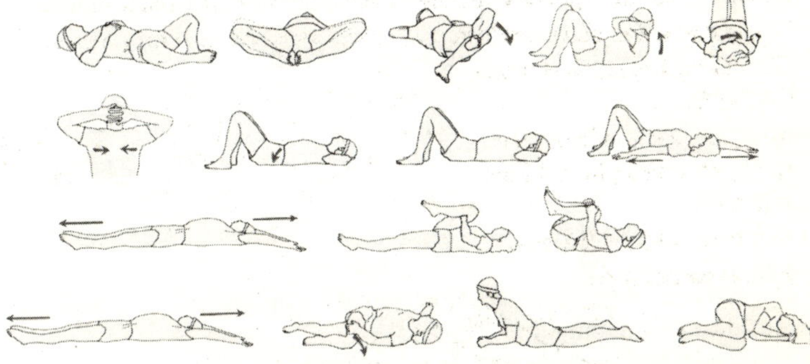

Realizar esta serie de estiramientos en el orden que se indica.

Ha de aprenderse a escuchar el cuerpo. Si el estiramiento produce dolor, el organismo está tratando de avisarnos de que algo no va bien. En el caso de que esto ocurriera, relajar de forma gradual hasta que la sensación sea agradable.

Estiramientos de piernas, pies y tobillos

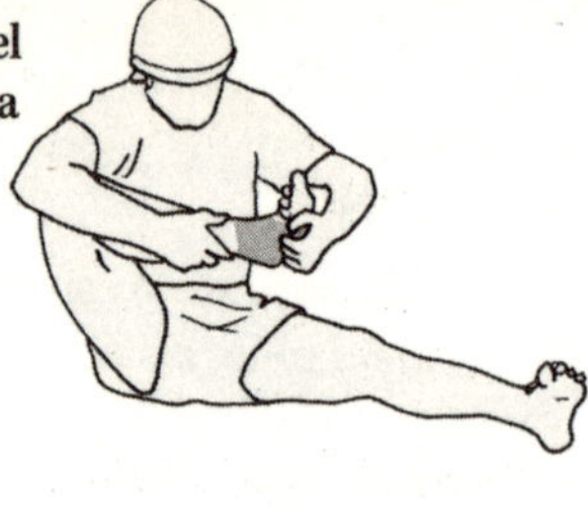

- Girar el tobillo en el sentido de las agujas del reloj y después en el sentido contrario, hasta donde permita el grado de movilidad.
- La mano produce una leve resistencia.
- Este movimiento rotatorio ayuda a estirar suavemente los ligamentos del tobillo.
- Repetir 10-20 veces en cada dirección.
- Realizar con los dos tobillos.

Comprobar si hay alguna diferencia entre los tobillos respecto a tirantez y movilidad. Si un tobillo ha sufrido un esguince, puede notarse más débil y tenso después de trabajar cada tobillo por separado y comparar.

- A continuación, empujar los dedos del pie con la mano hacia el cuerpo para estirar la punta del pie y los tendones de los dedos.
- Mantener un estiramiento fácil 10 segundos.
- Repetir 2-3 veces. Hacer con ambos pies.
- Mantener esta posición también ayuda a relajar la parte inferior del pie (fascia plantar).

- Coger los dedos de los pies con el pulgar y el índice colocados como muestra el dibujo.
- Con los dedos de la mano, mover hacia arriba y hacia abajo los de los pies, 15-20 segundos.
- Rotar los dedos realizando un movimiento circular (primero en el sentido de las agujas del reloj y después en sentido contrario, 10-15 segundos).
- El objetivo es aumentar el grado de movilidad de los dedos de los pies a medida que se manipula el área.
- Es un excelente modo de mejorar o mantener la flexibilidad y la circulación en esta zona.

- Masajear con los pulgares el arco del pie.
- Realizar movimientos circulares y presionar para que los tejidos se relajen.
- Practicar el ejercicio en ambos pies.
- El estiramiento reducirá la tensión y rigidez del pie.

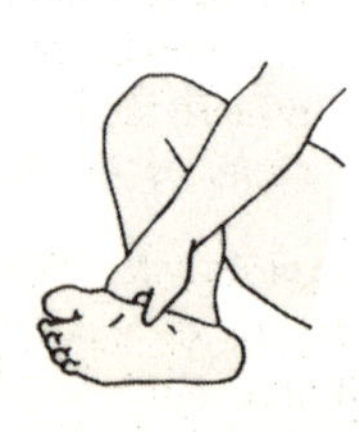

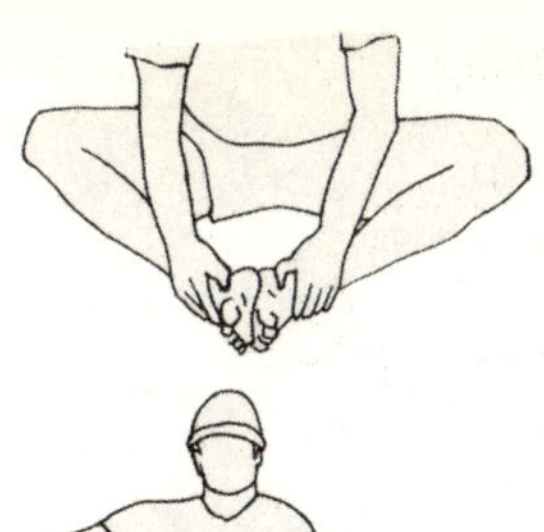

Variación:

- Masajear los arcos de los pies con los pulgares.
- Mover los pulgares arriba y abajo del arco, con un masaje circular sobre las áreas doloridas.
- Se puede hacer viendo la televisión o justo antes de acostarse.
- No presionar mucho. Ha de resultar agradable.

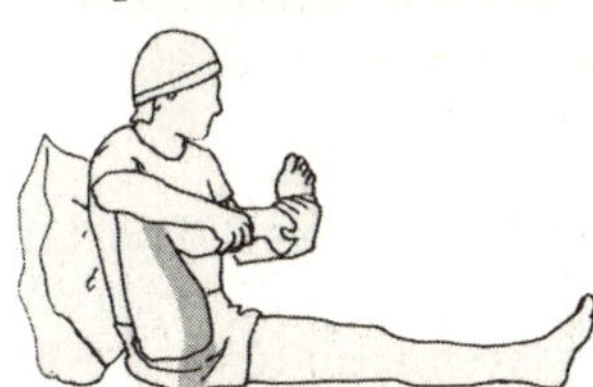

- Sentado en el suelo, con la pierna izquierda estirada.
- Sostener la parte externa del tobillo con una mano, y con la otra y con el antebrazo, rodear la rodilla doblada.
- Empujar la pierna hacia el pecho *como una unidad*, suavemente, hasta sentir un estiramiento fácil en la parte posterior del muslo.
- Se puede descansar la espalda contra un punto de apoyo.
- Mantener 10-20 segundos. Repetir con la otra pierna.

Para algunas personas, esta posición no produce un estiramiento. Si ése fuera el caso, realizar el estiramiento que se muestra abajo.

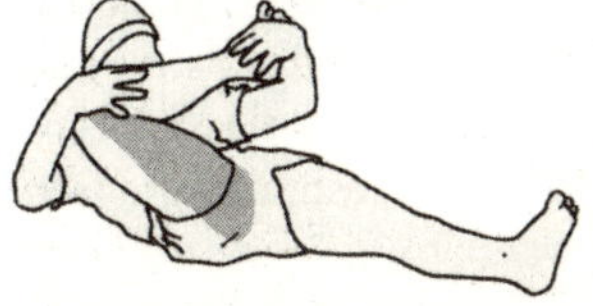

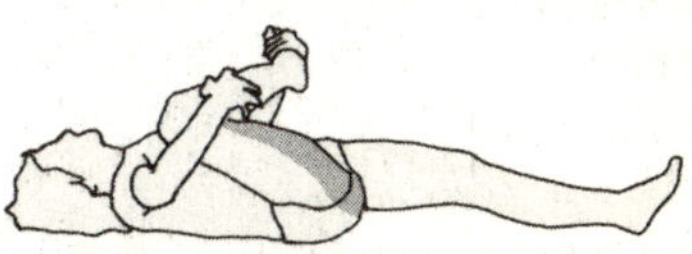

- Tumbarse de espaldas. Levantar el tronco y sujetar la pierna como se describe en el ejercicio anterior.
- Llevar suavemente la pierna hacia el pecho hasta sentir un estiramiento fácil en la nalga y la parte superior del muslo.

- Mantenga 5-15 segundos.
- Para personas más flexibles, hacer el estiramiento en posición acostada aumentará el estiramiento en los isquiotibiales.
- Realizar con ambas piernas y comparar los estiramientos.

Experimento: Observar la diferencia del estiramiento cuando la cabeza está levantada y cuando está en el suelo. Mantener un estiramiento cómodo. Colocar una almohada pequeña detrás de la cabeza para mayor comodidad.

- Tumbarse de espaldas. Doblar la rodilla derecha y colocar la espinilla derecha sobre la rodilla izquierda.
- Con las manos justo debajo de la rodilla izquierda, llevar suavemente la pierna hacia el pecho, hasta sentir un estiramiento leve en las nalgas (piriforme).
- Mantener 10-20 segundos. Estirar las dos piernas.
- Levantar la cabeza del suelo y mirar hacia delante mientras se realiza el estiramiento. Respirar lenta y profundamente.

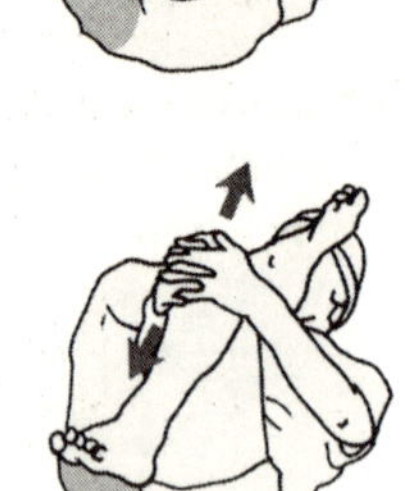

Técnica PNF: *Contraer - Relajar - Estirar.*

- Otro modo de estirar las nalgas es utilizar la técnica relajar-estirar.
- Empezar desde la posición anterior, mover la pierna derecha hacia abajo y, al mismo tiempo, presentar resistencia a este movimiento (contracción) 4-5 segundos.
- Después relajar y estirar 10-20 segundos como se ha indicado anteriormente. Es un estiramiento muy beneficioso para las nalgas (piriforme).

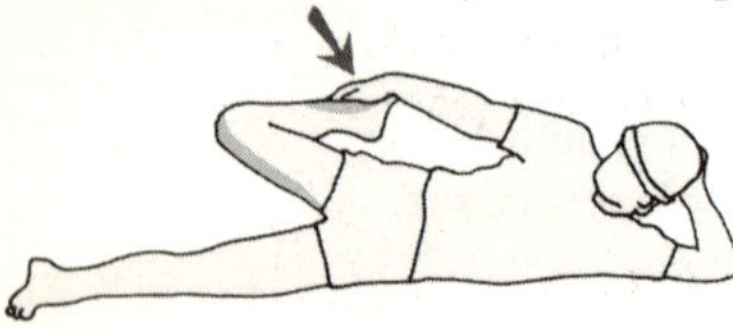

No estirar nunca la rodilla hasta sentir dolor. Controlar siempre el ejercicio.

- Tumbarse sobre el costado izquierdo y sujetar la cabeza con la mano izquierda.
- Coger el pie derecho con la mano derecha, entre los dedos y el tobillo.
- Empujar suavemente la rodilla derecha hacia la nalga derecha para estirar el tobillo y el cuádriceps.
- Mantener un estiramiento fácil 10 segundos.

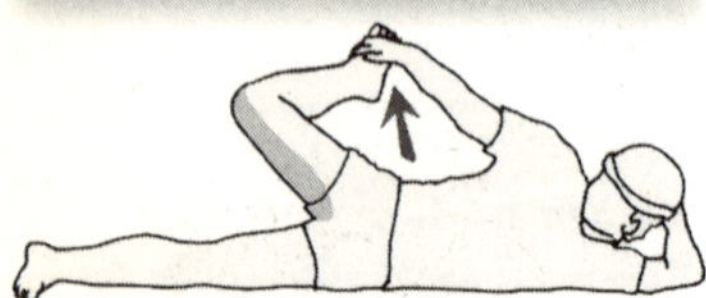

- Mover la parte externa de la cadera derecha hacia delante, contraer los cuádriceps del muslo derecho y empujar al mismo tiempo el pie derecho hacia la mano derecha.
- El ejercicio estira la parte anterior del muslo y relaja la posterior.

- Sostener un estiramiento fácil 10 segundos.
- Mantener el cuerpo en línea recta.
- Seguidamente estirar la pierna izquierda de la misma forma. (Tal vez se sienta el estiramiento en la parte anterior del hombro.)

Tras este ejercicio, realizar el estiramiento que se describe en la página 58.

Estirar el tracto iliotibial

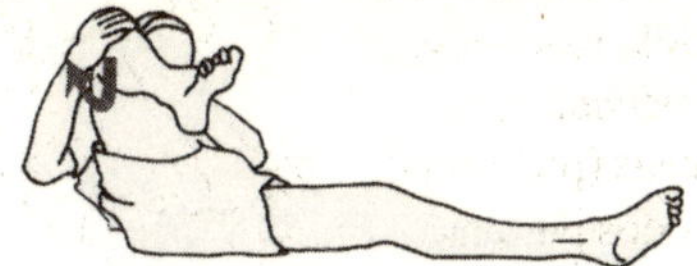

- Tumbarse de lado y sujetar la espinilla colocando por encima la mano derecha.

- Girar la pierna hacia delante y, después, ligeramente hacia atrás.
- Mientras se gira la pierna, mover la mano derecha hacia la parte superior del tobillo del mismo lado.

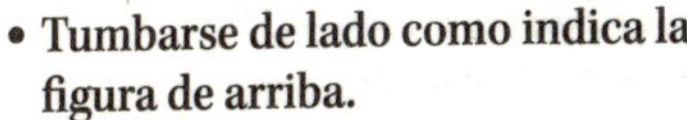

- Tumbarse de lado como indica la figura de arriba.
- Para estirar el tracto iliotibial, llevar con suavidad el talón derecho hacia las nalgas.

- Al mismo tiempo, llevar la rodilla hacia el suelo.
- Debe sentirse un estiramiento en la parte externa del muslo.
- Mantener 10-15 segundos. Hacerlo en ambas piernas.

Estiramiento de cuádriceps sentado:

- Sentarse con la pierna derecha doblada, con el talón a la altura de la cadera.
- Doblar la pierna izquierda, con la planta del pie izquierdo próxima a la parte interna del muslo, aunque puede realizarse el estiramiento con la pierna estirada hacia delante.

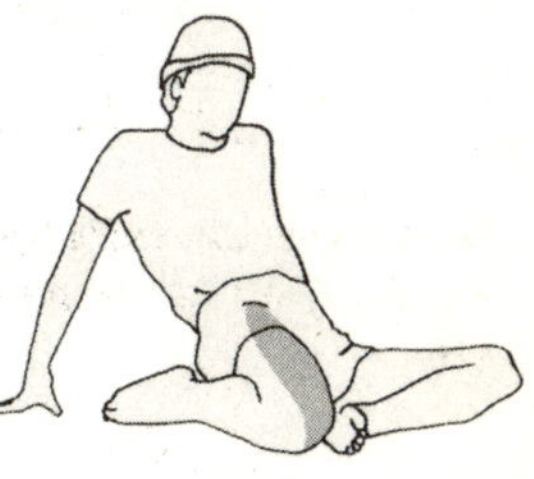

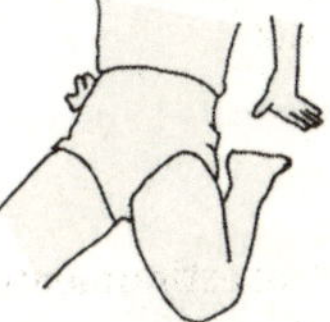

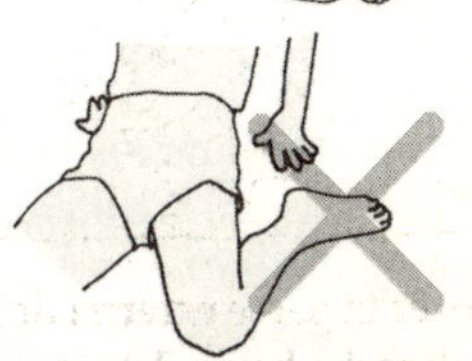

- Debe estirarse el pie hacia atrás con el tobillo flexionado.
- Si el tobillo está demasiado tenso, mover el pie hacia fuera lo suficiente para relajar la tensión del mismo.

- No tiene que apoyarse el pie sobre un lado en esta posición.
- Al colocar el pie hacia atrás, se elimina la tensión de la parte interior de la rodilla. Al apoyar el pie sobre el lado interno, más tensión se acumula en la rodilla.

- Ahora, recostarse hacia atrás lentamente hasta sentir un estiramiento fácil.
- Utilizar las manos para apoyarse y sujetarse.
- Mantener 5-15 segundos.

- Algunas personas tendrán que inclinarse hacia atrás más que otras hasta alcanzar la tensión adecuada.
- Otras pueden sentir el estiramiento adecuado sin echarse hacia atrás.
- Cada persona debe realizar el estiramiento hasta donde se sienta cómoda.
- No preocuparse en absoluto de lo que puedan hacer otras personas.
- Evitar que la rodilla se separe del suelo o de la colchoneta.

> Asegurarse de realizar solo los estiramientos que resultan cómodos. **Procurar no estirar en exceso los músculos.**

- A continuación, lentamente, y desde una posición cómoda, reclinarse más hacia atrás hasta alcanzar un estiramiento progresivo.
- Mantener 10 segundos, y relajarse poco a poco.
- Cambiar la posición y realizar el estiramiento del otro lado.
- ¿Se percibe alguna diferencia de tensión? ¿Es un lado más flexible que el otro?

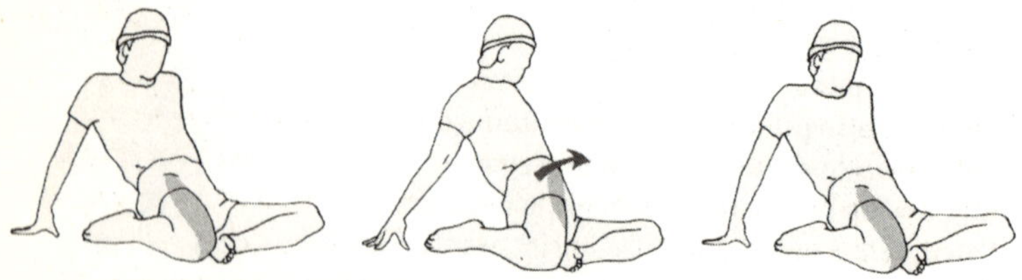

- Después de estirar los cuádriceps, tensar las nalgas de la pierna doblada mientras se gira la cadera.
- Contraer los glúteos 5-8 segundos y después relajarse.
- Dejar caer la cadera y continuar estirando los cuádriceps 10-15 segundos.
- Practicar hasta que ambos glúteos toquen el suelo al mismo tiempo.
- A continuación realizar el ejercicio con el otro lado del cuerpo.

Note: Estirar los cuádriceps primero y, después, girar la cadera al mismo tiempo que se contraen los glúteos ayudará la percepción del estiramiento cuando se vuelva al estiramiento de cuádriceps original.

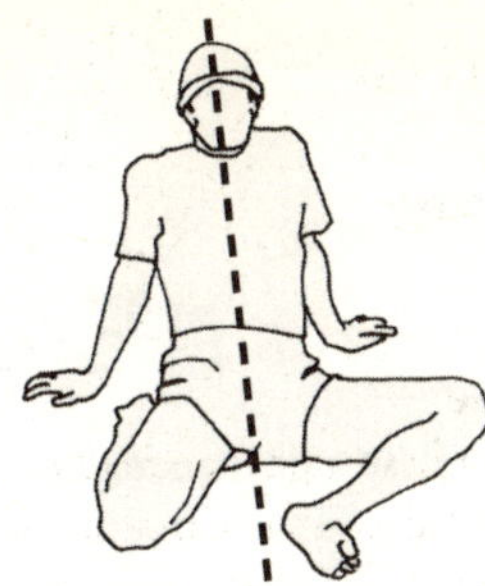 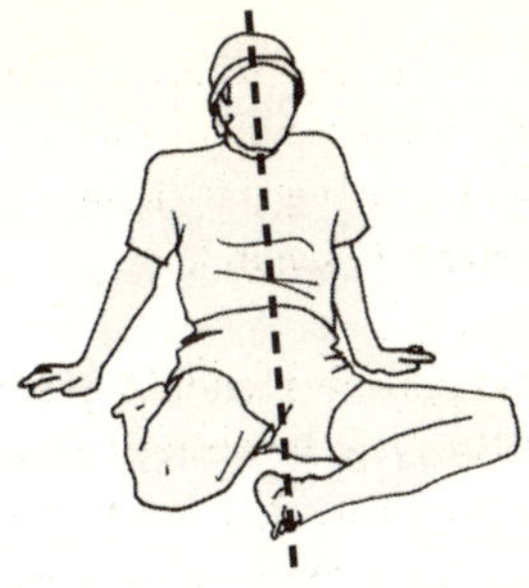

- Si esta posición causa dolor en la rodilla, mover la rodilla de lapierna que se está estirando más cerca del eje central del cuerpo, hasta que la postura sea más cómoda.
- De este modo se puede eliminar tensión en la rodilla pero, en caso de que el dolor persista, interrumpir el ejercicio.

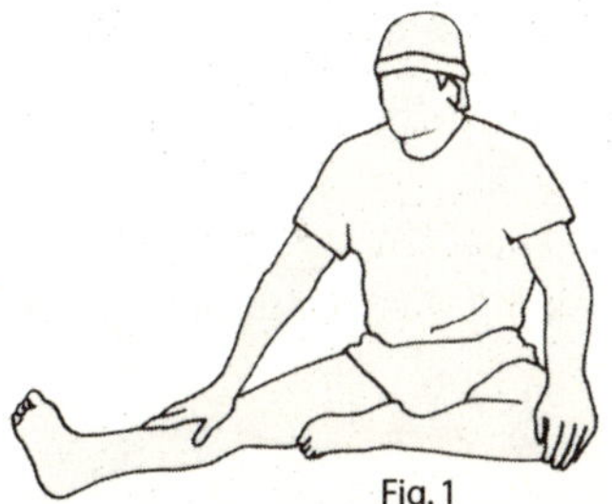

Fig. 1

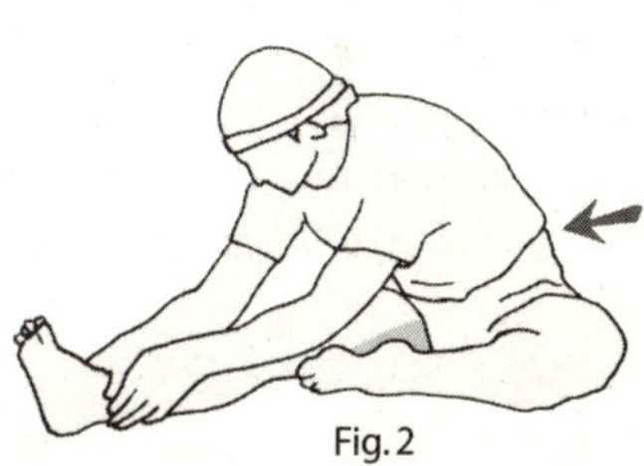

Fig. 2

- Para estirar los músculos posteriores del muslo de la misma pierna doblada *(v. p. anterior)*, estirar la pierna derecha con la planta del pie izquierdo tocando la parte interna del muslo derecho con suavidad *(fig. 1)*.
- Lentamente, doblar el tronco hacia delante a la altura de las caderas hacia el pie de la pierna estirada *(fig. 2)* hasta alcanzar una tensión de estiramiento muy suave.
- No doblar la cabeza hacia adelante al comienzo del estiramiento.
- Mantener un estiramiento progresivo 10-20 segundos.
- Después cambiar de lado.
- Después del estiramiento mantener el pie de la pierna recta en posición vertical, con el tobillo y los dedos relajados.
- Usar una toalla si no se puede alcanzar fácilmente el pie.

Lo mejor es estirar primero los cuádriceps, y luego los isquiotibiales de la misma pierna. Es más fácil estirar los isquiotibiales después de que los cuádriceps se han estirado.

Utilizar una toalla o un cordón elástico para ayudarse si no se puede alcanzar el pie *con comodidad.*

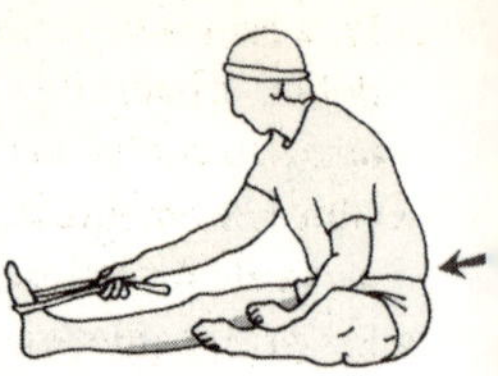

Hay que realizar variaciones de estiramientos básicos. Cambiando los ángulos de tensión se adquiere mayor conciencia de las posibilidades del estiramiento.

Variaciones de la pierna estirada y rodilla contraria doblada

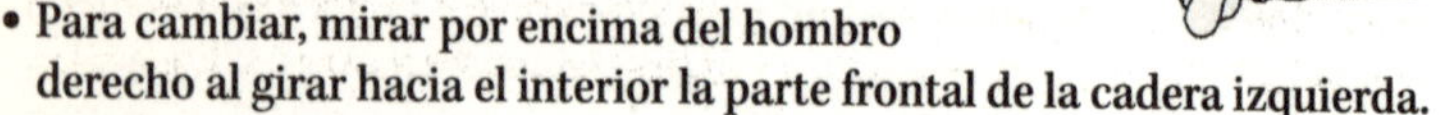

- Tocar la parte externa de la pierna derecha con el brazo izquierdo. Colocar la mano derecha en un lado del cuerpo para mantener el equilibrio. Se estiran los músculos de torso y columna, la región lumbar externa, y los músculos posteriores del muslo.
- Para cambiar, mirar por encima del hombro derecho al girar hacia el interior la parte frontal de la cadera izquierda.
- Respirar con normalidad, sin contener la respiración.
- Mantener 10-15 segundos. Hacer por el otro lado.

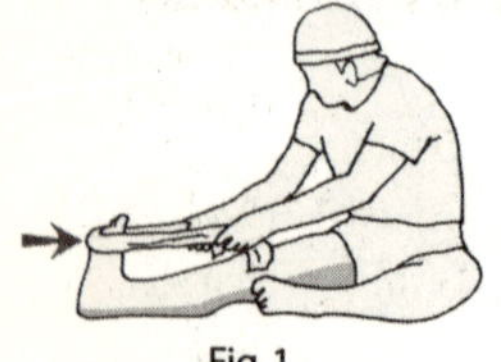

Fig. 1

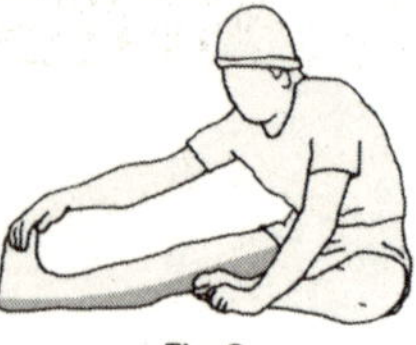

Fig. 2

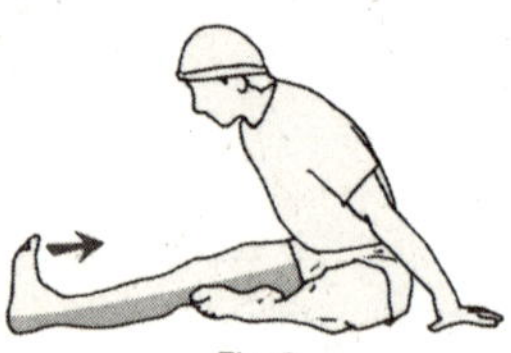

Fig. 3

- Para estirar la pantorrilla, colocar una toalla que empuje los dedos del pie hacia la rodilla *(fig. 1).*
- Si se es más flexible, utilizar la mano *(fig. 2)* o empujar el pie hacia la rodilla *(dorsiflexión)* sin utilizar la mano, y estirar los músculos, inclinando el tronco hacia delante *(fig. 3).*
- Mantener 10-20 segundos.
- Hacer con la otra pierna.

Técnica PNF: Contraer - Relajar - Estirar.

- Otra forma de etirar la pantorrilla es contraer primero esta zona empujando el pie hacia atrás mientras se aplica una resistencia con una toalla durante 4-5 segundos.
- Relajar y usar la toalla para empujar el pie hacia la rodilla.
- Mantener 5-15 segundos.

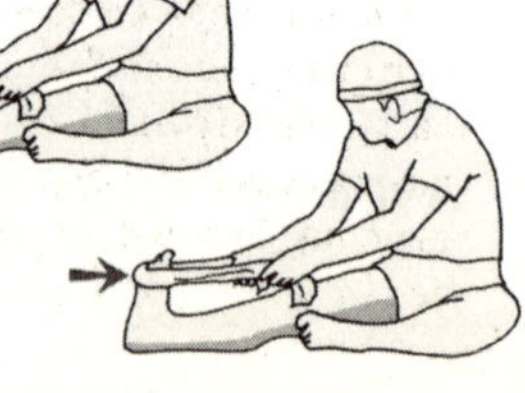

- Para estirar la parte externa de la pantorrilla, doblarse hacia delante hasta agarrar el pie con la mano contraria *(véase figura)*.
- Gira suavemente la parte externa del pie hacia el interior para sentir el estiramiento.
- El ejercicio puede realizarse con la pierna estirada o flexionada a la altura de la rodilla, si no se puede coger el pie con facilidad.
- Con la pierna estirada, los cuádriceps deben estar relajados y blandos.
- Mantener un estiramiento fácil 10 segundos. Hacer con la otra pierna.

Nunca deben bloquearse las rodillas al estirar en posición sentada. La parte anterior del muslo (cuádriceps) tiene que estar relajada en todas las posiciones de pierna estirada. No se pueden estirar bien los músculos posteriores del muslo (isquiotibiales) si el grupo de músculos opuesto (el cuádriceps) no está relajado.

RESUMEN DE ESTIRAMIENTO DE PIERNAS, PIES Y TOBILLOS

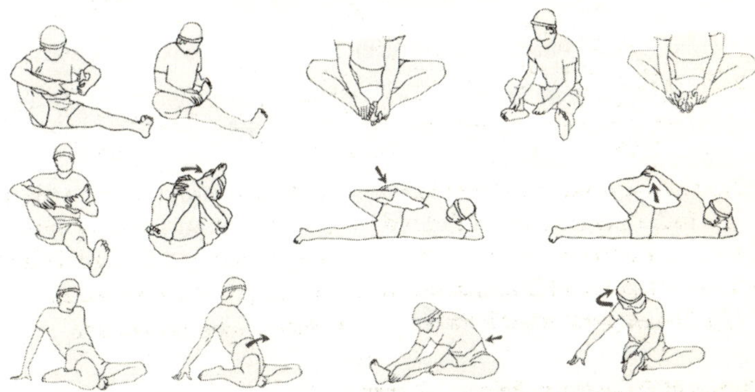

Realizar esta serie de estiramientos en el orden que se indica.

Los movimientos bruscos al practicar los estiramientos pueden producir más tensión en lugar de más flexibilidad. Por ejemplo, si se inclina el cuerpo bruscamente hacia delante cuatro o cinco veces mientras se tocan los dedos de los pies con las manos, es probable que minutos después, si se repite este movimiento, las manos estén más lejos del pie que al empezar. Cada movimiento brusco activa el reflejo de estiramiento, tensando los músculos que precisamente se tratan de estirar.

Estiramientos de espalda, hombros y brazos

Hay muchos estiramientos que pueden disminuir la tensión y aumentar la flexibilidad de la parte superior del cuerpo. La mayoría pueden realizar sentado o de pie y es posible practicarlos en cualquier sitio.

Mucha gente padece tensión en la parte superior del cuerpo debido al estrés, y numerosos deportistas también tienen rígida esta parte del cuerpo porque no practican ejercicios de estiramiento.

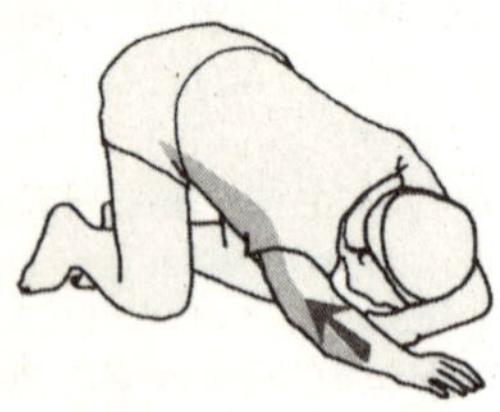

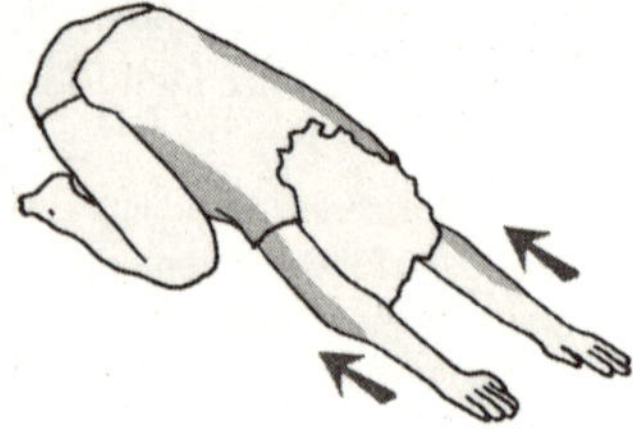

- Con las rodillas dobladas, apoyar la frente en el brazo izquierdo, y llevar el derecho hacia adelante.
- Tirar hacia atrás desde la cadera, presionando con la palma hacia abajo.
- Mantener 10-20 segundos.
- Repetir en el otro lado.

El ejercicio puede hacerse estirando un brazo cada vez o ambos a la vez.

- Hacerlo solo con un brazo proporciona más control y aísla el estiramiento de cada lado.
- Mover ligeramente las caderas en cualquier dirección, puede aumentar o disminuir el estiramiento.
- No forzar. Estar relajado.
- Mantener 15 segundos.

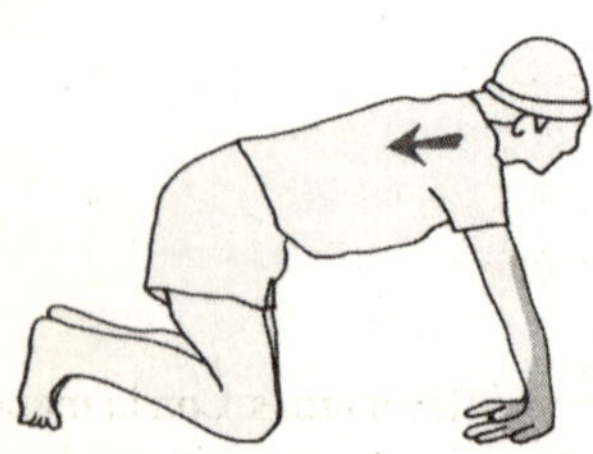

Estiramiento de antebrazo y de muñeca:
- Apoyarse en el suelo sobre las manos y las rodillas. Los pulgares deben mirar hacia fuera, y los dedos hacia las rodillas.
- Con las palmas planas, inclinarse hacia atrás para estirar la parte anterior de los antebrazos.
- Mantener 5-15 segundos, relajarse y repetir.

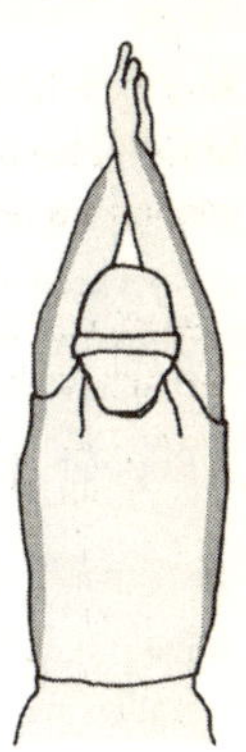

- **Con los brazos estirados por encima y las palmas juntas, como muestra la figura, estirar los brazos hacia arriba y ligeramente hacia atrás.**
- **Al estirar, respirar con facilidad. Mantener 5-8 segundos.**

Este es un gran estiramiento para los músculos de la zona externa de los brazos, los hombros y las costillas. Se puede hacer en cualquier momento y en cualquier lugar para aliviar la tensión y crear sensación de relajación y bienestar.

- **Con la mano izquierda, tirar del codo derecho hacia el hombro izquierdo y mantener 10 segundos.**
- **Repetir en el otro lado.**

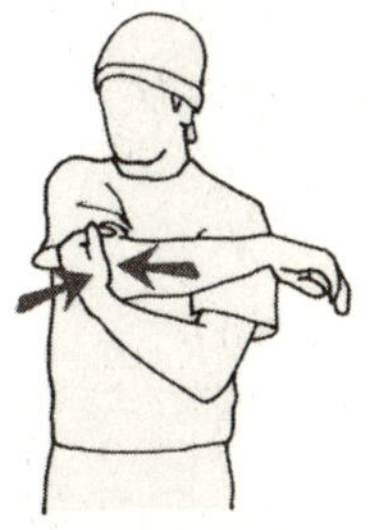

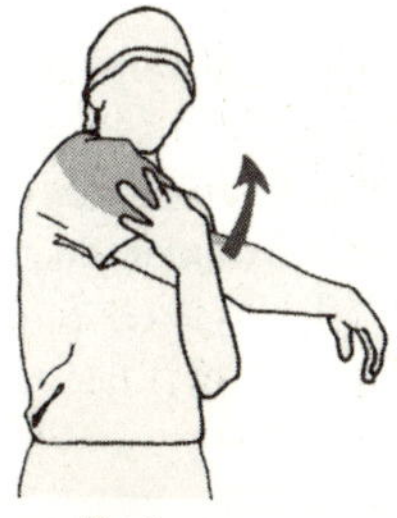

Fig. 1   Fig. 2

Técnica PNF: *Contraer - Relajar - Estirar.*

- **Colocarse de pie con las rodillas ligeramente flexionadas. Con la mano izquierda, coger la parte externa del brazo derecho por encima del codo.**
- **Llevar el brazo derecho hacia fuera mientras se opone resistencia con la mano izquierda. Mantener la contracción isométrica 3-4 segundos *(fig. 1)*.**
- **Tras relajarse un momento, empujar suavemente el brazo hacia el hombro. Debe sentir un estiramiento cómodo en la parte externa del hombro y del antebrazo *(fig. 2)*.**
- **Mantener 10 segundos, luego repetir en el otro lado.**

Ahora realizaremos un estiramiento sencillo de tríceps y de la parte superior del hombro.

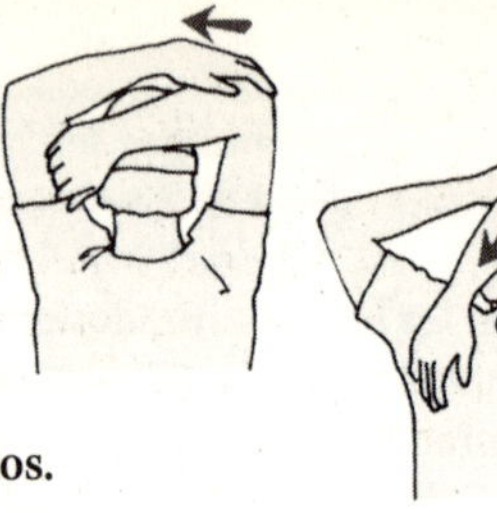

- Subir los brazos, sostener el codo del brazo derecho con la mano izquierda.
- Con la mano izquierda, tire del codo derecho por detrás de la cabeza hacia el hombro izquierdo y mantener 10-15 segundos.
- Repetir del otro lado.

Técnica PNF: *Contraer - Relajar - Estirar.*

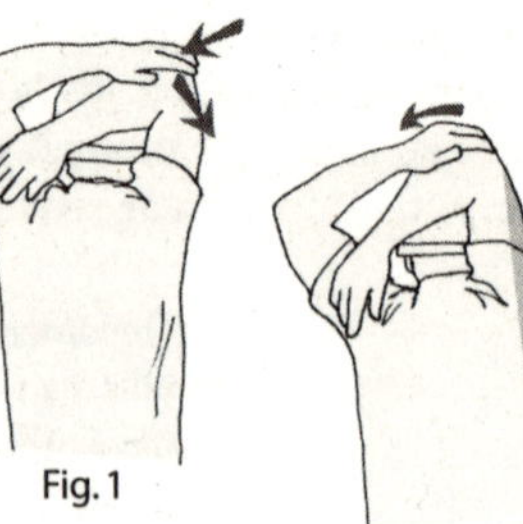

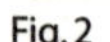

Fig. 1

Fig. 2

- De pie, con las rodillas ligeramente flexionadas y los pies separados a la misma distancia que los hombros.
- Sujetar el codo derecho con la mano izquierda y moverlo hacia atrás mientras se resiste con la izquierda (contracción isométrica) durante 3-4 segundos *(fig. 1)*.
- Relajar y empujar suavemente el codo por detrás de la cabeza, hasta sentir un estiramiento moderado *(fig. 2)*. Mantener 5-15 segundos y repetir con el otro brazo.

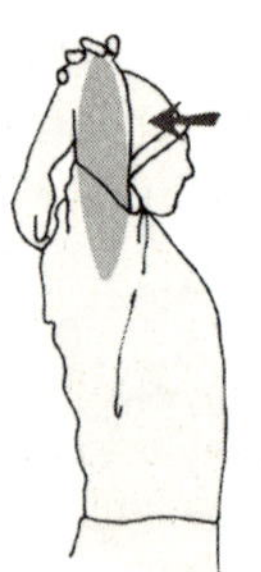

- Colocar el brazo detrás de la cabeza y sostener el codo con la mano del brazo opuesto.
- Mover la cabeza hacia atrás y ejercer resistencia con el brazo hasta sentir un estiramiento moderado.
- Mantener 10-15 segundos.
- Repetir del otro lado.

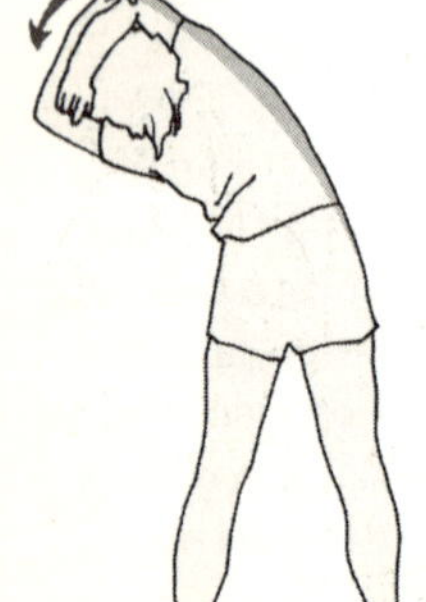

Variation:

- De pie, con las rodillas flexionadas unos 3 centímetros, empujar el hombro detrás de la cabeza y girar la cadera hacia el lado.
- Mantener un estiramiento fácil 10 segundos.
- Repetir del otro lado.
- *Mantener las rodillas flexionadas para equilibrarnos.*
- No contener la respiración.

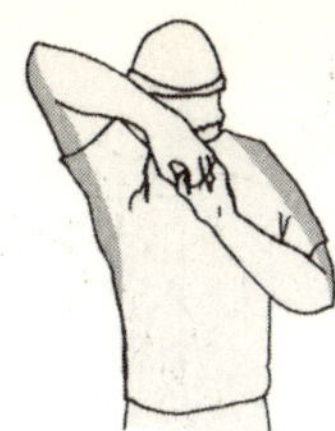

Otro estiramiento de hombros:

- Llevar la mano izquierda por detrás de la espalda.
- Si se puede, sujetarla con la mano derecha, con la palma hacia afuera.
- Agarrar los dedos y mantener 5-10 segundos.

Si no conseguimos unir las manos, podemos intentar:

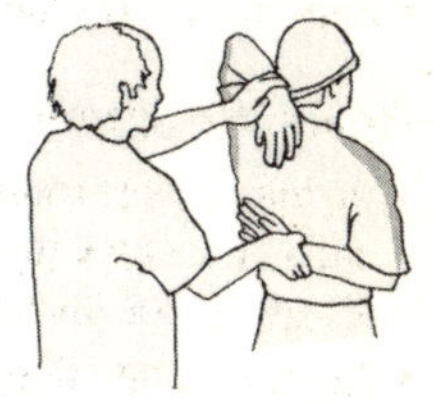

- Que nos ayude a hacerlo otra persona, hasta sentir un estiramiento fácil, y mantener.
- No estirar en exceso. Se puede alcanzar un buen estiramiento sin juntar los dedos.

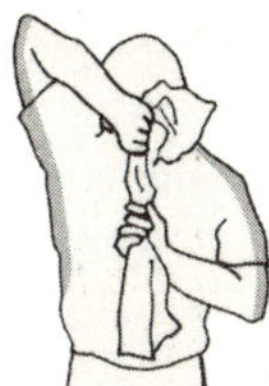

- Alternativamente, podemos sujetar los extremos de una toalla por detrás de la cabeza.
- Buscar el extremo de la toalla con el brazo inferior.
- Mover la mano inferior hacia arriba gradualmente, empujando el antebrazo hacia abajo.

Practicar un poco cada día para conseguir un buen estiramiento. Tras un tiempo, se podrá hacer sin ayuda. Reduce la tensión y aumenta la flexibilidad, revitalizando la parte superior del cuerpo cuando se está cansado.

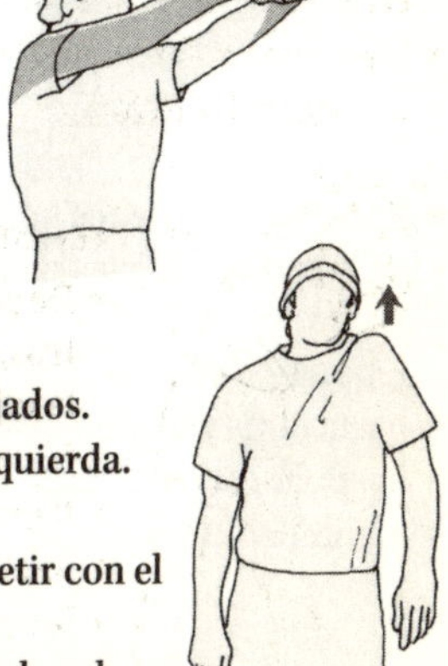

- Con los brazos estirados por delante, entrelazar los dedos, con las palmas hacia fuera, a la altura de los hombros.
- Extender los brazos y elevar los hombros.
- Mantener un estiramiento fácil 15 segundos.
- Relajar y repetir.

Encogimiento de hombros:

- Empezar el estiramiento con los hombros relajados.
- Levantar el hombro izquierdo hacia la oreja izquierda.
- Mantener 3-5 segundos.
- Relajar el hombro llevándolo hacia abajo y repetir con el otro lado.
- Es un estiramiento excelente para la tensión de hombros.

Técnica PNF: *Contraer - Relajar - Estirar.*

Encogimiento de hombros:

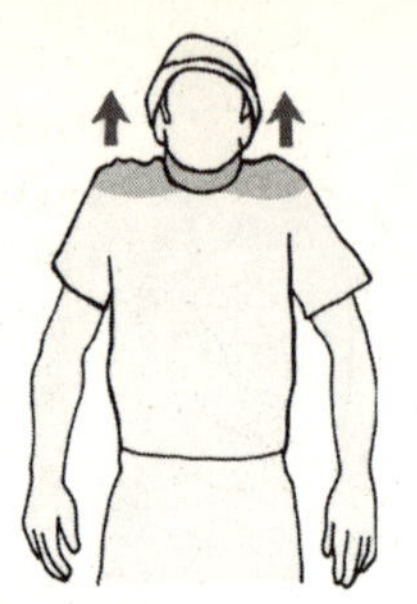

- De pie o sentado, con los brazos en los costados.
- Elevar los hombros.
- Mantener 5 segundos.
- Relajar los hombros llevándolos hacia abajo.

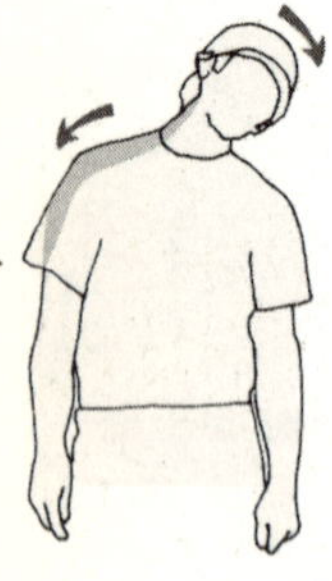

- A continuación empujar el hombro derecho hacia abajo mientras se inclina la cabeza hacia el hombro izquierdo.
- Mantener 5 segundos y repetir del otro lado.
- Mantener los hombros relajados hacia abajo mientras se estira.

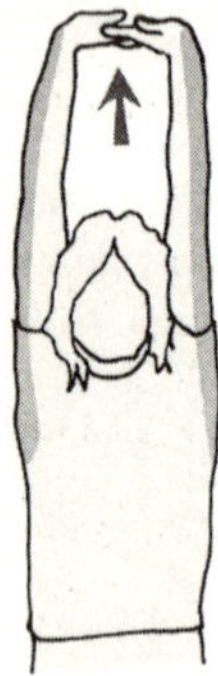

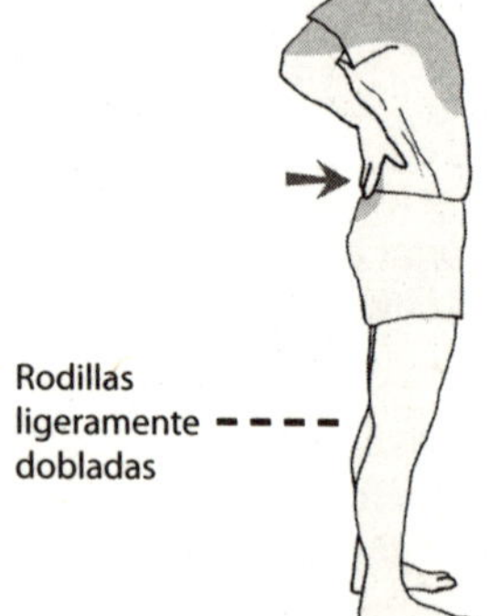

- Entrelazar los dedos por encima de la cabeza, con las palmas hacia arriba.
- Empujar los brazos ligeramente hacia atrás y hacia arriba.
- Respirar con facilidad.
- Mantener 15 segundos.

- De pie, con las rodillas ligeramente flexionadas, colocar las manos por encima de las caderas, con los dedos hacia abajo.
- Empujar suavemente con las palmas hacia adelante.
- Mantener 10 segundos. Repetir dos veces, respirando con facilidad.
- Hacer el estiramiento después de estar sentado mucho tiempo.

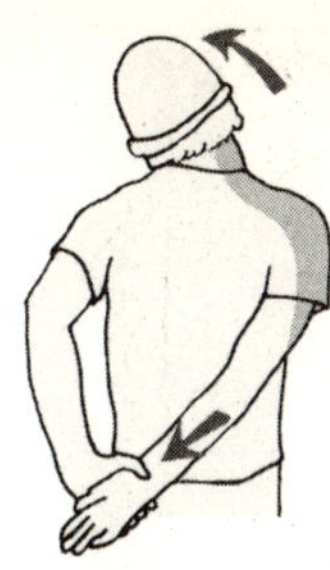

- Inclinar la cabeza hacia el hombro izquierdo.
- Con la mano izquierda, tire suavemente del brazo derecho hacia abajo por detrás de la espalda.
- Mantener un estiramiento fácil 5-10 segundos.
- Repetir en el otro lado.

- Colocar las manos a la altura de los hombros a ambos lados del marco de una puerta.
- Mover la parte superior del cuerpo hacia delante hasta sentir un estiramiento cómodo en los brazos y en el pecho.
- Mantener el pecho y la cabeza elevados y las rodillas ligeramente flexionadas.
- Mantener 15 segundos.
- Respirar relajadamente.

Los siguientes estiramientos se practican con los dedos entrelazados detrás de la espalda, girando las palmas hacia atrás.

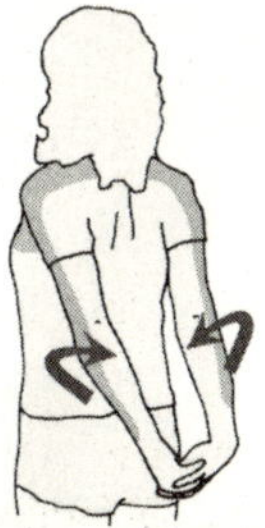

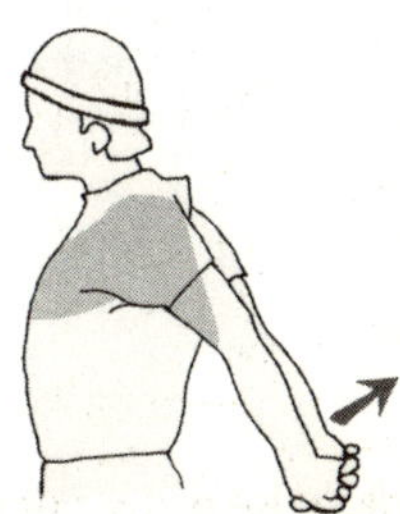

- Girar los codos lentamente hacia dentro mientras se extienden los brazos hasta sentir el estiramiento.
- Levantar levemente el esternón hacia arriba mientras se estira.
- Mantener 5-10 segundos.

- Si ha resultado fácil, levantar los brazos por detrás hasta que sienta un estiramiento en los brazos, los hombros o el pecho.
- Mantener el estiramiento fácil 5-10 segundos.
- Es un buen estiramiento para quien deja caer los hombros.
- Mantener el pecho hacia fuera y la barbilla hacia dentro.

RESUMEN DE ESTIRAMIENTOS DE ESPALDA, HOMBROS Y BRAZOS

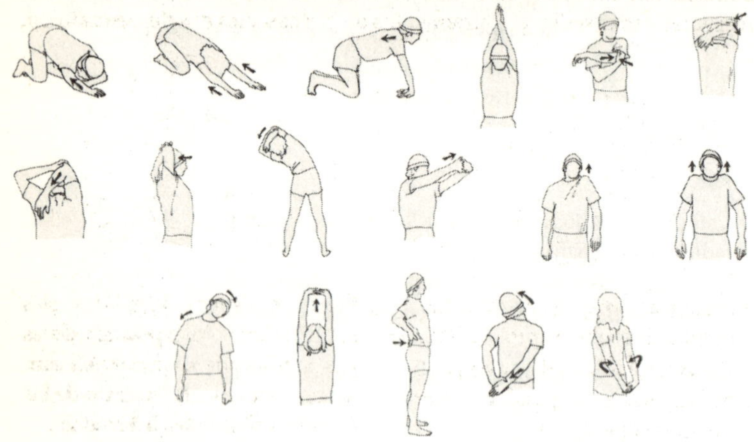

Realizar esta serie de estiramientos en el orden que se indica.

Es mejor no llegar a estirar lo necesario a estirar demasiado. Ha de llegarse siempre a un punto en el que se pueda estirar más, nunca a un punto en el que se ha llegado lo más lejos posible.

Series de estiramientos de piernas

Sentado sobre los talones: Es un buen estiramiento para las piernas. Pueden realizarse varias series de estiramientos de piernas, pies e ingles sentado así.

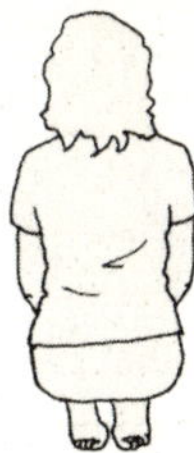

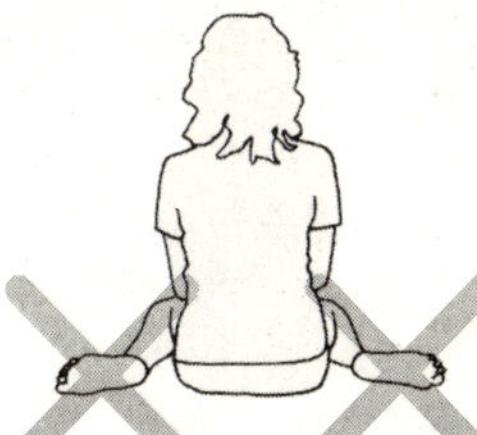

- Esta posición ayuda a estirar las rodillas, los tobillos y los cuádriceps.
- También ayuda a relajar las pantorrillas para que se puedan estirar con más comodidad.

Nota: No deben abrirse los pies hacia los lados. Esta posición de las pantorrillas y de los pies puede causar un estiramiento excesivo de los ligamentos internos de la rodilla.

Precaución: Las personas que tengan o hayan tenido problemas en las rodillas deben vigilar al doblar las rodillas bajo el cuerpo. Deben hacerlo lentamente y dirigiendo el movimiento. Si se siente dolor, debe interrumpirse el estiramiento.

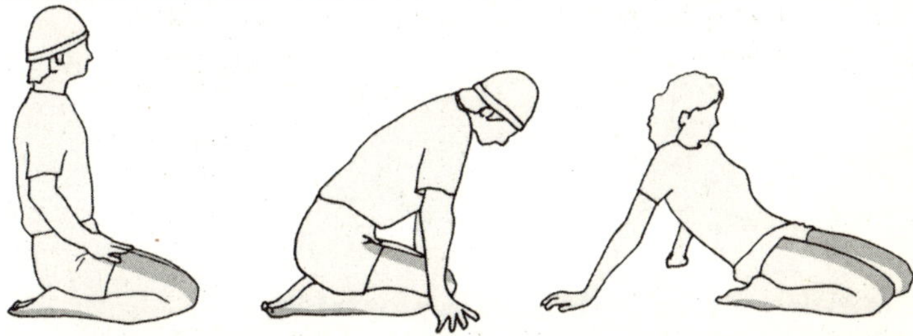

- La mayoría de mujeres no siente este estiramiento. Pero para las personas con problemas de tirantez, en especial los hombres, la postura permite saber si los tobillos están tensos.
- Si hay tensión, es preciso colocar las manos a los lados de las piernas para sujetarse mientras se inclina el cuerpo. Debe encontrarse una posición que se pueda mantener 10-30 segundos.

Si esta zona está tensa, no hay que estirar en exceso. La regularidad en la práctica de los estiramientos genera un cambio positivo. La flexibilidad de los tobillos mejorará de forma evidente al cabo de varias semanas de práctica.

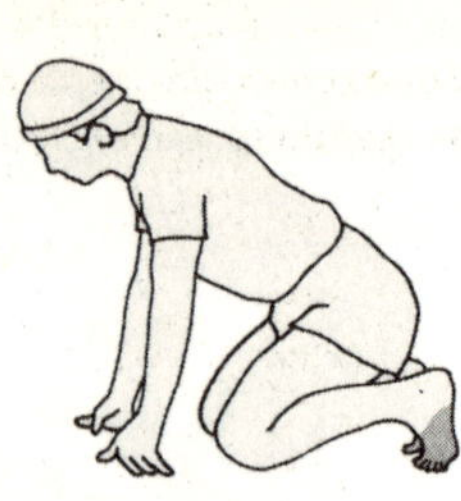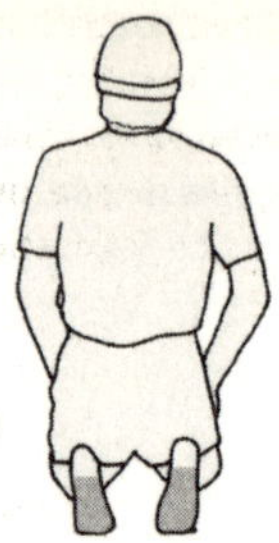

Variación:

- Para estirar los dedos y las plantas de los pies (fascia plantar), sentarse apoyado sobre los dedos de los pies.
- Poner las manos delante para equilibrarse y controlar el ejercicio.
- Si se desea estirar aún más, inclinarse lentamente hacia atrás.
- Mantener un estiramiento fácil 5-10 segundos.
- Hay que tener cuidado. Esta parte del pie y los dedos puede estar muy tensa.
- Volver a la posición de sentado sobre los talones tras el estiramiento.

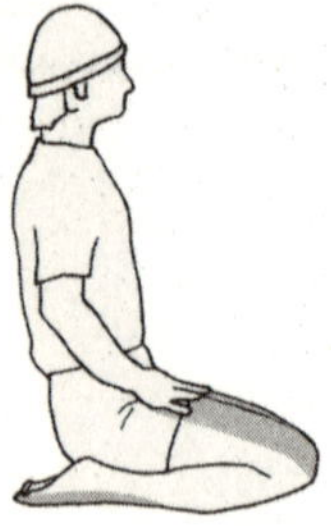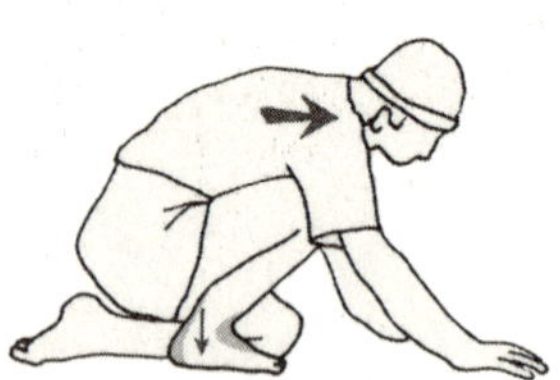

Para estirar el tendón de Aquiles y los tobillos

- Poner los dedos de un pie cerca de la rodilla de la otra pierna.
- Levantar el talón de la pierna doblada 1 centímetro, y luego bajarlo a la vez que se empuja el muslo hacia delante (justo por encima de la rodilla) con el pecho y el hombro.
- El objetivo no es conseguir el talón plano, sino estirar suavemente el área del tendón de Aquiles.
- Hay que tener cuidado. El tendón de Aquiles solo necesita un estiramiento muy ligero.
- Mantener 5-10 segundos y luego hacerlo del otro lado.

Este estiramiento es bueno para los tobillos y para el arco del pie.

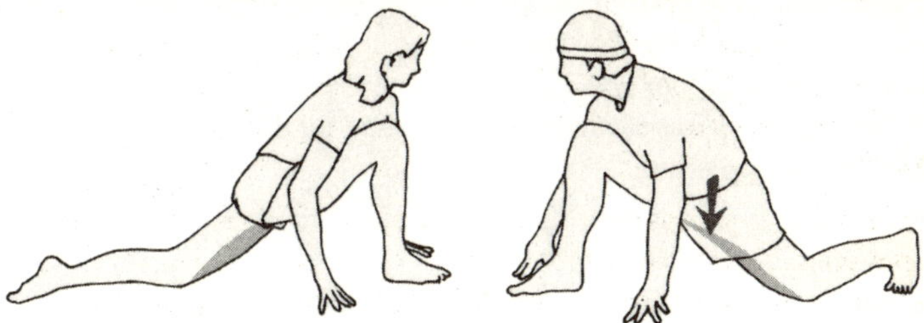

- Mueva una pierna hacia adelante hasta que la rodilla y el tobillo se alineen.
- Colocar la rodilla de la otra pierna detrás, apoyada en el suelo.
- Bajar la parte anterior de la cadera hasta alcanzar un estiramiento fácil.
- Mantener 10-20 segundos. Repetir del otro lado.

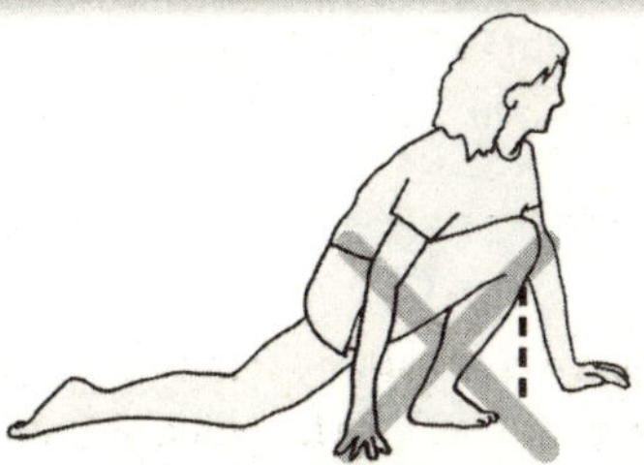

- *No adelantar la rodilla más que el tobillo.*
- Hacerlo impediría el estiramiento correcto de la cadera y de las piernas.
- Cuanto mayor sea la distancia entre la rodilla de la pierna retrasada y el talón de la pierna adelantada, más fácil será realizar el estiramiento.

* Girar lentamente la cadera izquierda hacia dentro para cambiar el área de estiramiento. Al cambiar un poco los ángulos, se pueden estirar diferentes áreas próximas.

* Mantener el estiramiento fácil 5-15 segundos.

* Es excelente para las caderas, la parte inferior de la espalda y la ingle.

* Mirar hacia atrás, por encima del hombro, para estirar el cuello y la parte superior de la espalda.

* Estirar ambas piernas.

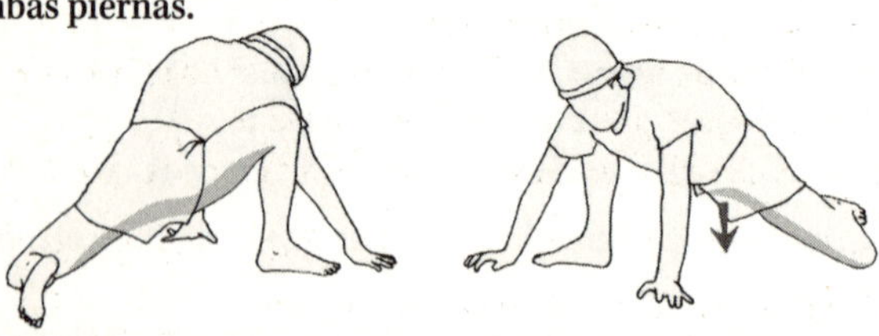

* Desde el estiramiento anterior, doblar la rodilla trasera y mover el pie trasero al interior, formando un ángulo de 90° con la rodilla.

* Mover los hombros hacia delante separándolos de la rodilla, con las manos en el suelo, cerca del cuerpo, para mantener el equilibrio.

* Empujar la cadera hacia abajo para estirar la ingle.

* No mover la rodilla retrasada ni el pie adelantado, asegurándonos de que la rodilla adelantada está alineada encima del tobillo.

* Mantener el estiramiento fácil 5-15 segundos.

* Ahora hacerlo del otro lado.

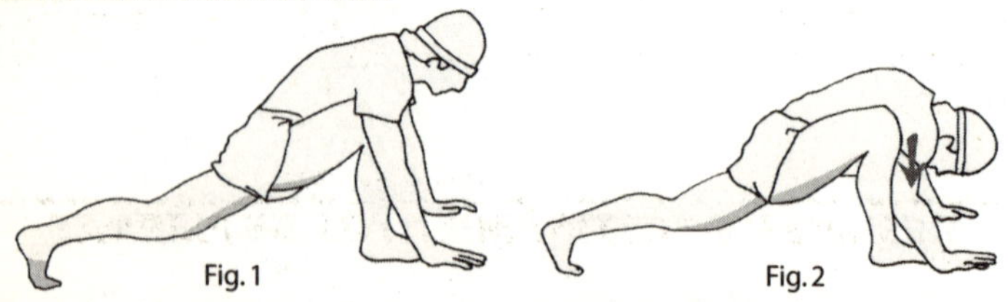

Estiramiento excelente para aumentar la flexibilidad de las caderas:

* Con la rodilla adelantada alineada con el tobillo, desplazar el peso a los dedos y a la parte anterior del pie retrasado *(fig. 1)*.

* Con la pierna retrasada estirada, sentir un estiramiento fácil de 15-20 segundos. Bajar la parte anterior de la cadera para crear la tensión adecuada del estiramiento, usando ambas manos para equilibrarse.

* Una variación es bajar suavemente la parte superior del cuerpo por dentro de la rodilla de la pierna adelantada *(fig. 2)*. Mantener 10-15 segundos.

También se puede estirar la pelvis con el tronco en posición vertical como se muestra en los dos estiramientos siguientes:

- Empezar con una pierna delante de la otra y con el tobillo de la pierna adelantada alineado con la rodilla. La otra rodilla descansa en el suelo.
- Las manos, una encima de la otra sobre el muslo, por encima de la rodilla.
- Para estirar la parte anterior de la cadera y el muslo, estirar los brazos manteniendo el tronco erguido, mientras se baja la parte anterior de la cadera.
- Mantener 5-15 segundos. Repetir intercambiando las piernas.

- Usar la misma técnica que en el estiramiento anterior, pero con la almohadilla del pie, y no la rodilla, apoyada en el suelo.
- La parte posterior de la pierna está mucho más tensa, y el estiramiento aumenta aún más la flexibilidad en la pelvis y en las caderas. Mantener 5-15 segundos.
- Repetir intercambiando las piernas.
- El ejercicio estimula el estiramiento en esta zona y mejora el equilibrio corporal. Como en el caso anterior, bajar la parte anterior de la cadera y mantener el tronco erguido.

RESUMEN DE ESTIRAMIENTOS DE PIERNAS

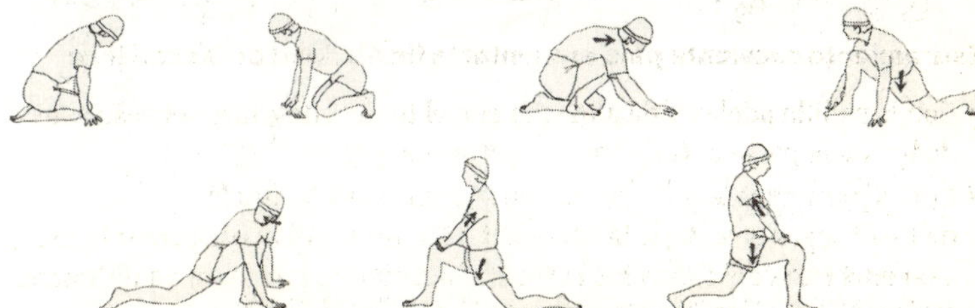

Realizar esta serie de estiramientos en el orden que se indica.

Estiramientos de la parte inferior de la espalda, caderas, ingles y parte posterior de los muslos

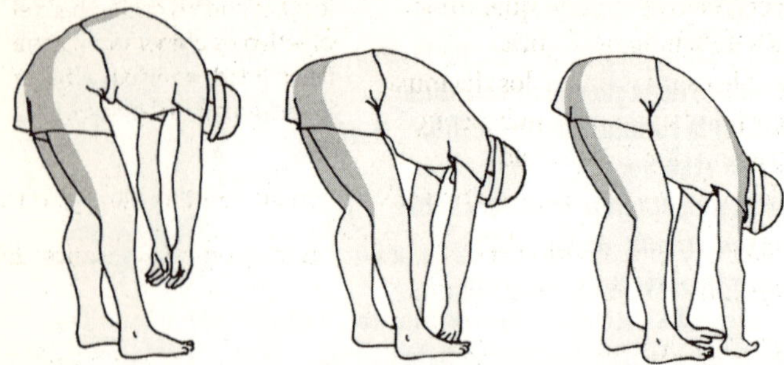

- De pie, con los pies separados a la altura de los hombros y las puntas mirando delante, doblarse hacia delante a la altura de las caderas.
- *Mantener las rodillas flexionadas unos 3 centímetros* durante el estiramiento para no tensionar la parte posterior de la espalda.
- Con los brazos y el cuello relajados, continuar hasta sentir un estiramiento suave en la parte posterior de las piernas.
- Mantener 5-15 segundos, hasta alcanzar una posición relajada. Para ello es útil concentrarse en la parte que estamos estirando.
- Recordar no hacer el estiramiento con las rodillas bloqueadas o rígidas.

El efecto se nota sobre todo en los músculos posteriores de los muslos y en la zona posterior de las rodillas, aunque también se estira la espalda.

Debemos guiarnos por la sensación percibida, no por el límite al que podamos llegar.

Para volver a la posición vertical

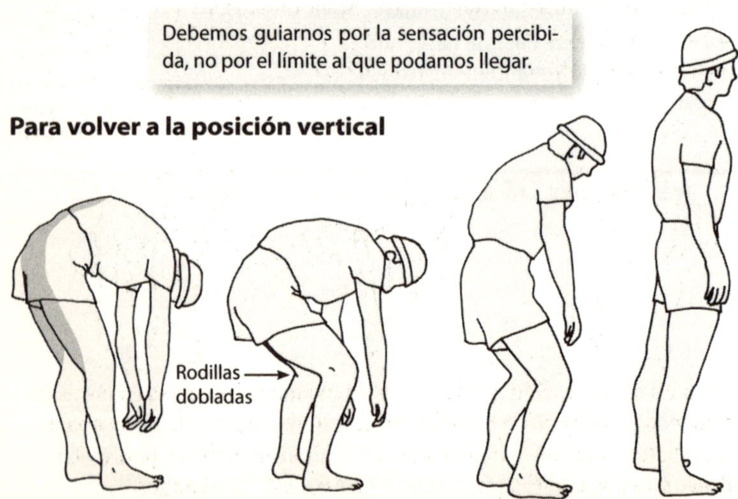

Importante:

- Debemos recordar doblar las rodillas unos 3 centímetros cuando queramos estirarnos doblando la cintura.
- Es preferible usar los músculos del muslo para incorporarse, y no los más pequeños de la parte inferior de la espalda.
- Nunca debemos volver a la posición vertical con las rodillas bloqueadas.

Esto también hay que tenerlo presente si levantamos objetos pesados del suelo. (*v. pp. 232-234, «Cuidar la espalda».*)

Técnica PNF: *Contraer - Relajar - Estirar.*

- De pie, con los pies separados a la altura de los hombros.
- Flexionar las rodillas, con los talones planos y los pies apuntando hacia adelante.
- Mantener 30 segundos.

En esta posición se contraen los cuádriceps y se relajan los músculos posteriores de los muslos. La función primaria de los cuádriceps es estirar la pierna; la de los músculos posteriores del muslo es doblar la rodilla. Debido a las acciones opuestas de estos músculos, al contraer los cuádriceps se relajan los músculos posteriores. Mientras se mantiene esta posición se percibirá la diferencia entre la parte anterior y posterior de los muslos. El cuádriceps debe estar duro y tenso, y los músculos posteriores, blandos y relajados. Es más fácil estirarlos si se relajan primero.

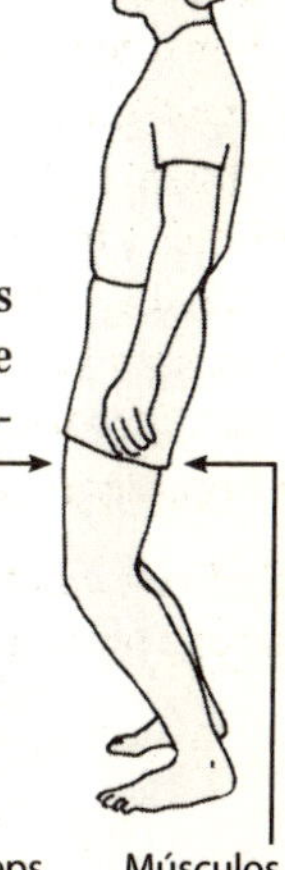

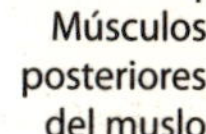

> Estirarse no es una competición. Tal vez no nos toquemos los pies con los dedos, pero el objetivo es aumentar nuestra flexibilidad, no llegar a hacer lo mismo que los demás.

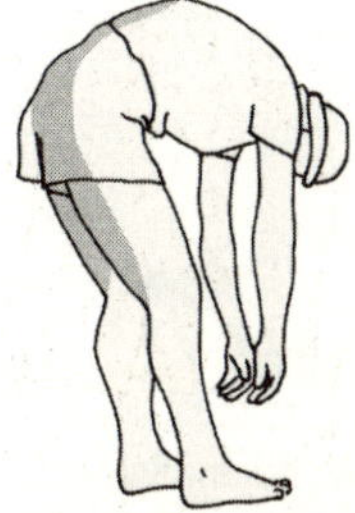
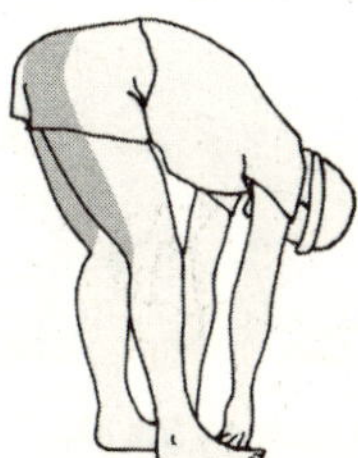
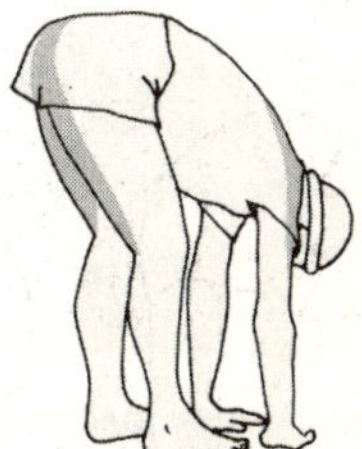

- Después de la posición con las rodillas flexionadas, ponerse en pie manteniendo una flexión de 3 centímetros, y doblar la espalda hacia abajo.
- No rebotar. Si se han hecho los ejercicios anteriores, ahora podremos llegar más abajo que la primera vez. Mantener 5-15 segundos.

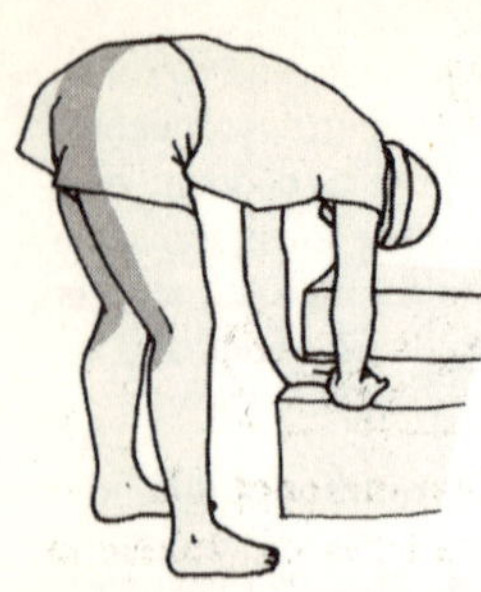

- De pie, con los pies separados a la altura de los hombros, los talones planos y los dedos apuntando hacia adelante.
- Con las rodillas ligeramente flexionadas, doblarse hacia delante desde las caderas; con los brazos y el cuello relajados y sin rebotar.
- Si no se puede alcanzar los dedos de los pies o los tobillos, usar una escalera, un bordillo o una pila de libros para descansar.
- Mantener 10-20 segundos.
- Al volver a la posición vertical, mantener las rodillas algo dobladas.

Variación:

- Coger las pantorrillas con las manos un poco más arriba de los tobillos.
- Al bajar el tronco con suavidad ayudándose con las manos, se aumenta el estiramiento en las piernas y en la espalda, mientras que la concentración se dirige a relajarse y a encontrar una posición cómoda.
- No estirar en exceso.
- Relajar y estirar.

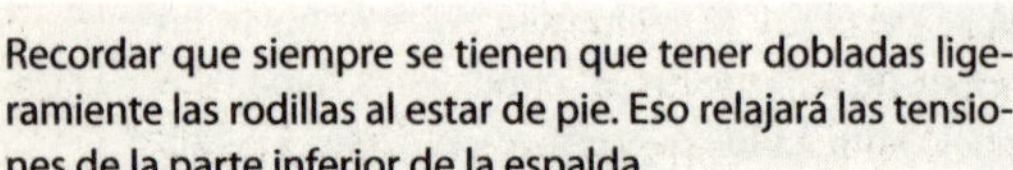

Recordar que siempre se tienen que tener dobladas ligeramente las rodillas al estar de pie. Eso relajará las tensiones de la parte inferior de la espalda.

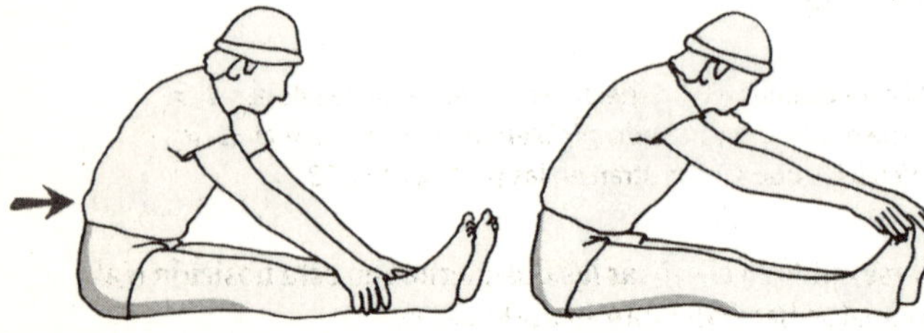

- Sentarse con las piernas estiradas y los pies con las puntas hacia arriba y separados como máximo 20 centímetros.
- Doblarse por las caderas. Mantener un estiramiento fácil 5-15 segundos.
- El estiramiento se sentirá en la corva, en la parte posterior de los muslos y en la parte inferior de la espalda, si esta última está tensa.

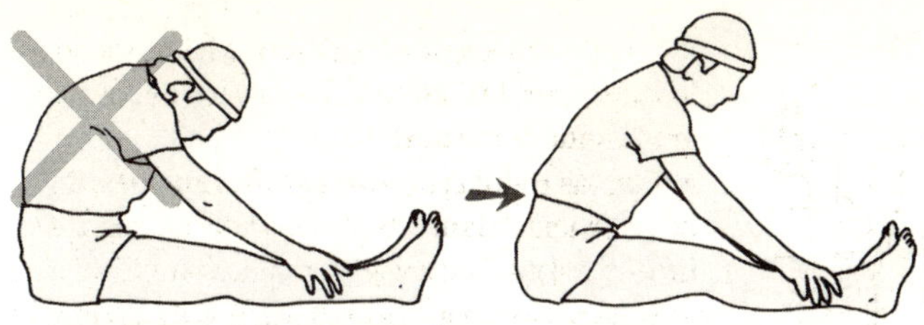

- No inclinar la cabeza hacia delante al iniciar el estiramiento.
- Evitar que las caderas se inclinen hacia atrás.

- Procurar doblar el tronco a la altura de las caderas sin arquear la espalda.

- Si nos sentamos contra una pared, mantendremos la parte inferior de la espalda erguida.
- Esta postura será de por sí un buen estiramiento si los músculos están muy tensos.

- Si se tienen problemas para relajarse al practicar el estiramiento puede usarse una toalla para ayudarse.
- Doblar el cuerpo suavemente hacia delante a la altura de las caderas hasta alcanzar una postura en la que se note el estiramiento pero que sea relajada. Use los brazos para inclinarse. Mueva los dedos a lo largo de la toalla hasta que se produzca el estiramiento.
- Procure no estirar en exceso.

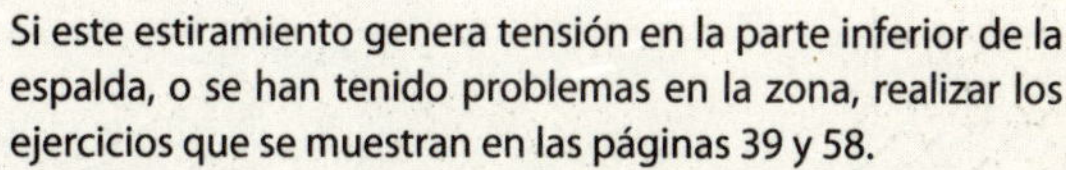

Si este estiramiento genera tensión en la parte inferior de la espalda, o se han tenido problemas en la zona, realizar los ejercicios que se muestran en las páginas 39 y 58.

- Debe tenerse cuidado al estirar las dos piernas en esta posición o al doblar la espalda hacia delante estando de pie.
- No pueden estirarse las dos piernas al mismo tiempo si se tienen problemas en la parte inferior de la espalda.
- Cuando una o las dos piernas están muy tensas, es difícil estirarlas a la vez y obtener el estiramiento adecuado con cada una.
- Es más cómodo para la espalda estirar cada pierna por separado.

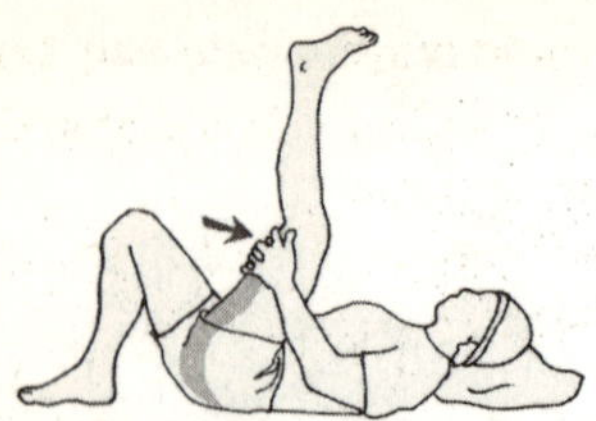

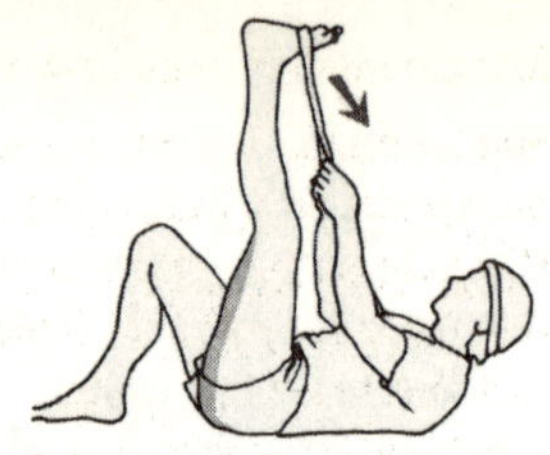

- Tumbarse y levantar una pierna hasta formar 90º con el cuerpo.
- Mantener la parte inferior de la espalda recta y en contacto con el suelo.
- Mantener 10-20 segundos. Repetir el ejercicio con la otra pierna.

- Puede sujetarse la pierna para conseguir el estiramiento.
- Se puede usar una toalla alrededor de la planta del pie, y tirar de ella con suavidad hacia el cuerpo.
- También puede usarse un cojín para la cabeza.

Para estirar la región inguinal

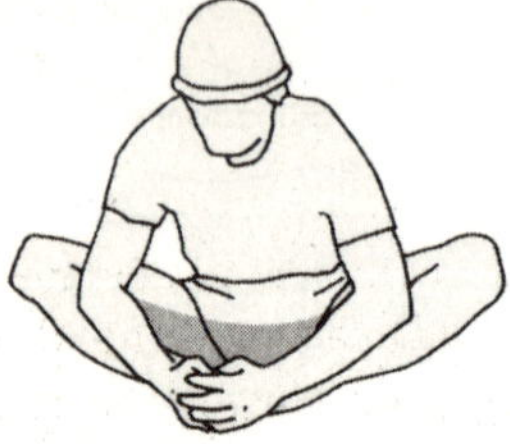

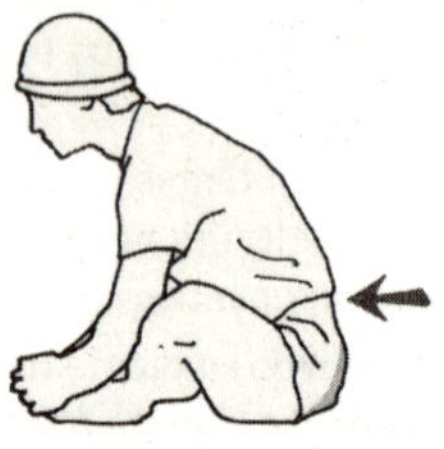

- Sentado, juntar las plantas y rodearlas con las manos.
- Doblarse hacia delante desde las caderas hasta sentir que se estiran las ingles.

- Mantener 10-30 segundos.
- No rebotar.
- Respirar relajada y profundamente.

Sobre todo no rebotar al hacer el estiramiento. Buscar una posición cómoda que permita sentir el estiramiento y relajarse..

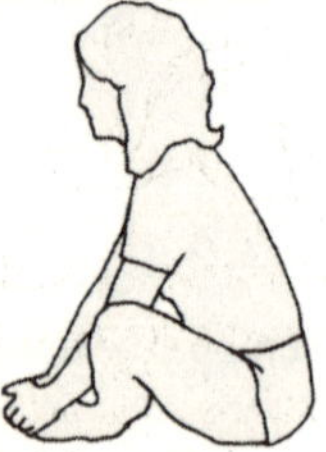

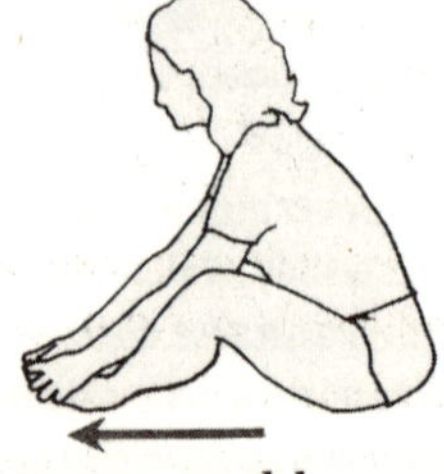

Si resulta molesto doblarse hacia delante puede que los talones estén demasiado cerca de las ingles.

En ese caso, se deben mover los pies hacia delante, para separarlos de las caderas.

Variaciones en el caso de que la región lumbar esté muy tensa

- Sujetar un pie con una mano, con el codo por dentro de la pantorrilla, para poder tirar hacia abajo y estabilizar la pierna.
- Con la otra mano sobre la pierna *(no sobre la rodilla)*, empujar hacia abajo para aislar y estirar este lado de la ingle.
- Si la ingle está tensa, este estiramiento la destensará y hará que las rodillas cedan mejor.
- Mantener 10-15 segundos.
- Realizar por los dos lados.

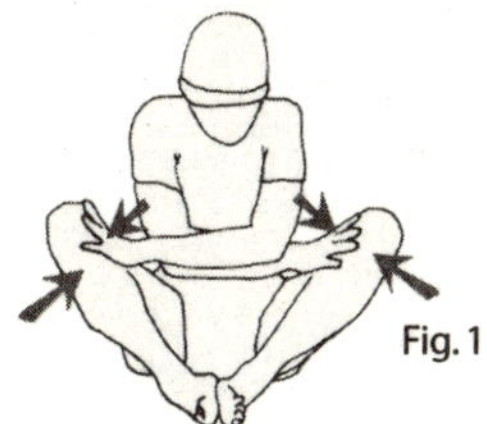

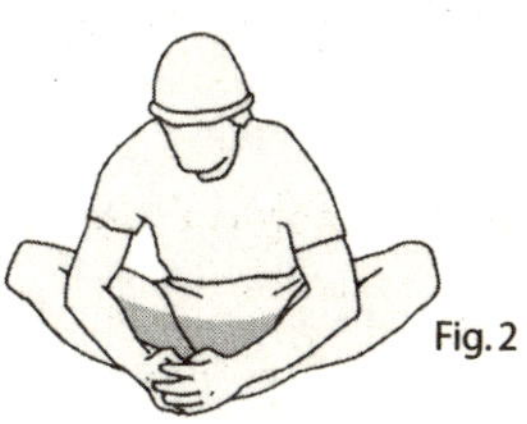

Técnica PNF: *Contraer - Relajar - Estirar.*

- Ejercer resistencia con las manos en la parte interna de los muslos contrarios a la vez que se juntan las rodillas hasta contraer la ingle *(fig. 1)*.
- Mantener 4-5 segundos, relajarse y luego estirar las ingles como en los estiramientos anteriores *(fig. 2)*.

Esta contracción-relajación ayudará a relajar la zona tensa antes de estirar.

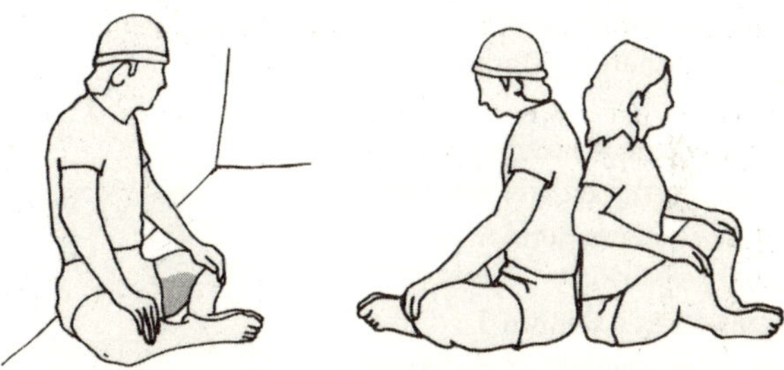

También se puede estirar los músculos tensos de la ingle sentándose contra una superficie de apoyo, o con un compañero, espalda contra espalda.

- Espalda recta, plantas de los pies juntas y las manos en la parte interior de los muslos *(no sobre las rodillas,* sino justo por encima de ellas).
- Empujar suavemente hacia abajo hasta conseguir un estiramiento moderado. Relajarse y mantener 20-30 segundos.

Los estiramientos de ingle harán más fácil, por ejemplo, sentarse con las piernas cruzadas.

- Para estirar la parte posterior e interior de las piernas, con las piernas cruzadas, doblarse hacia delante hasta un estiramiento cómodo.
- Si es posible, los hombros sobresaldrán de las rodillas.
- Mantener y relajarse.
- Es un estiramiento sencillo para la mayoría y resulta beneficioso para la parte inferior de la espalda.
- No contener la respiración.
- Estirar 15-20 segundos.

Variación:

- Mover la parte superior del cuerpo por encima de la rodilla en lugar de hacia delante.
- Concentrarse en doblar a la altura de las caderas.

El giro de columna

El giro de columna mejora el estado de las partes superior e inferior de la espalda, la parte externa de las caderas, la caja torácica y el giro de la cabeza para mirar atrás sin tener que girar todo el cuerpo.

- Sentarse en el suelo, con la pierna derecha extendida.
- Doblar la pierna izquierda, y pasarla por encima de la rodilla opuesta.
- Doblar el codo derecho y pasarlo por el exterior del muslo izquierdo, por encima de la rodilla.
- Apoyar la mano izquierda detrás del cuerpo, sobre el suelo.
- Girar la cabeza sobre el hombro izquierdo, y rotar el tronco hacia la izquierda.
- Al girar el tronco, las caderas rotan en la misma dirección, pero no se mueven porque las bloqueamos con el codo del brazo derecho.
- Mantener 10-15 segundos. Respirar relajadamente.
- Repetir del otro lado.
- El ejercicio estira la parte inferior de la espalda y el costado de la cadera.

Respiración:
- Profunda
- Relajada
- Rítmica

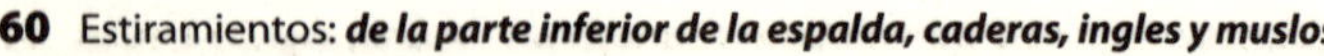

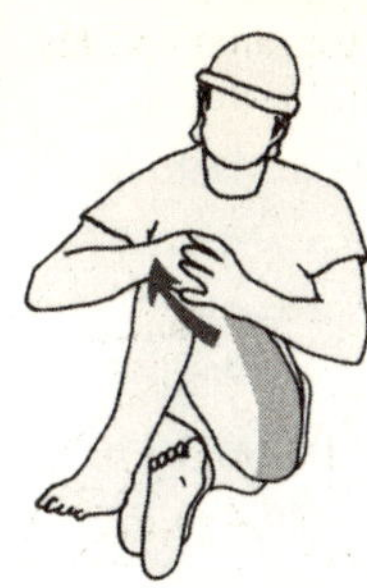

Variación:

- Doblar la pierna izquierda y pasarla por encima de la rodilla opuesta.
- Empujar la rodilla por delante del cuerpo hacia el hombro opuesto.
- Mantener 10-15 segundos.
- Repetir del otro lado.
- Respirar relajadamente.

Hay personas que tienden a pasar más tiempo con la primera pierna, brazo o área que estiran, y normalmente suele ser el lado o las zonas más flexibles. De esta forma se pasa más tiempo en el lado «bueno» y menos en el «malo». Para remediarlo, es mejor estirar primero el lado más tenso para incrementar la flexibilidad global del cuerpo.

RESUMEN DE ESTIRAMIENTOS DE LA PARTE INFERIOR DE LA ESPALDA, CADERAS, INGLES Y PARTE POSTERIOR DE LOS MUSLOS

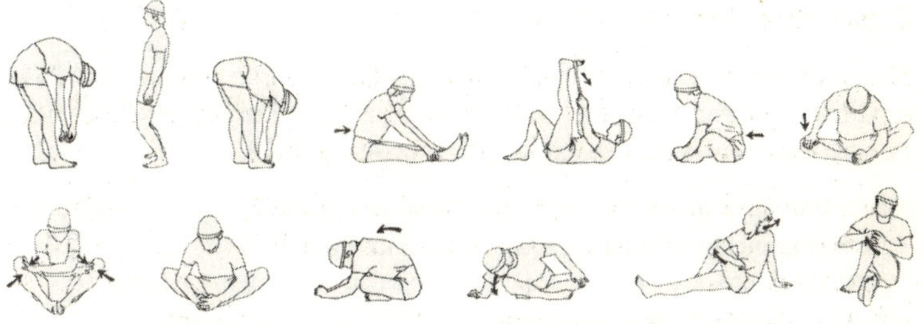

Realizar esta serie de ejercicios en el orden que se indica.

Repaso de algunos principios básicos del estiramiento:

- No estirar demasiado, sobre todo al principio. Alcanzar un estiramiento fácil y aumentarlo desde una posición relajada.

- Mantener el estiramiento en una posición cómoda: la tensión debe disminuir mientras se permanece en la posición. Evitar estiramientos estáticos drásticos.

- Respirar lenta y profundamente, con naturalidad (expulsar aire al doblarse hacia delante). No se debe estirar hasta no poder respirar con normalidad.

- No oscilar bruscamente hacia delante y hacia atrás. Ese movimiento tensa los músculos que, precisamente, se tratan de estirar.

- Concentrarse en el área que se está estirando; sentir el estiramiento. Si la tensión aumenta al estirar, significa que se está estirando en exceso. En ese caso, relajar la posición hasta sentirse cómodo.

- Aumentar la flexibilidad no debe convertirse en el objetivo prioritario. Debe aprenderse a estirar correctamente y la flexibilidad llegará con el tiempo. (La flexibilidad solo es uno de los resultados derivados del estiramiento.)

Otros factores que se han de considerar:

- El estado del cuerpo cambia, unas veces está más tenso y otras, más relajado.

- Beber mucha agua. Los estiramientos son más fáciles si el cuerpo está hidratado.

- Dirigir con las propias acciones las reacciones del cuerpo.

- La regularidad es uno de los factores más importantes cuando se practican estiramientos. Si se realizan habitualmente, se alcanzará, de forma natural, una mejor forma física y se tendrá más necesidad de mantenerse activo.

- No deben establecerse comparaciones entre uno mismo y los demás. Estar rígido y tenso no ha de disuadir a nadie de practicar estiramientos y mejorar su condición física.

- El estiramiento correcto implica estirar dentro de los límites individuales, de forma relajada y sin establecer comparaciones con lo que otras personas puedan hacer.

- Realizar estiramientos mantiene el cuerpo preparado para el ejercicio.

- Los estiramientos deben practicarse siempre que se sientan ganas, pues siempre tendrán un efecto positivo.

Estiramientos de espalda, caderas y piernas

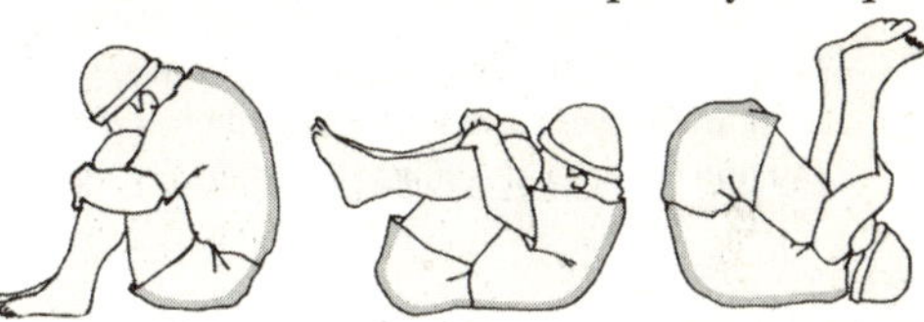

- Tumbarse de espaldas y tirar de la pierna izquierda hacia el pecho.
- Mantener la espalda pegada al suelo, sin forzar.
- Si no se puede mantener la cabeza en el suelo, usar una almohada.
- Mantener la otra pierna lo más estirada posible, sin bloquear la rodilla.
- Mantener 30 segundos. Hacerlo de los dos lados.
- Este estiramiento destensa los músculos de la espalda y los isquiotibiales.

Rodar sobre la columna:

- No realizar este estiramiento sobre una superficie dura. Usar colchoneta.
- Sentado con las piernas dobladas, tirar con las manos de las rodillas hacia el pecho.
- Rodar sobre la columna, con el mentón mirando hacia el pecho. Hacerlo de atrás hacia delante, 4-8 veces, hasta que la espalda se destense.
- No hacerlo deprisa.

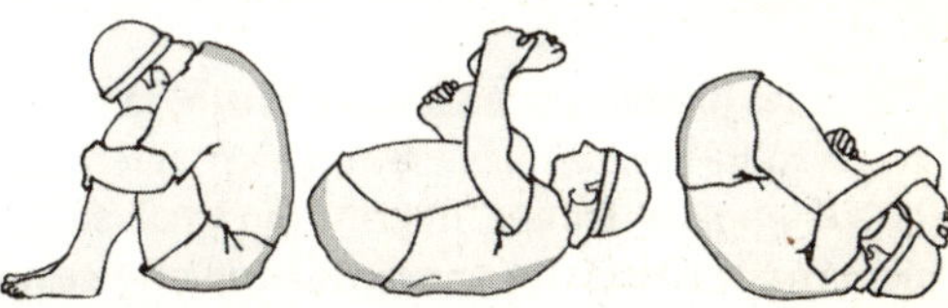

Rodar sobre la columna con las piernas cruzadas:

- Comenzar rodando sobre la columna. .
- Mientras rueda hacia atrás, cruzar las pantorrillas y a la vez llevar los pies hacia el pecho.
- En la rueda de vuelta dejar los pies libres y descruzar las piernas mientras se regresa a la posición inicial, con las piernas sin cruzar.
- En cada repetición alternar el orden de cruce de las pantorrillas, para así estirar los dos lados de la parte inferior de la espalda.
- Hacer 6-8 repeticiones.

Estirar la espalda requiere su tiempo. *No deben practicarse los estiramientos precipitadamente. Es primordial relajarse en cada estiramiento que se realice y encontrar una tensión de estiramiento que resulte cómoda. La práctica de los estiramientos no tiene que convertirse en una tortura.*

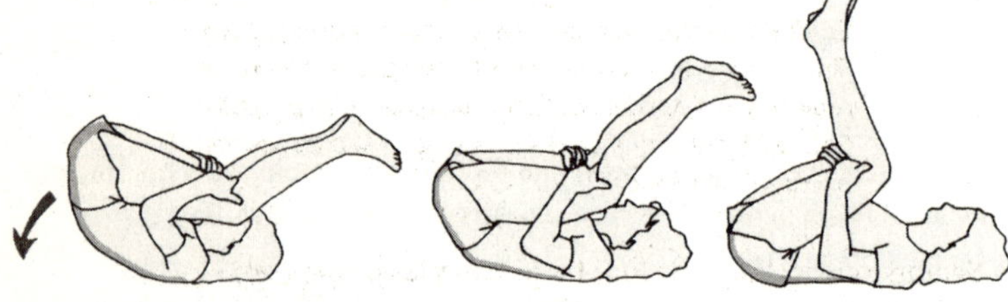

- Llevar las piernas por encima de la cabeza y desde una posición cómoda rodar sobre la espalda hacia abajo lentamente, tratando de rodar sobre las vértebras una a una. Al principio igual cuesta rodar con lentitud, pero con la práctica se conseguirá rodar vértebra a vértebra.
- Deben ponerse las manos en las corvas, y mantener las rodillas dobladas mientras se rueda.
- Utilizar las manos y los brazos para mantener juntas las piernas, lo que ayudará a controlar también la velocidad. Esto permite un mayor control de la velocidad del rodillo hacia abajo. Dejar la cabeza en el suelo, aunque al rodar tal vez se levante para mantener el equilibrio.

Este ejercicio es una buena manera de saber exactamente qué parte de la espalda está más tensa. Las que resultan más difíciles de bajar lentamente son las más tensas. Con la práctica, se conseguirá disminuir esta rigidez.

- Para controlar mejor el estiramiento de la espalda cuando se bajan las piernas, estirar los brazos detrás de la cabeza y agarrarse a algo estable.
- Con los brazos y las rodillas un poco doblados, rodar *lentamente* vertebra a vértebra.
- Al sujetarse con las manos, se podrá estirar mejor la espalda
- Controlar el ejercicio y hacerlo despacio.

Estirar con las piernas por encima de la cabeza es bueno para estirar la espalda y mejora la circulación sanguínea desde las piernas hasta la parte superior del cuerpo.

Sentarse en cuclillas: Esta posición ayuda a reducir la tensión de la espalda tras pasar mucho rato sentado o de pie.

- Sentarse en cuclillas con los pies planos y las puntas separadas formando un ángulo de 15°.
- Los talones deben estar separados 12-36 centímetros, dependiendo del grado de flexibilidad personal o de las partes del cuerpo que queramos estirar, si estamos ya familiarizados con el estiramiento.
- Sentarse en cuclillas estira rodillas, espalda, tobillos y tendón de Aquiles, además de la zona interior de las ingles.
- Sostener un estiramiento cómodo 10-15 segundos. Para unos resultará fácil, mientras que otras personas lo encontrarán muy difícil.

Variaciones: Al principio tal vez resulte un problema mantener el equilibrio. Es fácil caer hacia atrás si los tobillos y los tendones de Aquiles están tensos. Si resulta imposible sentarse en cuclillas siguiendo las indicaciones de la explicación anterior, hay otras formas de llegar a esta posición.

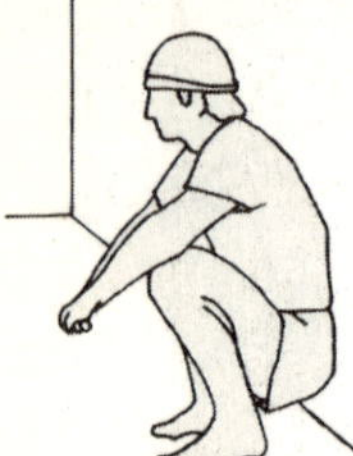

Intentar sentarse en cuclillas en una superficie en pendiente

o apoyar la espalda
en la pared.

Se puede usar un poste para mantener el equilibrio.

Después de practicarla varias veces, la posición resulta cómoda y alivia la tensión en la parte inferior de la espalda. Volver a la posición normal de pie según se indica en la página siguiente.

Variaciones:

- De pie, con los pies a la altura de los hombros, colocar las manos tocando la zona interior de los muslos, sobre las rodillas.
- Lentamente, bajar las caderas mientras se empujan los muslos hacia fuera, hasta sentir un estiramiento moderado. Mantenerlo 15 segundos.
- Este estiramiento también estira los tobillos y el tendón de Aquiles.
- Evitar que las caderas bajen más que las rodillas.

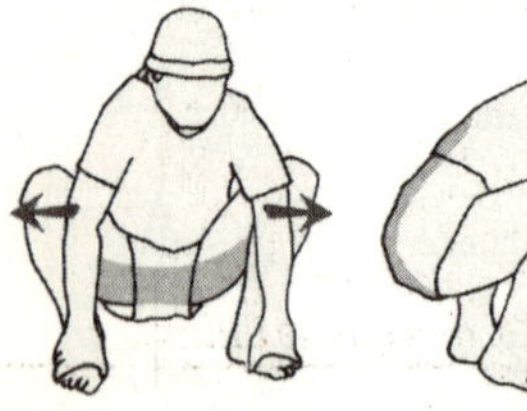
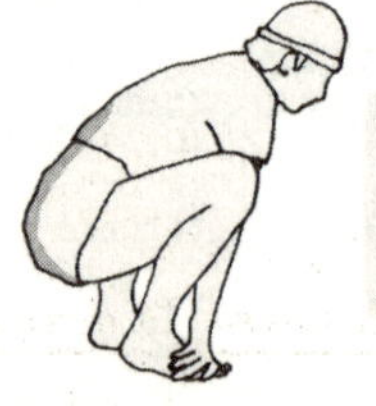

Si se tienen problemas en las rodillas, en caso de dolor debe abandonarse el estiramiento.

- Para aumentar el estiramiento en las ingles en cuclillas, apoyar los codos en la parte interna de las rodillas y empujar hacia fuera suavemente con ambos mientras se dobla el tronco hacia delante a la altura de las caderas.
- Cogerse los pies con los pulgares por debajo y el resto de dedos por encima.
- Mantener 15 segundos. No estirar en exceso.
- Levantar los talones si se controla mal el equilibrio.

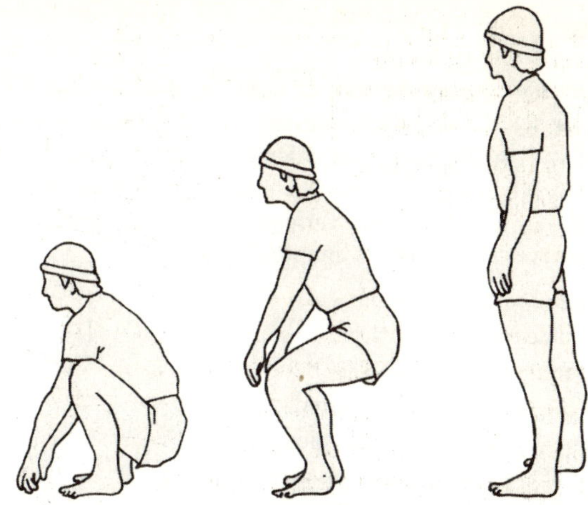

- Para levantarse, levantar ligeramente el mentón e incorporarse *con los cuádriceps haciendo el trabajo y manteniendo la espalda recta.*
- No dejar caer la cabeza hacia delante, porque provocaría mucha tensión en la parte inferior de la espalda y en el cuello.

RESUMEN DE ESTIRAMIENTOS DE ESPALDA, CADERAS Y PIERNAS

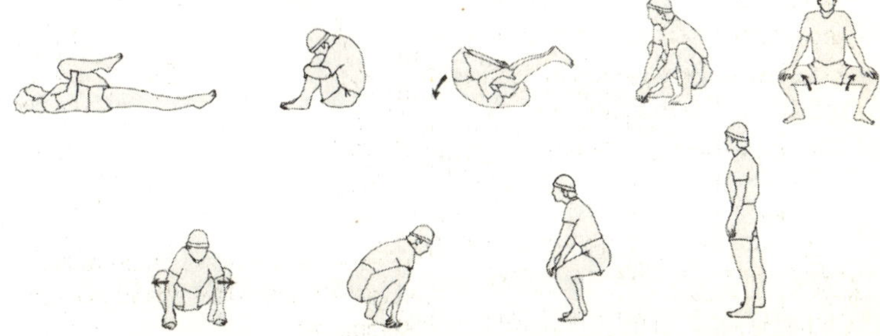

Realizar esta serie de estiramientos en el orden que se indica.

Sostener la tensión adecuada de estiramiento durante un período de tiempo determinado permite al cuerpo adaptarse a las nuevas posiciones, pues el área que se estira se acomoda a la tensión ejercida de forma gradual y el cuerpo adopta las nuevas posiciones sin experimentar la tensión inicial.

Elevar los pies

Elevar los pies antes y después de realizar ejercicio físico es una buena forma de revitalizar las piernas, y las mantiene ligeras y llenas de energía para llevar a cabo las actividades diarias. Además relaja los pies cansados, especialmente a quien han pasado muchas horas de pie. Mejora el bienestar general, y evita o de alivia las venas varicosas. Es recomendable elevar los pies al menos 2 veces al día de 2 a 3 minutos o más.

- Tumbarse y apoyar los pies contra la pared es una forma fácil de elevar los pies.
- Mantener la espalda plana y las nalgas separadas unos 10 centímetros de la pared.
- Si no hay paredes, se pueden elevar los pies desde la posición de piernas por encima de la cabeza, o con almohadas debajo de los pies hasta alzar los pies por encima del tronco.
- Al empezar, elevar los pies apenas un minuto. Aumentar el tiempo gradualmente.
- Si se duermen los pies, girar hacia un lado y sentarse (*V. p. 20* para sentarse de forma correcta a partir de esta posición.)
- *No es aconsejable levantarse rápidamente al acabar* podría provocar mareos.

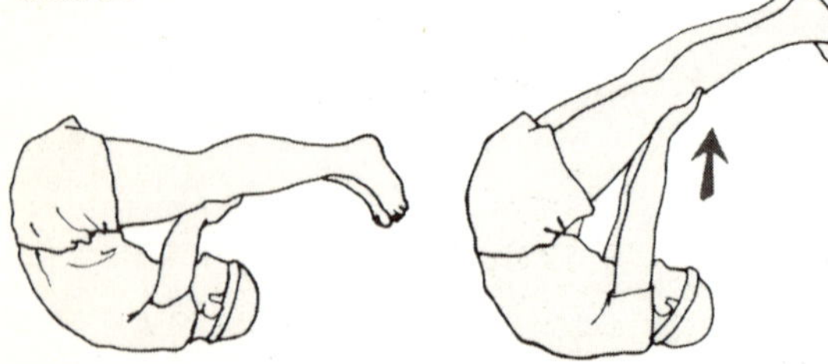

- Colocar las palmas en las rodillas con los dedos apuntando a los pies.
- Extender los brazos.
- Con las caderas relajadas, el peso de las piernas descansa sobre los brazos.
- Es muy relajante. En yoga se conoce como «postura de la tranquilidad».
- El punto de equilibrio está en la cabeza y la parte superior de la columna.
- El equilibrio parece difícil de encontrar, sobre todo al principio.
- Después de practicarlo 10 o 12 veces parecerá sencillo.
- *Hay que ser cuidadosos al practicar este ejercicio si se tienen problemas en la parte superior de la espalda o en el cuello.*

El BodySlant®:

- Una buena forma de elevar los pies y estirarse es el BodySlant.
- No hay que realizar estiramientos en el BodySlant; solo tumbarse en él y relajarse 5 minutos al principio, para aumentar gradualmente a 15 o 20.
- Para disminuir el arco de la espalda, descansaremos las manos sobre el pecho o el estómago .
- Ésta es una buena posición para reducir el abdomen. Los órganos internos recobrarán de forma gradual la posición normal. Para las personas que quieran sentirse y parecer delgadas, el BodySlant es excelente.
- Antes de levantarse del BodySlant conviene sentarse de 2 a 3 minutos.
- En general, después de cualquier posición con los pies elevados, la incorporación ha de ser lenta y progresiva para evitar mareos.

Estiramientos en el BodySlant

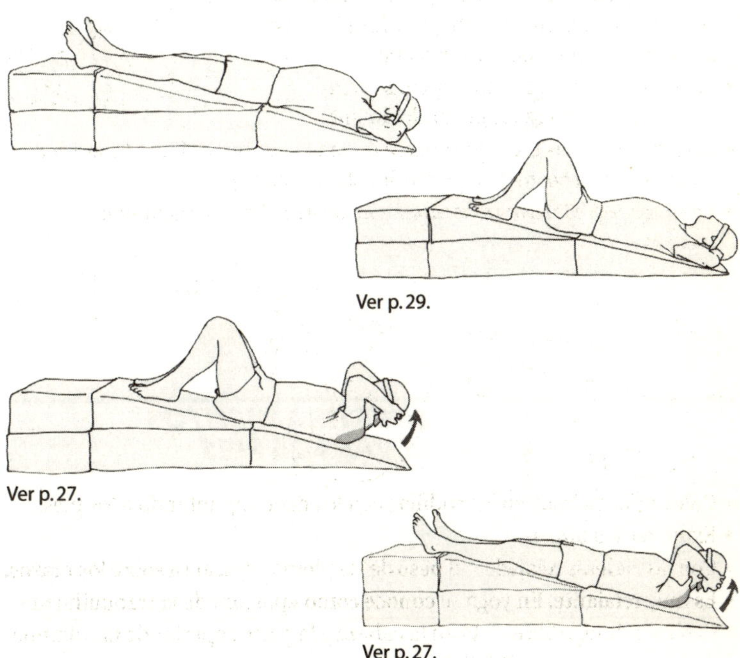

Ver p. 29.

Ver p. 27.

Ver p. 27.

Ya se ha indicado en este libro que practicar estiramientos y ejercicio de forma regular es beneficioso, pero la teoría no es suficiente, lo que importa es ponerlo en práctica, ¿de qué nos sirve el conocimiento si no lo aplicamos a nuestra vida?

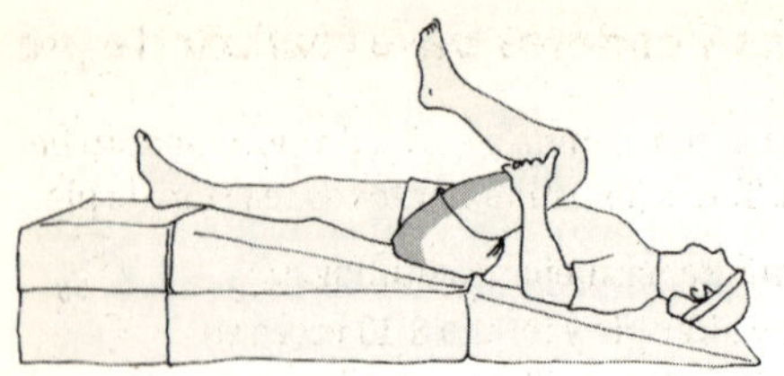

Ver p. 31.

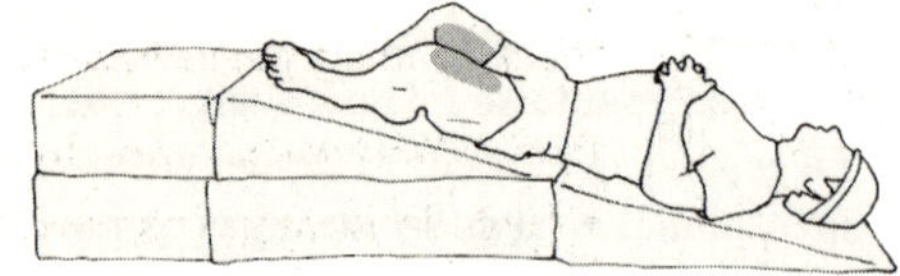

Ver p. 26.

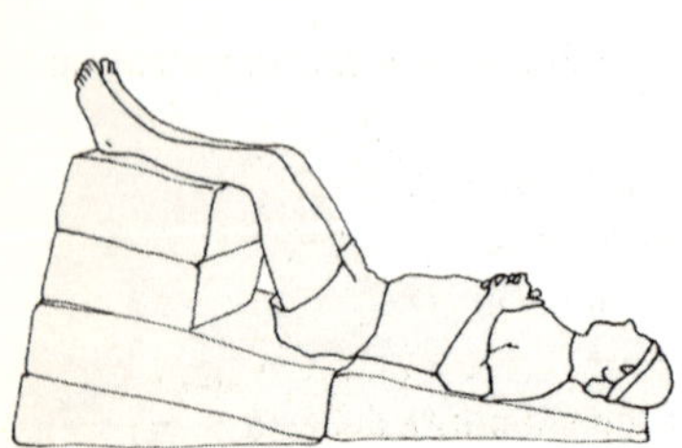

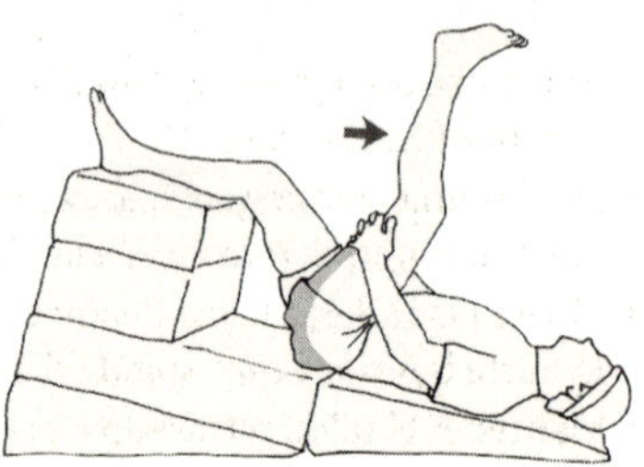

Ver p. 58.

RESUMEN DE ESTIRAMIENTOS PARA ELEVAR LOS PIES

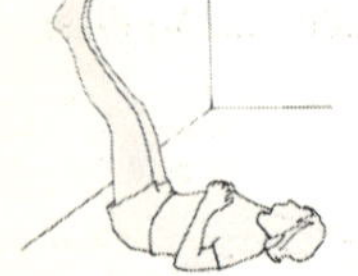

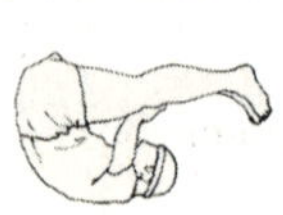

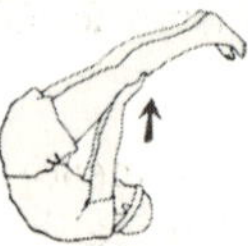

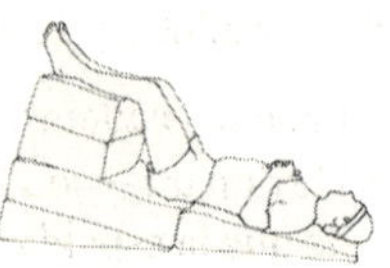

Estiramientos de piernas y caderas para realizar de pie

Estas series están indicadas para quien camina o corre. Proporcionarán flexibilidad y energía a las piernas. Todos los estiramientos se realizan de pie.

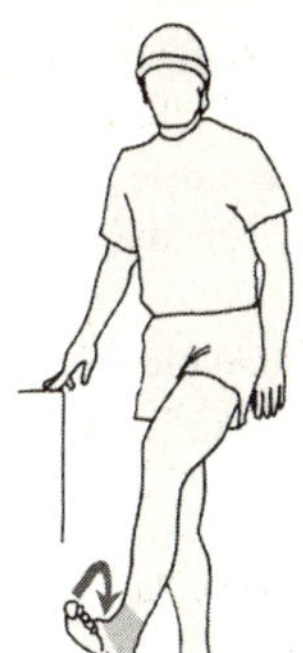

- Apoyare para mantener mejor el equilibrio.
- Levantar el pie y girar pie y tobillo 8-10 veces en dirección horaria y otras 8-10 en la antihoraria.
- Repetir con el pie y el tobillo de la otra pierna.

(*Nota:* También puede hacerse sentados.)

Técnica PNF: Contraer - Relajar - Estirar.

- Antes de estirar las pantorrillas, elevarse sobre las puntas de los pies 3-4 segundos para contraerlas. Así serán más fáciles los próximos estiramientos.

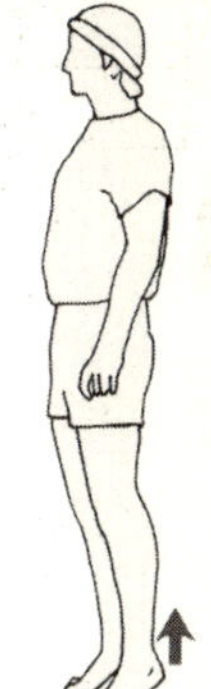

- Apartarse un poco de la pared, con los antebrazos apoyados. Descansar la cabeza en las manos.
- Doblar una pierna y colocar el pie en el suelo delante del cuerpo, retrasando la pierna contraria.
- Mover las caderas hacia delante lentamente, con la parte inferior de la espalda derecha.
- Mantener el talón retrasado en el suelo, con la punta del pie mirando hacia delante o ligeramente hacia dentro.
- Mantener un estiramiento fácil 10-15 segundos.
- No realizar movimientos bruscos.
- Repetir en la otra pierna.
- No aguantar la respiración.

Para producir un estiramiento del sóleo y de la zona del tendón de Aquiles:

- Bajar las caderas.
- Flexionar las rodillas ligeramente asegurándonos de que la espalda esté derecha.
- Colocar la punta del pie retrasado dirigida hacia delante o ligeramente hacia dentro.
- Mantener 10 segundos.
- Repetir en la otra pierna.

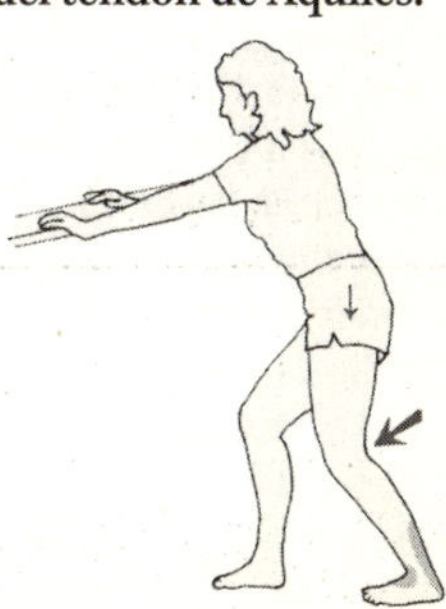

Nota: El tendón de Aquiles solo necesita *un estiramiento muy suave.*

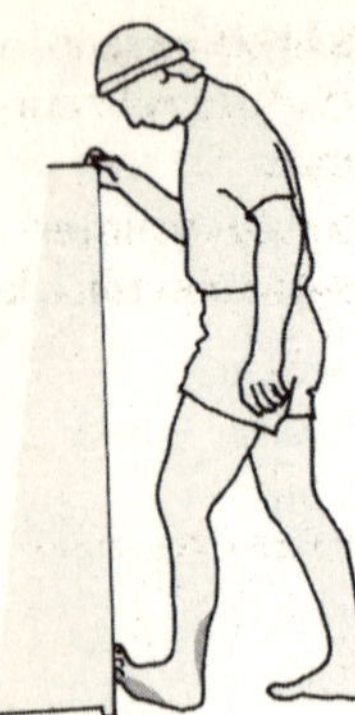

- El tendón de Aquiles y el tobillo pueden estirarse de otra forma.
- Colocar el pie contra una pared, con el tobillo flexionado y los dedos hacia arriba.
- Mover la parte superior del tronco hacia delante hasta sentir una tensión moderada en la zona del tendón de Aquiles.
- Mantener 8-10 segundos. Repetir con el otro pie.
- Así también se estiran la planta y los dedos del pie.

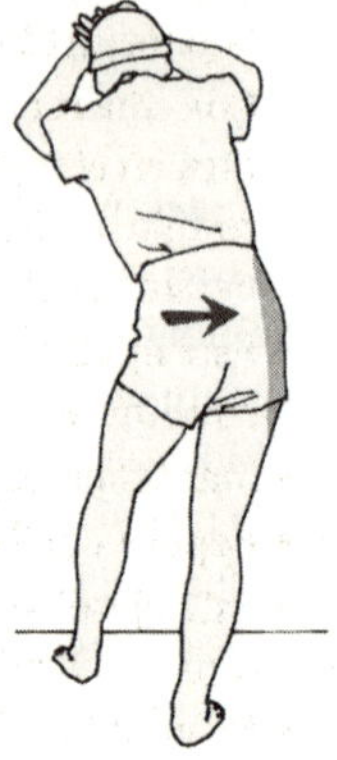

- Para estirar la parte exterior de la cadera, comenzar desde la posición del estiramiento de la pantorrilla.
- Estirar el lado derecho de la cadera girando la cadera derecha un poco hacia dentro.
- Mover el costado de la cadera derecha hacia ese lado e inclinar los hombros en dirección opuesta a las caderas.
- Sostener un estiramiento fácil 5-15 segundos.
- Hacerlo con la otra cadera.
- Mantener el pie de la pierna retrasada dirigido hacia delante y la planta tocando el suelo.

El bienestar físico para toda la vida comienza en la escuela

Hace años, los chicos que iban al instituto pasaban muchas horas en clase de educación física aprendiendo viejos juegos y deportes. Si en algún caso se enseñaba a practicar estiramientos, se hacía bajo el lema: «No hay beneficio sin dolor». En la actualidad, una nueva generación de profesores tiene la oportunidad de enseñar a los estudiantes como cuidar su cuerpo: practicar estiramientos, comer adecuadamente y hacer ejercicio, como un componente natural de un estilo de vida saludable. Sería excelente que los chicos salieran de la escuela con una actitud positiva orientada a mantenerlos saludables y en forma para el resto de su vida.

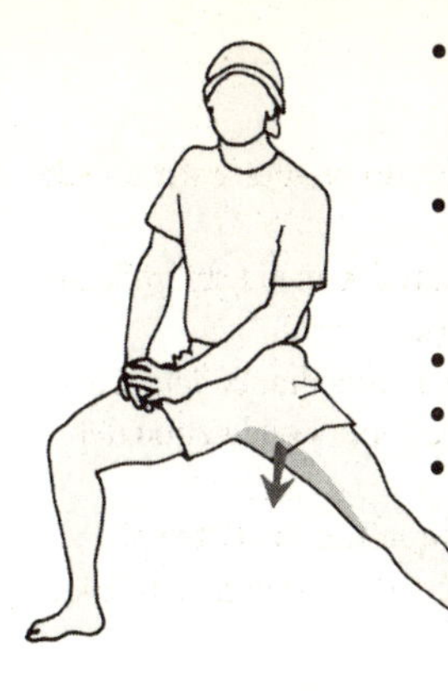

- Empezar con la pierna estirada hacia un lado, unos centímetros más allá de la altura del hombro y el pie mirando hacia delante.
- Doblar ligeramente la rodilla derecha y mover la cadera izquierda hacia abajo en dirección a la rodilla derecha.
- Mantener 10-15 segundos.
- Repetir del otro lado.
- Si es necesario, apoyarse sobre algo para mantener el equilibrio.

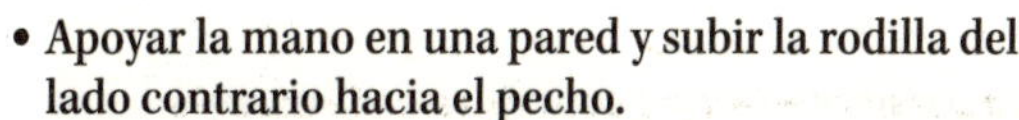

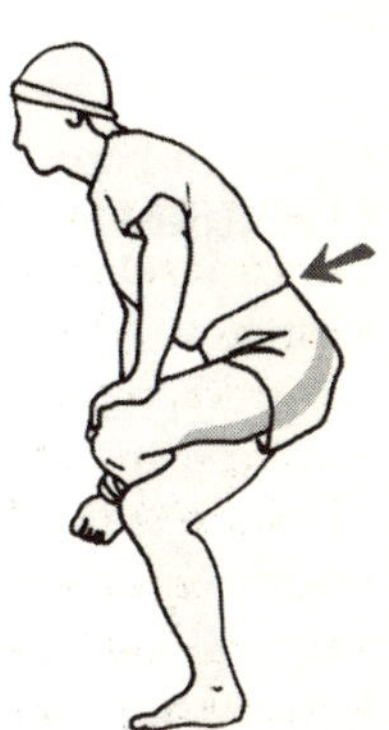

- Levantar una pierna y colocar la parte posterior de la pantorrilla justo sobre la rodilla de la otra pierna.
- Con una mano en la parte interior del tobillo y la otra en el muslo de la pierna levantada, flexionar la rodilla de la pierna apoyada en el suelo y echar el pecho hacia la pierna doblada.
- Este ejercicio nos dará una idea de nuestro equilibrio.
- Mantener un estiramiento moderado 5-10 segundos.
- Repetir con la otra pierna.
- Este ejercicio estira la parte externa de la cadera (área piriforme).
- No contener la respiración.

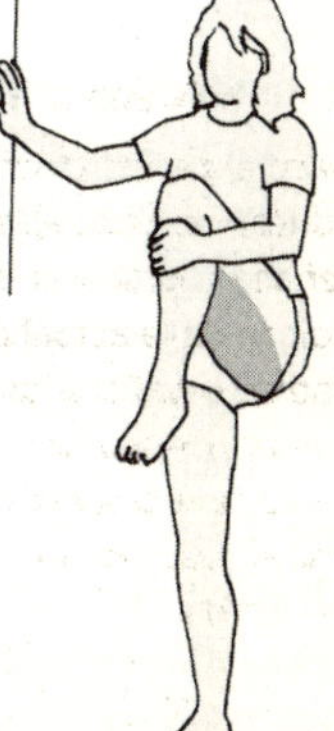

- Apoyar la mano en una pared y subir la rodilla del lado contrario hacia el pecho.
- No inclinarse hacia delante a la altura de la cintura o de las caderas.
- La postura estira suavemente la parte superior de los músculos posteriores de los muslos, las nalgas y las caderas.
- El pie que se apoya en el suelo debe estar mirando hacia delante, y la rodilla flexionada unos 3 centímetros.
- Mantener un estiramiento fácil 5-15 segundos.
- Hacerlo con ambas piernas.

- Colocar la punta del pie sobre un apoyo sólido.
- Mantener hacia delante la pierna apoyada en el suelo.
- Doblar la rodilla de la pierna levantada y empujar las caderas hacia delante. Se estira la ingle, los músculos posteriores del muslo y la parte frontal de la cadera.
- Mantener 10-15 segundos.
- Hacer con ambas piernas.
- Para equilibrarse mejor se pueden apoyar las manos en la superficie que sostiene el peso de la pierna. El estiramiento hará que se levanten las rodillas con más facilidad.

Variación:

- Giraremos el pie que descansa poniéndolo en paralelo a la superficie de apoyo.
- Estirar la parte interior de los muslos.
- Mantener 10-15 segundos.

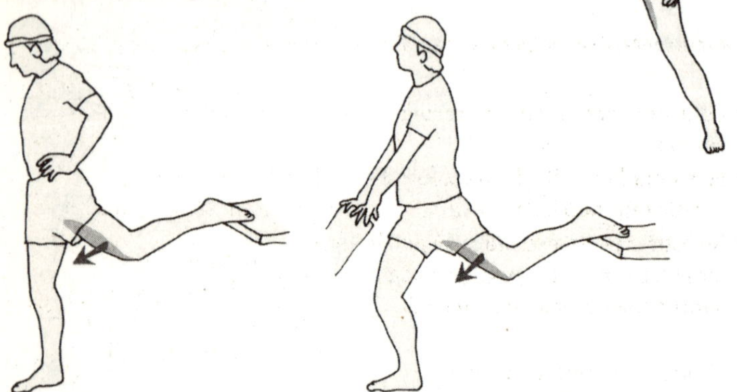

- Extender la pierna tras el cuerpo con la punta del pie sobre una superficie a una altura adecuada.
- Tensando los glúteos, empujar la pierna hacia delante desde la parte frontal de la cadera para estirar esa parte y el cuádriceps.
- La rodilla de la pierna que se apoya en el suelo está flexionada 3 centímetros y el pie mira hacia delante. La parte superior del cuerpo, vertical.
- Puede variarse la tensión doblando aún más la rodilla flexionada.
- Mantener un estiramiento fácil 5-15 segundos. Respirar normalmente.
- Después de practicarlo relajadamente, debe aprenderse a mantener el equilibrio y sentirnos cómodos haciendo el ejercicio.
- Apoyarse en una silla para mantener el equilibrio si es necesario.

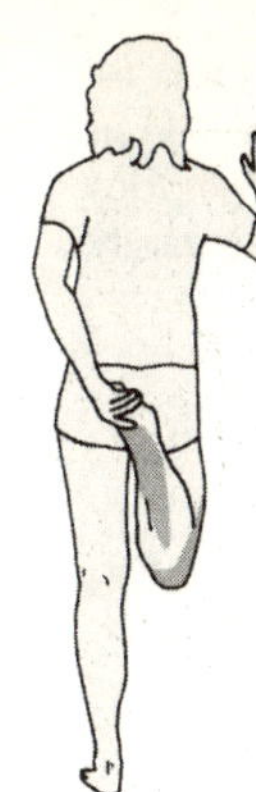

Para estirar los cuádriceps y la rodilla:

- De pie, un poco separados de la pared, apoyarse en ella con la mano derecha.
- Sujertar la punta del pie derecho con la mano izquierda.
- Llevar suavemente el talón hacia las nalgas.
- Mantener 10-20 segundos.
- Repetir con la otra pierna.

Variation:

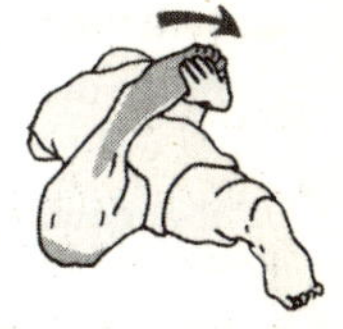

- Este estiramiento se puede hacer tumbado boca abajo.
- Debemos estirar sin dolor.
- Alcanzar con una mano el empeine del pie contrario y llevar el talón hacia las nalgas.
- Mantener 5-15 segundos.

Importante: Con problemas de rodilla, tener cuidado con estos ejercicios.

- Colocar la pantorrilla sobre una superficie a una altura cómoda.
- Flexionar la rodilla del pie apoyado en el suelo 3 centímetros y el pie mirando hacia delante.
- No estirar en exceso. Hacerlo puede aumentar la tensión en la corva, especialmente si la pantorrilla no está bien apoyada.

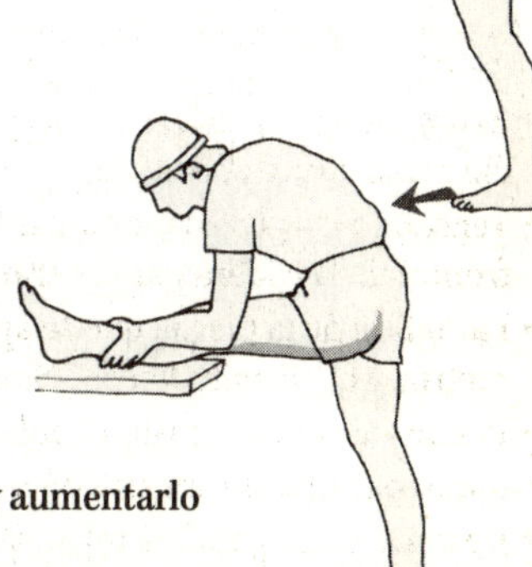

Es importante mantener las rodillas un poco flexionadas en estos ejercicios con una pierna levantada.

- A continuación, doblar el cuerpo hacia delante manteniendo la mirada al frente.
- Mantener 5-15 segundos y relajar.
- Alcanzar un estiramiento fácil, relajar y aumentarlo luego ligeramente.
- Es un buen ejercicio para realizar antes y después de caminar o correr.

- **Para estirar la parte interior de la pierna levantada, girar el pie que está en el suelo hasta colocarlo paralelo a la superficie de apoyo.**
- **El tronco debe estar situado en la misma dirección que el pie.**
- **Girar la cadera derecha ligeramente hacia dentro. Lentamente, flexionar la cintura hacia un lado y llevar el codo derecho hacia la rodilla del mismo lado.**

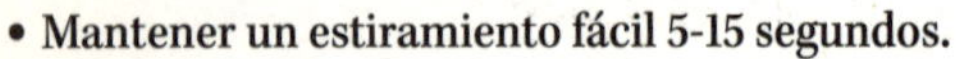

- **Mantener un estiramiento fácil 5-15 segundos.**
- **Asegurarse de que la pierna apoyada en el suelo está un poco flexionada.**
- **Repetir con la otra pierna.**

Variación:

- **Para cambiar el estiramiento sujetar la mano izquierda con el brazo derecho y tirar el brazo izquierdo hacia el otro lado por encima de la cabeza.**
- **Este estiramiento es beneficioso para los costados del tronco y para la parte interior de la pierna levantada.**
- **Asegurarse de que la pierna apoyada en el suelo está un poco flexionada.**
- **Mantener un estiramiento fácil 5-15 segundos.**
- **Hacerlo de ambos lados.**
- **Comparar las diferencias entre ambos lados. Para realizar este estiramiento ha de tenerse un grado de flexibilidad bastante elevado.**

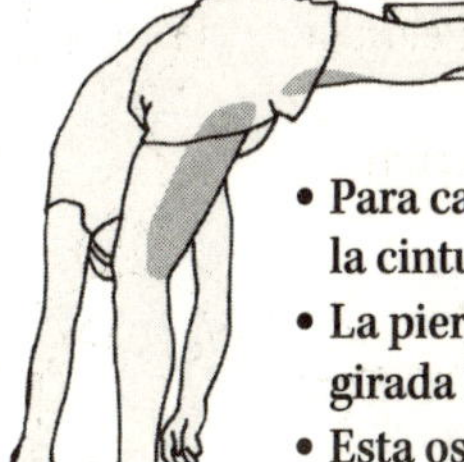

- Para cambiar el estiramiento, doblar el tronco por la cintura hacia el pie apoyadoen el suelo.
- La pierna levantada debe permanecer recta, pero girada hacia dentro.
- Esta osición estira la parte posterior del muslo de la pierna apoyada en el suelo.
- Asegurarse de que la pierna apoyada en el suelo está flexionada unos 3 centímetros.
- Mantener un estiramiento fácil 5-15 segundos.
- No contener la respiración.

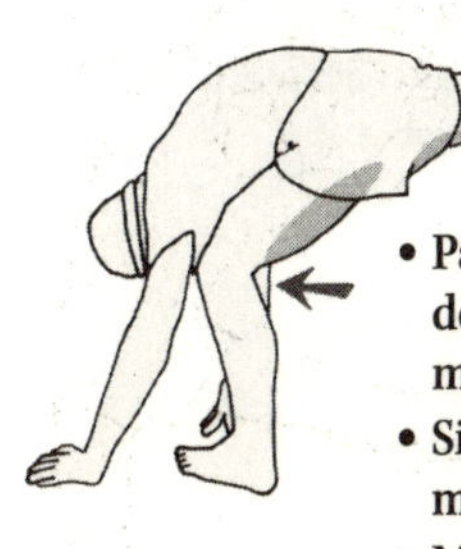

- Para estirar la zona de la ingle de la pierna levantada, doblar la rodilla de la pierna apoyada en el suelo y mantener la otra levantada.
- Si es posible, apoyar las manos en el suelo para mantener mejor el equilibrio.
- Mantener un estiramiento fácil 5-15 segundos.

RESUMEN DE ESTIRAMIENTOS DE PIERNAS Y CADERAS PARA REALIZAR DE PIE

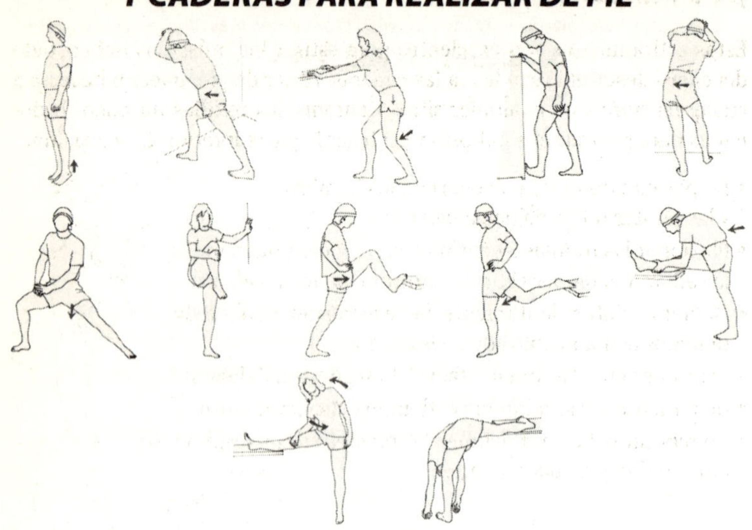

Realizar esta serie de estiramientos en el orden que se indica.

Evitar que el cuerpo llegue al *rigor mortis*: Es importante mantener una buena flexibilidad a lo largo de nuestra vida para evitar los problemas derivados de articulaciones rígidas, músculos tensos y malas posturas. Una de las características principales del envejecimiento es la pérdida de movilidad, y realizar estiramientos es tal vez la mejor práctica para mantener el cuerpo flexible.

Estiramientos de la parte superior del cuerpo para realizar de pie

Estos estiramientos son excelentes para estirar los músculos del costado del cuero desde el brazo hasta las caderas. Al ser de pie, pueden hacerse a cualquier hora y en cualquier sitio. Mantener las rodillas un poco flexionadas para guardar el equilibrio y proteger la parte inferior de la espalda.

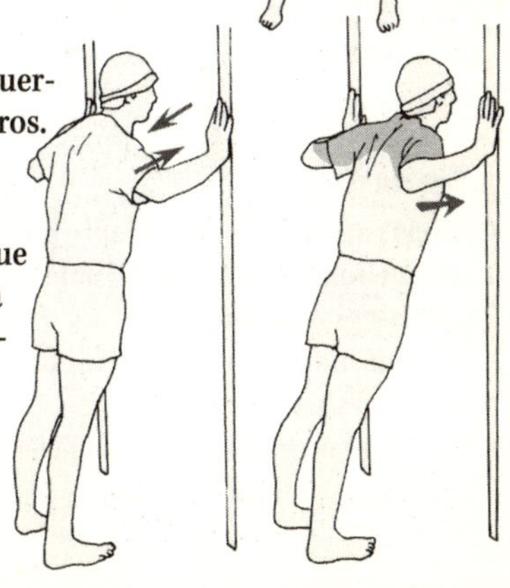

- De pie, con los pies alineados con los hombros, y las puntas mirando hacia delante.
- Flexionar las rodillas 3 centímetros, colocar una mano en la cadera y extender el brazo contrario sobre la cabeza.
- Doblar la cintura lentamente hacia el mismo lado donde tenemos la mano apoyada en la cadera.
- Mantener un estiramiento fácil 5-15 segundos. Relajarse.
- Incrementar gradualmente el tiempo del estiramiento.
- No rebotar ni hacer movimientos precipitados y respirar con normalidad y relajadamente.

- Extender los dos brazos.
- Cogerse las manos y doblar el cuerpo hacia el lado del brazo que va por debajo de la cabeza.
- Utilizar el brazo de abajo para tirar del que está por encima hacia el suelo.
- *No debe estirarse en exceso.*
- Mantener un estiramiento fácil 8-10 segundos.

Técnica PNF: *Contraer - Relajar - Estirar.*

- Con las manos en el marco de una puerta, un poco por encima de los hombros.
- Con los brazos doblados, empujar hacia atrás, estirándolos.
- Repetir 3-5 veces, relajarse y dejar que la parte superior del cuerpo se dirija lentamente hacia el marco para estirar la parte frontal de los hombros y el pecho.
- Mantener un estiramiento cómodo 15-20 segundos.

Este estiramiento estira los músculos a lo largo de la columna vertebral.

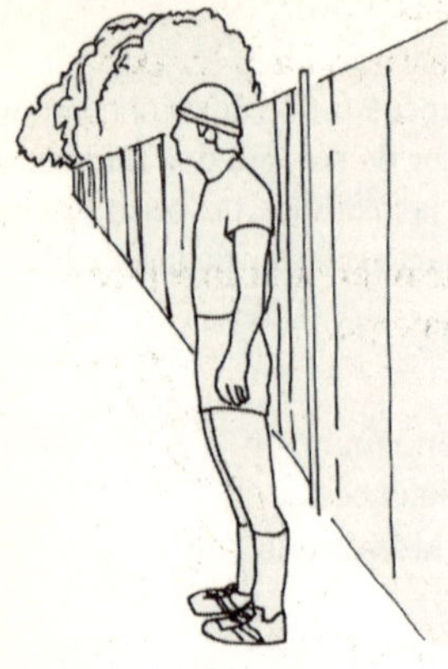

Fig. 1

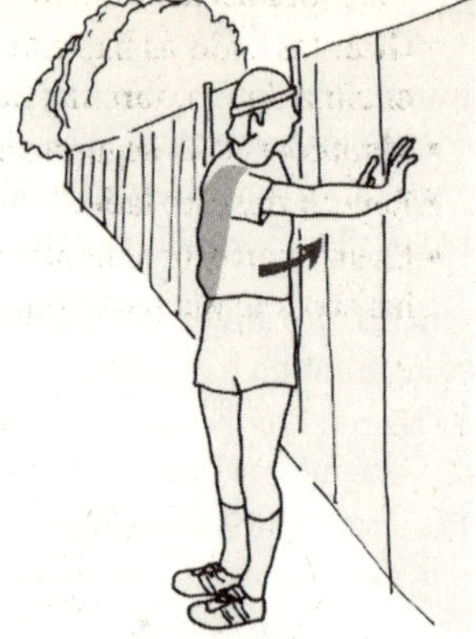

Fig. 2

- Colocarse de espaldas a una pared, a 30-60 centímetros *(fig. 1)*.
- Separar los pies de modo que queden alineados con los hombros, con las puntas hacia delante. Lentamente, girar el cuerpo hasta tocar con las manos la pared, a la altura de los hombros *(fig. 2)*.
- Volver a la posición inicial y volver a realizar el estiramiento en sentido contrario.
- No forzar la posición hasta el punto que resulte incómoda.

- Realizar el estiramiento con precaución si se tiene problemas de rodilla.
- Si sentimos dolor, parar. Estirar relajadamente y sin excedernos.
- Mantener 5-15 segundos.
- Mantener las rodillas flexionadas unos 3 centímetros.
- No contener la respiración.
- Repetir el ejercicio.

Variación:

- Puede variarse el estiramiento girando la cabeza para mirar por encima del hombro del lado estirado cuando estamos apoyados en la pared.
- Intentar mantener las caderas mirando hacia delante y paralelas a la pared.
- Mantener un estiramiento fácil 5-15 segundos.
- Hacerlo hacia ambos lados.

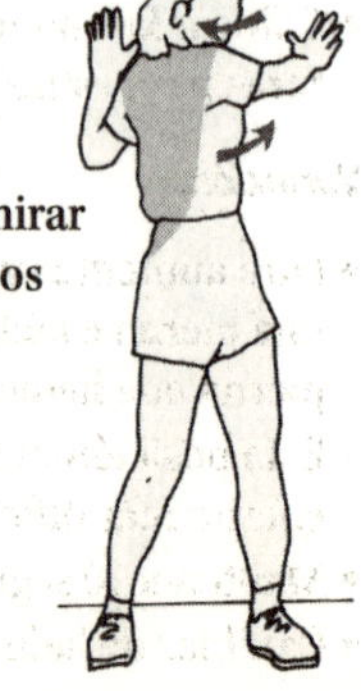

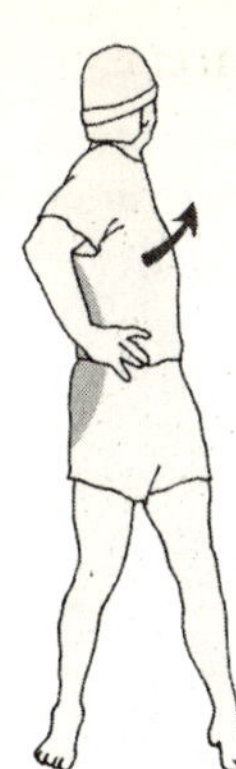

- Empezar con las manos en las caderas, los pies hacia delante y las rodillas ligeramente flexionadas.
- Girar las caderas hacia la izquierda y mirar a la vez por encima del hombro izquierdo.
- Mantener 10-15 segundos.
- Repetir del otro lado.
- Es un buen estiramiento de la parte inferior de la espalda, las caderas y la parte superior del cuerpo.

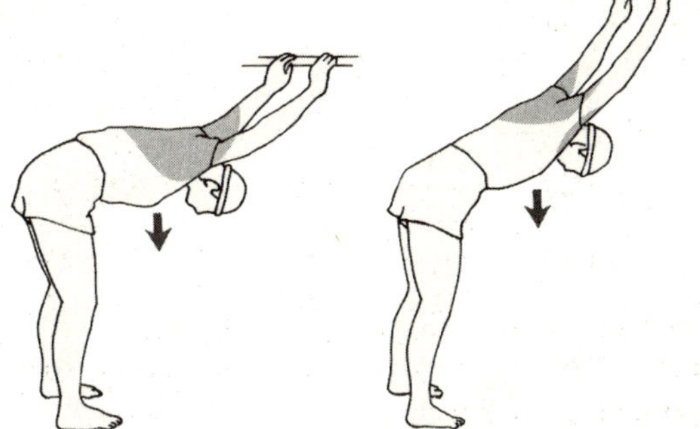

- Apoyar las dos manos en una repisa elevada (o sobre la nevera...), separadas y formando una línea recta con cada hombro.
- Flexionar las rodillas unos 3 centímetros y dejar caer la parte superior del cuerpo.
- Alinear las caderas con los pies.
- Doblar un poco más las rodillas y sentir el cambio.
- Colocar las manos a diferentes alturas para estirar otros músculos.

- Después de familiarizarse con el estiramiento es posible estirar la columna vertebral. Es excelente si se ha estado trabajando todo el día con los hombros y la espalda y eliminará el cansancio de la parte superior de la espalda.
- Encontrar una tensión que pueda mantenerse mínimo 20 segundos.
- Flexionar las rodillas para terminar el ejercicio.

Variación:

- Para aumentar y cambiar la zona de estiramiento, cruzar una pierna e inclinarse en la dirección opuesta a la de la pierna que hemos cruzado.
- Esta posición incide en las áreas de la parte superior del cuerpo más difíciles de estirar.
- Mantener 10 segundos.
- Cambiar de lado.

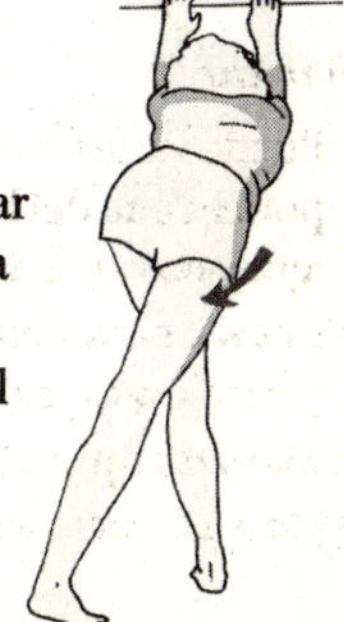

Los siguientes estiramientos están indicados para realizar antes y después de correr; relajan la parte superior del cuerpo y permiten el libre giro del brazo. También van bien antes de un ejercicio intenso de pesas, o de practicar un actividad que utilice la parte superior del cuerpo (tenis, balonmano...).

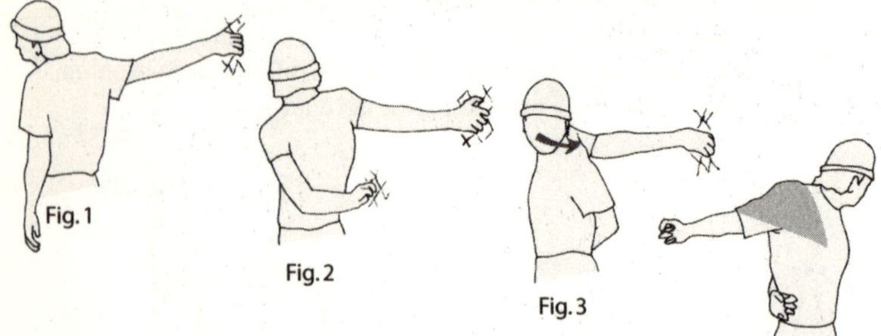

- Este es un estiramiento eficaz de la parte frontal de los hombros y los brazos. Se necesita una valla de enrejado metálico o una pared.
- Colocarse de lado a la pared y empujar la mano contra ella a la altura del hombro *(fig. 1)*.
- Cruzar el brazo contrario por detrás de la espalda hasta que también llegue a la pared o la superficie de apoyo *(fig. 2)*.
- Mirar por encima del hombro izquierdo hacia la mano derecha.
- Girar la cabeza manteniendo el hombro cerca de la pared *(fig. 3)*.
- Al mirar la mano derecha, colocada detrás del cuerpo, se produce un estiramiento detrás de los hombros.
- Estirar el otro lado del cuerpo.
- Hacerlo lenta y controladamente.

Variación:

- Desde la posición anterior, estirar el brazo y el hombro en ángulos diferentes.
- Cada ángulo estirará el brazo y el hombro de distinta forma.
- Mantener 10 segundos.

Este es otro estiramiento para el que se necesita una pared para mantener el equilibrio durante el ejercicio.

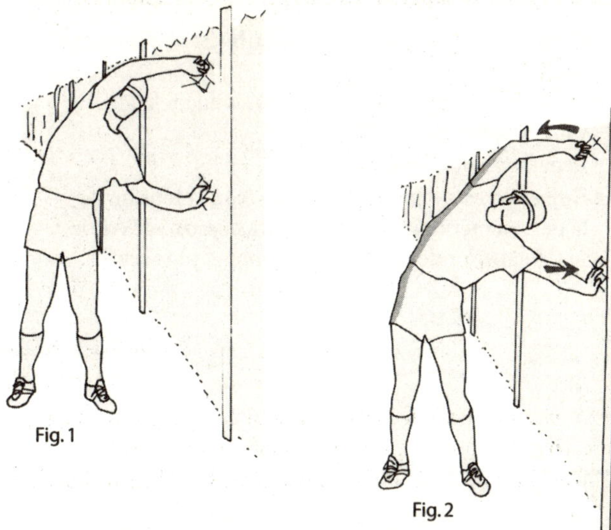

- Sujetarse a la valla a la altura de la cintura con la mano izquierda.
- A continuación pasar el brazo derecho por encima de la cabeza y agarrar la valla metálica con la mano.
- El brazo izquierdo tiene que estar ligeramente doblado y el derecho, extendido *(fig. 1)*.
- Mantener las rodillas flexionadas 3 centímetros.
- Para estirar la cintura y los costados, estirar el brazo izquierdo y empujar hacia abajo con la parte superior del brazo derecho *(fig. 2)*.
- Aguantar 5-10 segundos.
- Realizar el ejercicio del otro lado del cuerpo.

Empezar y terminar todos los estiramientos lentamente. No hacer movimientos oscilatorios o de vaivén, ni bajadas o subidas bruscas. Prestar atención al ejercicio y hacer que el grado de estiramiento aumente o disminuya de manera fluida..

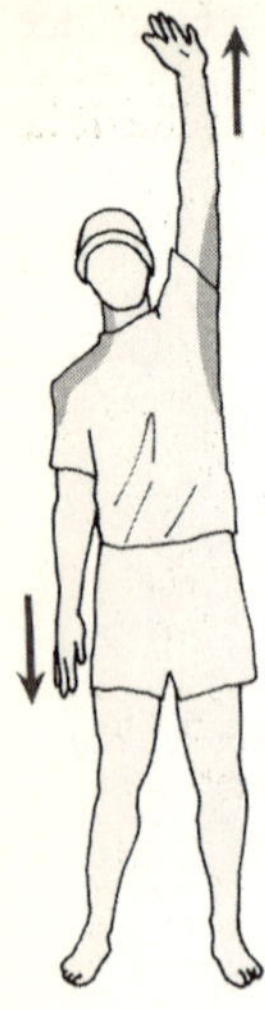

- Colocarse de pie y estirar un brazo hacia abajo y otro hacia arriba.
- Mantener 10 segundos, con la mandíbula relajada y una respiración rítmica.
- Repetir del otro lado.
- Este es un estiramiento excelente para la tensión de la parte superior del cuerpo. Estira los costados de la parte superior del cuerpo, los hombros y los brazos.

RESUMEN DE ESTIRAMIENTOS DE LA PARTE SUPERIOR DEL CUERPO PARA REALIZAR DE PIE

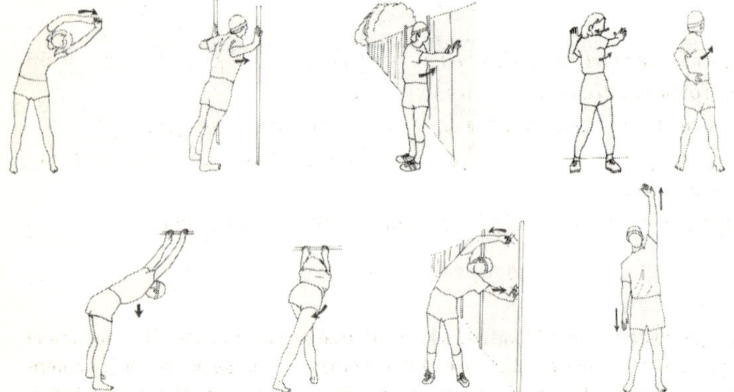

Realizar esta serie de estiramientos en el orden que se indica.

Estiramientos en la barra fija

Es posible alcanzar un buen estiramiento en la barra fija con la ayuda de la fuerza de la gravedad.

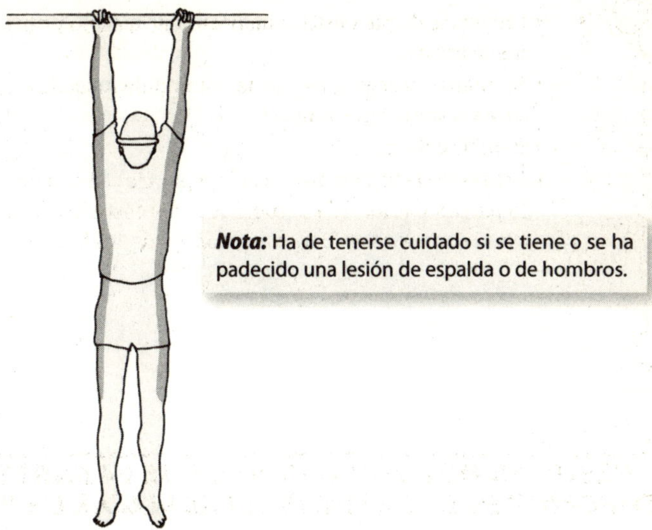

- Agarrarse a la barra con las dos manos y dejar caer el mentón hacia delante. Colgarse sin que los pies toquen el suelo.
- Es un excelente estiramiento de la parte superior del cuerpo.
- Empezar por estirar 5 segundos y aumentar gradualmente hasta al menos 30 segundos.
- Sujetarse con fuerza facilita la realización de este estiramiento.

Hay que disfrutar percibiendo la sensación que produce estirar. Si se tortura el cuerpo con tensiones drásticas al intentar ser más flexible, se privará de los auténticos beneficios del estiramiento. Al estirar correctamente, cuanto más se practica, más fácil resulta. Es más sencillo disfrutar de los ejercicios de una forma natural.

Estiramientos de la parte superior del cuerpo utilizando una toalla

Una toalla o banda elástica pueden ayudar a estirar brazos, hombros y pecho.

- Coger la toalla cerca de los extremos para llevarla primero por encima de la cabeza y a continuación detrás de la espalda, sin forzar.
- Las separación de las manos tiene que permitir un movimiento libre desde la parte frontal del cuerpo, pasando por encima de la cabeza, hasta detrás de la espalda.
- Respirar lentamente y con normalidad.

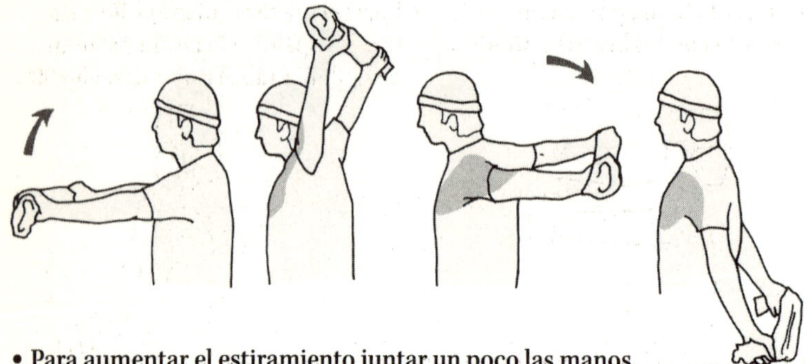

- Para aumentar el estiramiento juntar un poco las manos.
- Con los brazos estirados, repetir el movimiento.
- Realizar el ejercicio despacio para sentir el estiramiento, y no estirar en exceso.
- Si no es posible completar todas las fases de subir los brazos, significa que las manos están demasiado juntas; separarlas si es el caso.
- En las distintas fases de este movimiento se puede alcanzar un estiramiento en la parte del cuerpo que se quiera, al aislar y estirar con más intensidad los músculos de esa zona determinada.
- Por ejemplo, si el pecho está tenso y dolorido, se puede aislar el estiramiento en la zona sujetando la toalla a la altura de los hombros con los brazos extendidos detrás del cuerpo, como en la figura de arriba.
- Mantener la posición 5-15 segundos.

La práctica de estiramientos no es una competición. Cada persona tiene su propia flexibilidad. Es más, ésta puede variar según los días. Cada uno ha de estirarse mientras se sienta cómodo, dentro de sus límites, y entonces sentirá el flujo de energía que proporciona la práctica correcta de los estiramientos.

La serie de estiramientos siguiente también precisa la ayuda de una toalla.

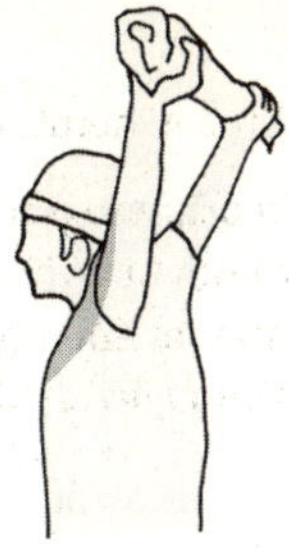

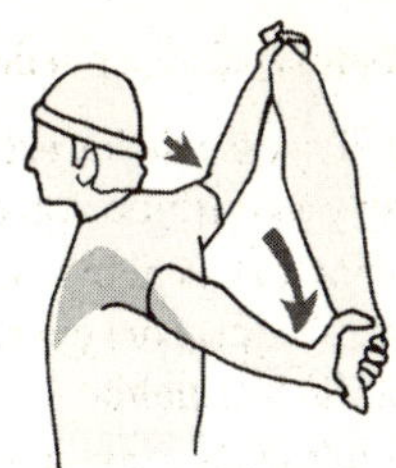

- Llevar la toalla por encima de la cabeza con los brazos estirados.

- Bajar el brazo izquierdo y llevarlo tras la espalda a la altura del hombro y doblando el brazo derecho 90º.

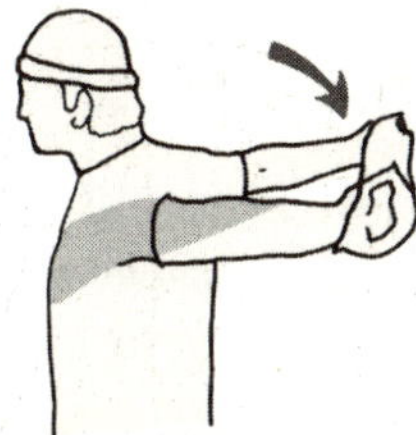

- A continuación estirar el brazo derecho a la misma altura que el izquierdo y moverlos hacia atrás simultáneamente y despacio.

- Puede hacerse en un movimiento continuo o puede pararse en cualquier posición para aumentar el grado de estiramiento en un área determinada.

- Realizar el movimiento continuo en el sentido contrario, bajando primero el brazo derecho.

- Cuando aumente nuestra flexibilidad será posible sostener la toalla con las manos juntas, pero al empezar no debe forzarse el estiramiento.

La flexibilidad de los hombros y los brazos facilita ejercicios como correr o caminar, el tenis y la natación (por enumerar solo unas cuantas). Estirar el pecho disminuye la tensión y la rigidez muscular y mejora la circulación además de la respiración. Es muy sencillo estirar y mantener flexible la parte superior del cuerpo si se practican estiramientos de forma regular.

> **Nota:** En caso de haber tenido una lesión de hombros, proceder muy despacio y abandonar el estiramiento en caso de dolor.

Serie de estiramientos de manos, muñecas y antebrazos (para realizar tanto sentado como de pie)

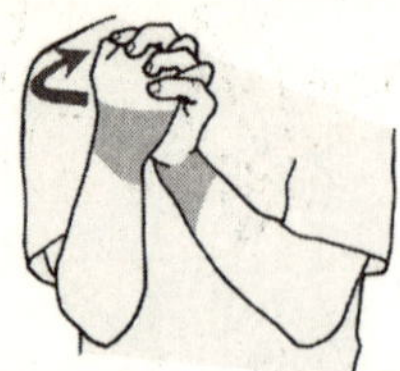 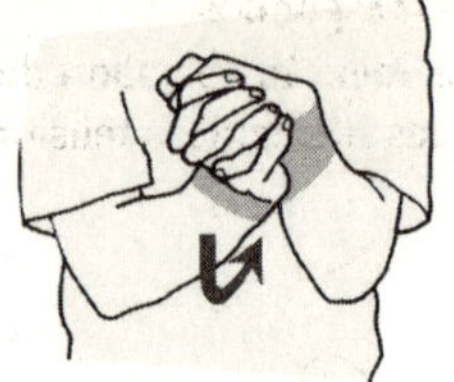

- **Entrelazar los dedos delante del pecho y rotar manos y muñecas en sentido horario 10 veces.**

- **Repetir en sentido antihorario otras 10 veces.**

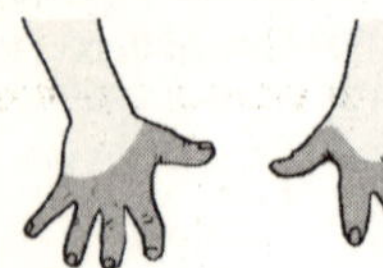 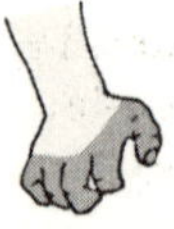 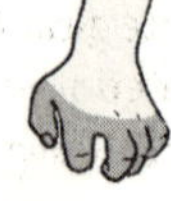

- Separar y estirar los dedos hasta sentir el estiramiento.
- Mantener 10 segundos y relajar.

- Doblar los nudillos y mantener el estiramiento 10 segundos.
- Repetir una vez.

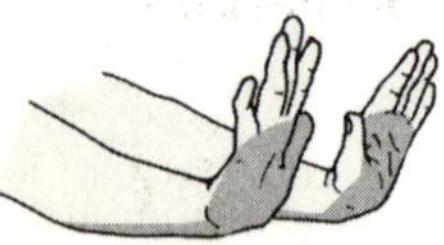 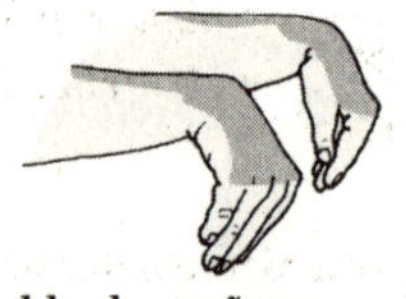

- Con los brazos estirados, doblar las muñecas con los dedos mirando hacia arriba.
- Mantener 10 segundos.

- Doblar la muñeca con los dedos apuntando hacia abajo.
- Mantener 10 segundos.

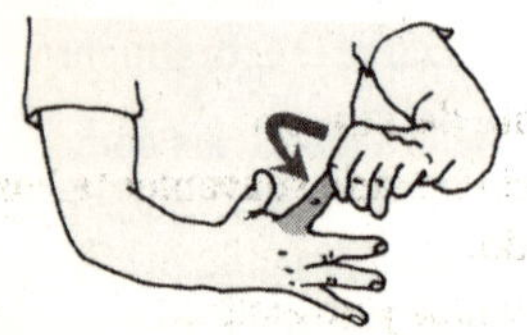 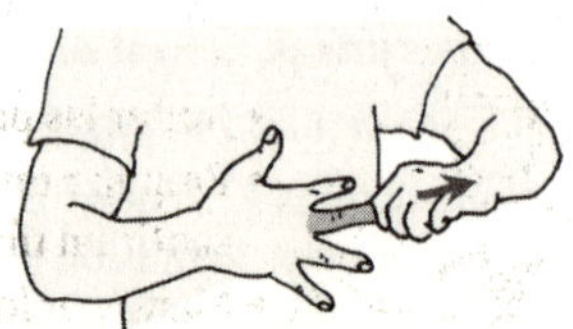

- Rotar los dedos de una mano con el índice y el pulgar de la otra.
- Hacerlo 5 veces en sentido horario, y 5 en el antihorario.
- Rotar los dedos de las dos manos.

- A continución tirar de los dedos ligeramente.
- Mantener 2-3 segundos.
- Hacerlo con todos los dedos de las dos manos.

- Sacudir las manos y los brazos a los lados del cuerpo durante 10-12 segundos.
- Mantener el mentón relajado y dejar colgar los hombros mientras se sacude la tensión.

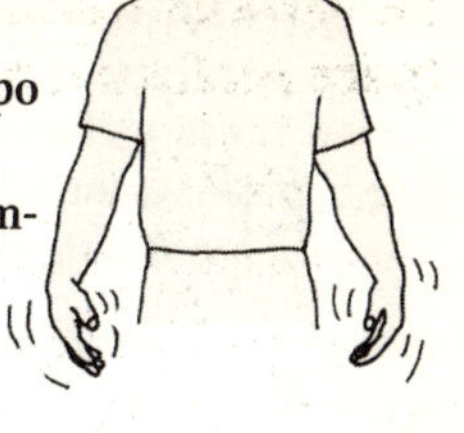

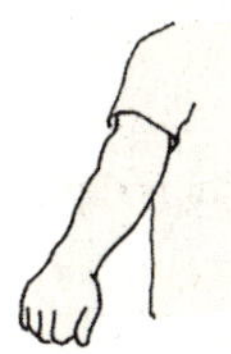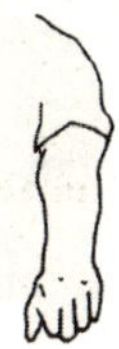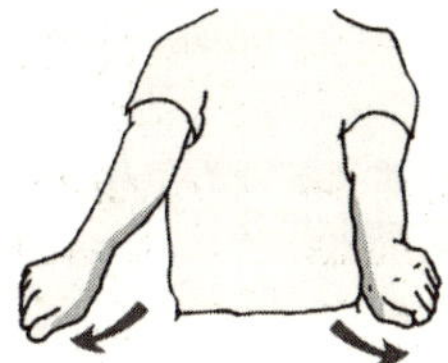

- Estirar los brazos delante del cuerpo.
- Lentamente girar las manos hacia fuera hasta sentir un estiramiento en la parte inferior de los antebrazos y en las muñecas.
- Mantener 5-10 segundos.

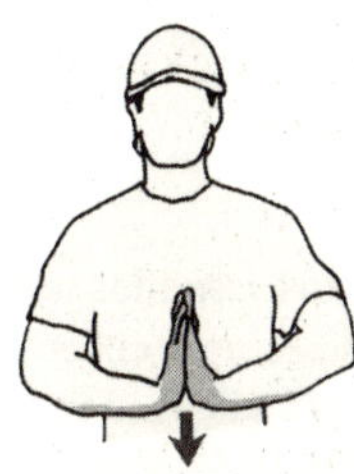

- Juntar las palmas delante del cuerpo.
- Mover hacia abajo las manos, manteniendo unidas las palmas, hasta sentir un estiramiento moderado.
- Mantener los codos levantados y nivelados.
- Mantener 5-8 segundos.

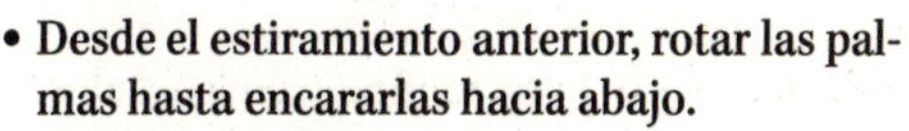

- Desde el estiramiento anterior, rotar las palmas hasta encararlas hacia abajo.
- Seguir hasta sentir un tirón suave.
- Mantener los codos levantados y nivelados.
- Mantener 5-8 segundos.

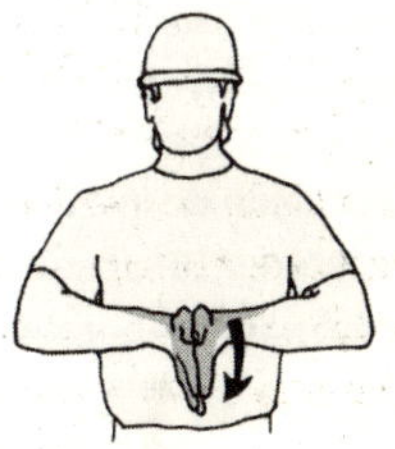

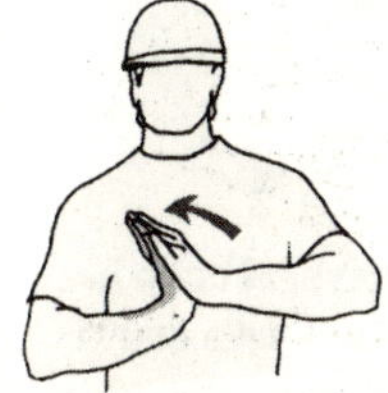

- Juntar las palmas delante del cuerpo.
- Empujar una mano hacia un lado suavemente hasta sentir un tirón moderado.
- Mantener los codos elevados y nivelados.
- Mantener 5-8 segundos.

Estos estiramientos sirven para contrarrestar los problemas derivados de movimientos repetitivos, como trabajar delante de un ordenador, por eso es bueno practicarlos todos los días, sobre todo, en el trabajo.

Estiramientos para realizar sentado

Series de estiramientos para realizar sentado: Están muy indicados para los que trabajen en una oficina. Alivian la tensión y aumentan la energía en partes que se han vuelto rígidas tras mucho tiempo sentado.

Estiramientos para la parte superior del cuerpo:

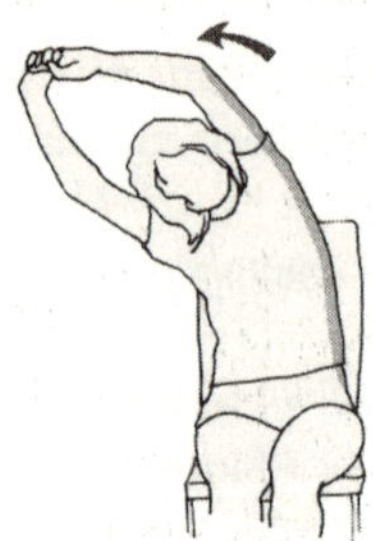

- Entrelazar los dedos y estirar los brazos delante del cuerpo.
- Las palmas hacia fuera.
- Sentir el estiramiento en los brazos y en la parte superior de la espalda (entre los omóplatos).
- Mantener 10 segundos.

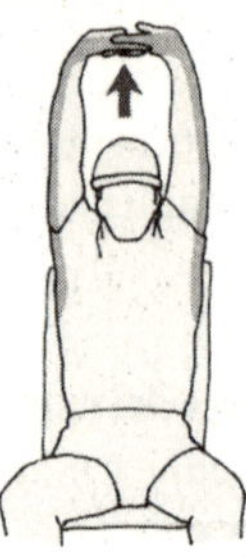

- Estirar los brazos por encima de la cabeza y entrelazar los dedos de las manos.
- Girar las palmas hacia afuera. Se obtiene un estiramiento a lo largo de los brazos y la parte superior de la caja torácica. Da la sensación de que los brazos se alargan.
- Mantener 10 segundos.
- Ideal para los hombros caídos.

- Con los brazos estirados por encima de la cabeza, coger la parte externa de la mano izquierda con la derecha.
- Tirar del brazo izquierdo hacia el lado contrario.
- Mantener 10 segundos y hacer por el otro lado.

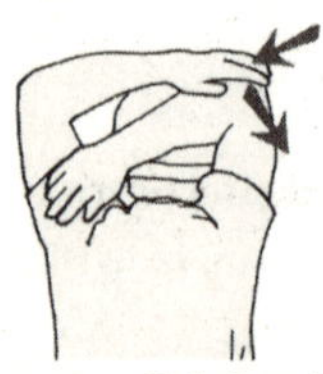

Técnica PNF: *Contraer - Relajar - Estirar.*

- Sujetar el codo en alto con la mano.
- Mover el codo hacia el costado mientras se ofrece resistencia con la mano (contracción isométrica) 3-4 segundos.

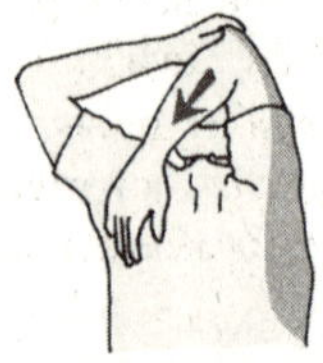

- Relajar y llevar el codo hacia detrás de la cabeza con la mano hasta sentir un estiramiento moderado.
- Mantener 5-15 segundos.
- Repetir en el otro lado.

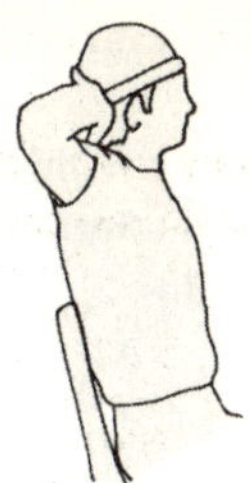
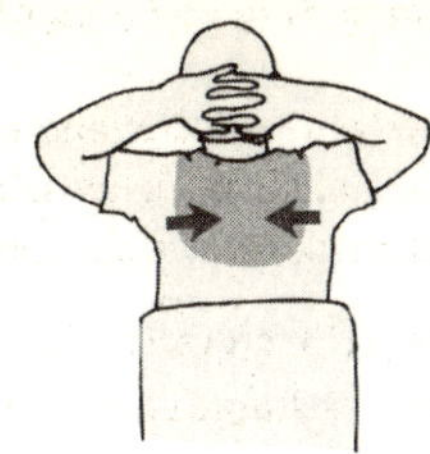

- Entrelazar los dedos detrás de la cabeza, con los codos extendidos a ambos lados y el tronco derecho.
- A continuación intentar juntar los omóplatos para crear una tensión a través de ellos y de la parte superior de la espalda.
- Mantener 5 segundos. Después relajarse.
- Repetir 1-3 veces.

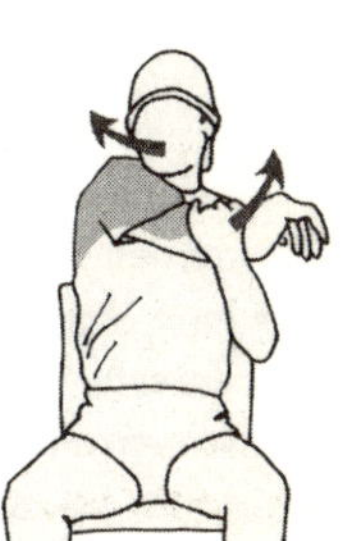

- Coger el brazo derecho con la mano izquierda justo por encima del codo.
- Empujar el codo hacia el hombro izquierdo y, a la vez, mirar por encima del hombro derecho.
- Mantener 10 segundos. Realizar con el otro lado.

Estiramiento para el antebrazo:
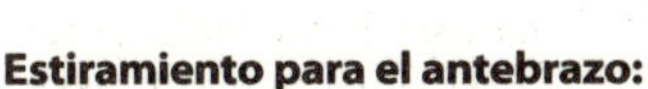

- Apoyar la palma de la mano en la superficie que sirva de asiento, con el pulgar mirando hacia fuera y los dedos hacia atrás.
- Lentamente inclinar el cuerpo hacia atrás para estirar el antebrazo.
- Asegurarse de que las palmas de las manos están planas.
- Mantener 10 segundos. Se puede realizar el ejercicio con cada lado por separado o estirar los dos antebrazos al mismo tiempo.

Estiramiento sentado de tobillo, costado de la cadera y parte inferior de la espalda
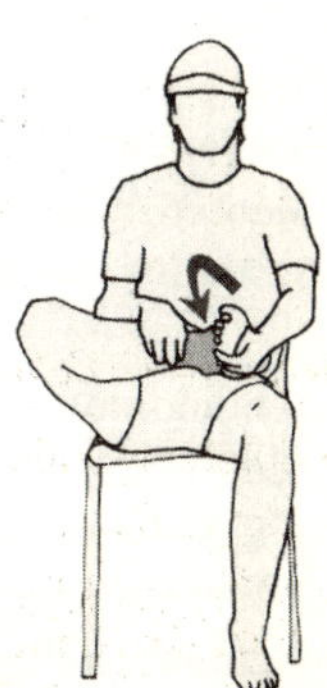

- Sentado, rotar el tobillo en sentido horario y luego en sentido antihorario.
- Realizar en los dos tobillos, 20-30 veces.

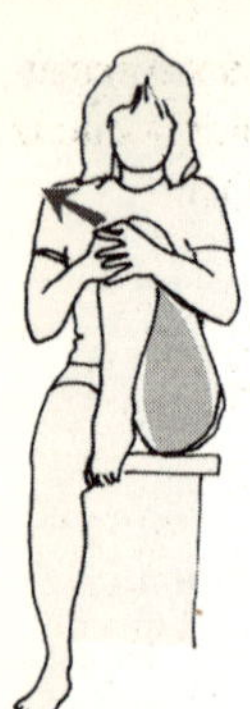

- Coger la pantorrilla izquierda a la altura de la rodilla.
- Llevarla hacia el pecho.
- Para un estiramiento en la parte posterior del muslo, llevar la pierna con el brazo izquierdo hacia el hombro contrario.
- Mantener un estiramiento fácil 15 segundos.
- Realizar de los dos lados.

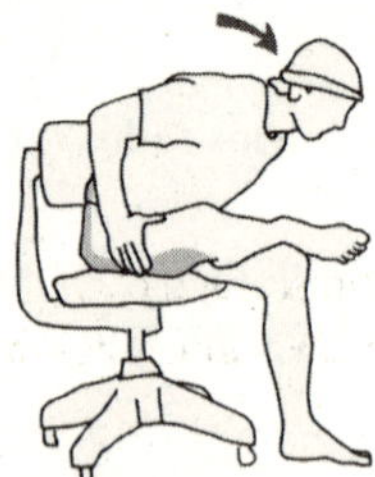

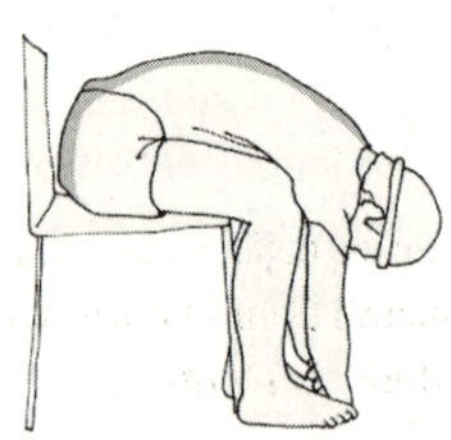

- Cruzar la pierna derecha por encima de la izquierda y apoyar el tobillo derecho sobre la rodilla izquierda.
- Para estirar el costado de la cadera derecha (área piriforme), doblar el tronco a la altura de las caderas hasta sentir un estiramiento moderado.
- Mantener 5-15 segundos.
- Repetir con la otra pierna.

- Inclinarse hacia delante.
- Mantener la cabeza abajo y el cuello relajado.
- Mantener 10-20 segundos.
- Colocar las manos en los muslos para incorporarse.

Estiramiento para cara y cuello

Un buen estiramiento para usar en los primeros signos de tensión en el área del hombro y el cuello.

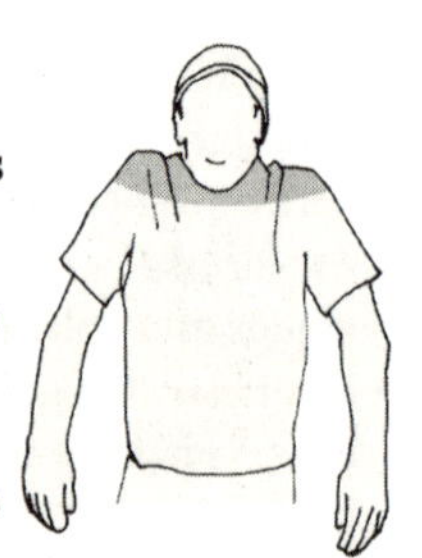

- Levantar los hombros hacia las orejas y hacia dentro hasta sentir una tensión moderada en el cuello y en los hombros.
- Mantener 3-5 segundos, después relajar los hombros y dejarlos caer hasta su posición normal.

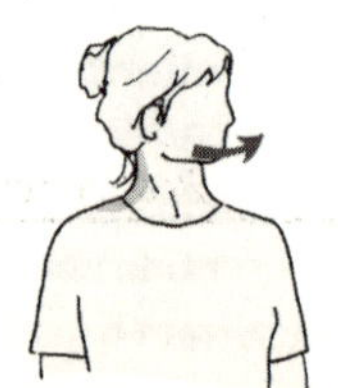

- Sentado, con los brazos colgando a los lados.
- Girar la cabeza hacia el hombro izquierdo y luego hacia el derecho, sin aguantar la respiración.
- Mantener 5 segundos, en cada giro.
- Mantener los hombros relajados y hacia abajo.

Hacer este estiramiento en público puede hacernos parecer un poco excéntricos. Sin embargo, en la cara se acumula mucha tensión debido a que la vista cansada hace que se frunza el ceño o se entrecierren los ojos.

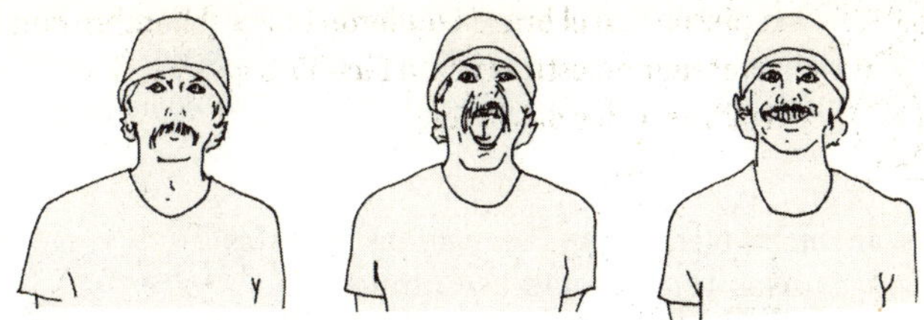

- Elevar las cejas y abrir los ojos tanto como se pueda.
- Al mismo tiempo abrir la boca para estirar los músculos faciales.
- Mantener 5 segundos.

> **Precaución:** Si se oyen tintineos o algo parece desencajado al abrir la boca, debería consultarse a un dentista.

RESUMEN DE ESTIRAMIENTOS PARA REALIZAR SENTADOS

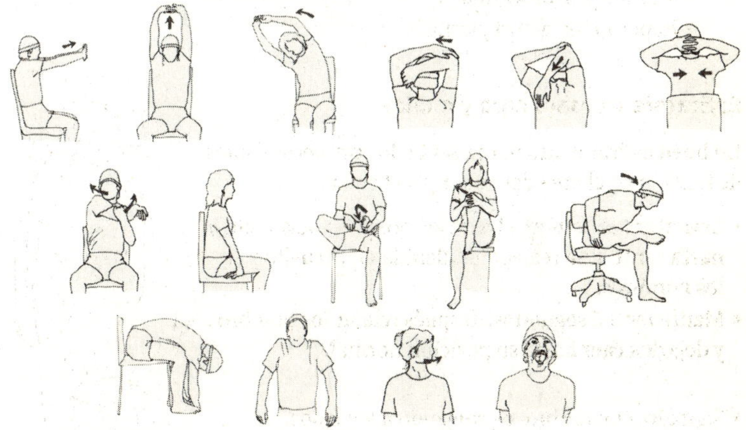

Realizar esta serie de estiramientos en el orden que se indica.

Estiramientos progresivos de piernas e ingles con piernas elevadas

Tumbarse con la espalda en el suelo y apoyar las piernas en una pared o en una puerta. Al realizar estos ejercicios, debe empezarse consiguiendo un estiramiento fácil y pasar gradualmente a un estiramiento progresivo.

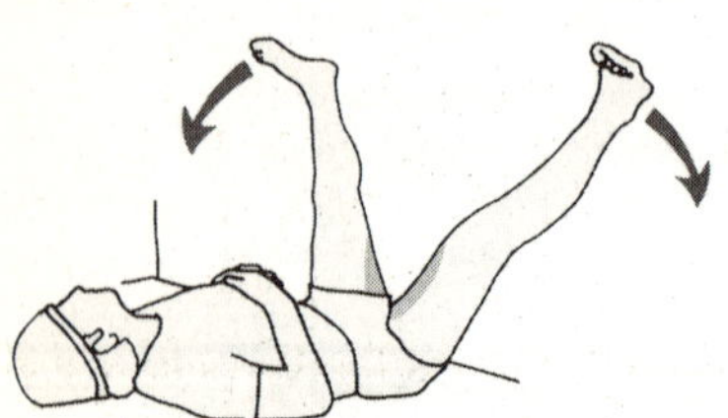

- Empezar con las piernas elevadas y juntas, y con las nalgas separadas de la pared 10-15 centímetros.
- La parte inferior de la espalda se mantendrá derecha y no se arqueará ni levantará del suelo.

- Estirar la zona inguinal separando las piernas lentamente, con los talones tocando la pared, hasta sentir un estiramiento fácil.
- Mantener 30 segundos y relajarse.
- Respirar rítmicamente.

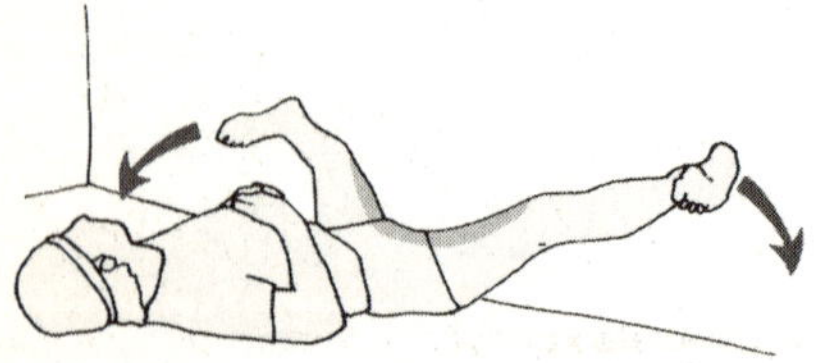

- A medida que esta posición resulta más sencilla tras la práctica habitual del ejercicio, es aconsejable estirar más los músculos de las ingles bajando las piernas gradualmente.
- En la figura se muestra una posición progresiva. No se trata de imitarla, sino de llegar a los propios límites, sin forzar las posiciones.
- La pared hace posible mantener estos estiramientos durante más tiempo en una posición estable y relajada.

Recordar que las nalgas deben estar a 10-15 centímetros de la pared. Situarse demasiado cerca provocará tirantez en la parte inferior de la espalda.

Variación:

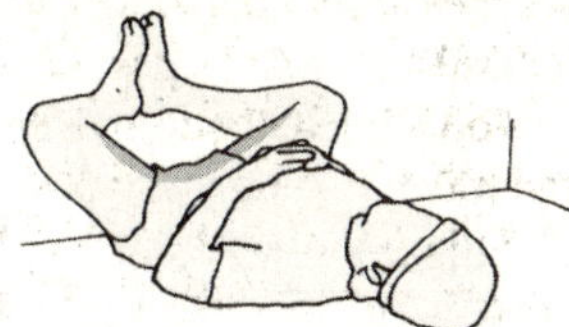

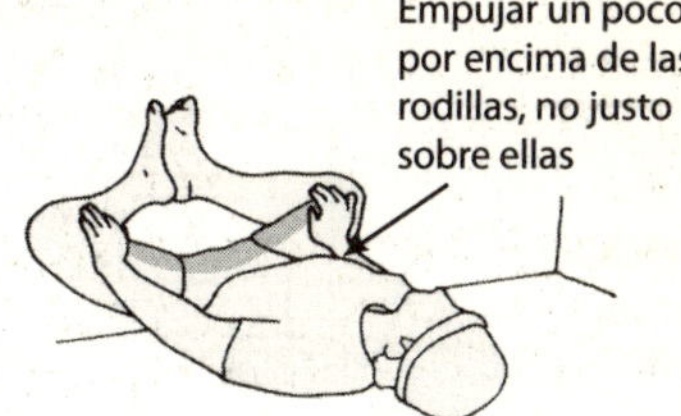

- Juntar las plantas de los pies y apoyarlas en la pared.
- Relajarse.

- Para aumentar el grado de estiramiento, empujar con las manos hacia abajo la parte interior de los muslos. Relajarse mientras se hace.
- Mantener un estiramiento fácil 10-15 segundos.

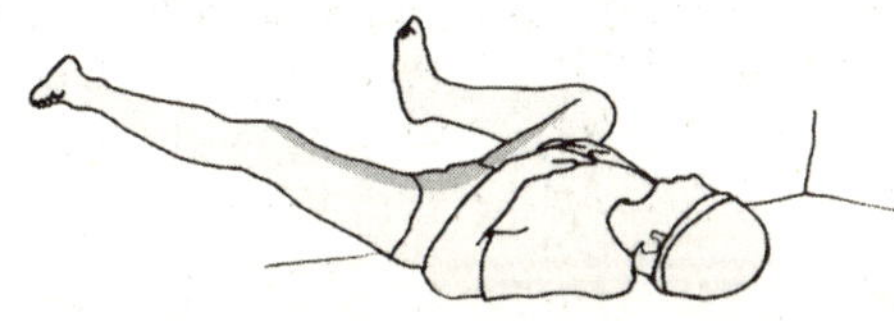

- Para aislar y aumentar el grado del estiramiento en cada lado de las ingles, extender una pierna hacia un lado.
- Realizar con las dos piernas 10-15 segundos.

- Para estirar el cuello a partir de esta posición, entrelazar los dedos detrás de la cabeza (aproximadamente a la altura de las orejas).
- Empujar la cabeza hacia arriba con suavidad hasta sentir un estiramiento fácil.
- Mantener 5 segundos.
- Repetir 2 o 3 veces.

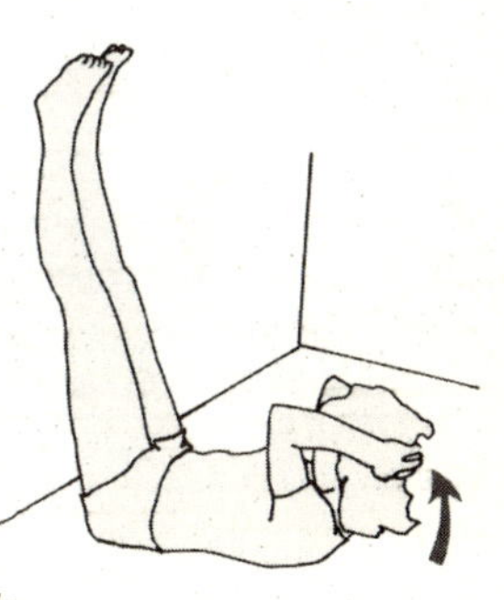

(V. p. 27 para más información sobre los estiramientos de cuello.)

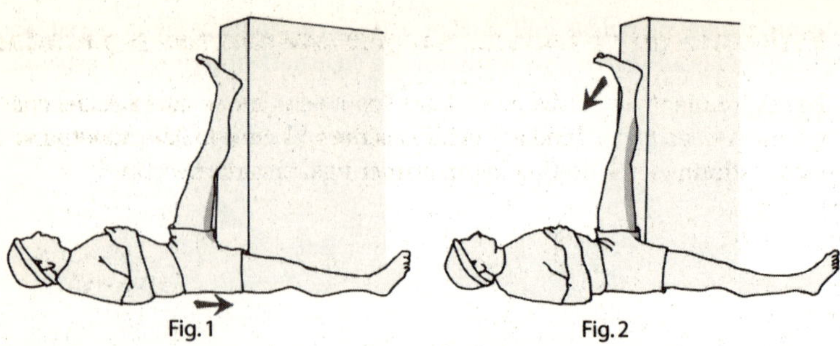

Este es un estiramiento excelente de los músculos posteriores de los muslos:

- Tumbarse con la espalda apoyada en el suelo, una pierna levantada apoyada en una pared o en una puerta, y la otra estirada hacia delante.
- Mover el cuerpo hacia delante en dirección a la puerta o la pared, hasta sentir un estiramiento suave en la parte posterior del muslo *(fig. 1)*.
- Mantener 10-15 segundos.
- Doblar los dedos de los pies en dirección al mentón hasta sentir un estiramiento en la pantorrilla y la parte posterior del muslo *(fig. 2)*.
- Mantener 10-15 segundos y respirar con normalidad.

RESUMEN DE ESTIRAMIENTOS PROGRESIVOS DE PIERNAS E INGLES CON PIERNAS ELEVADAS

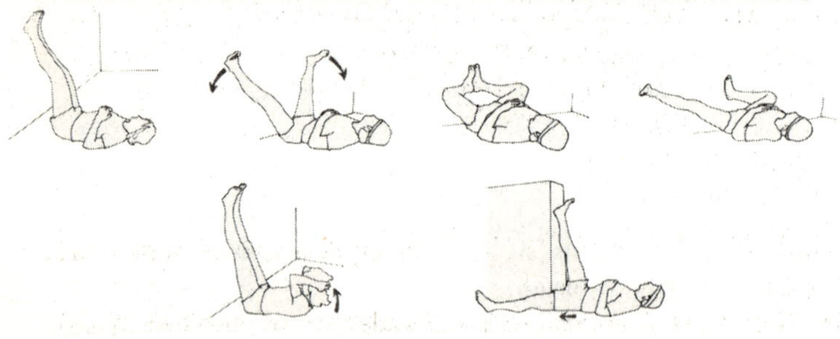

Realizar esta serie de estiramientos en el orden que se indica.

Si no se dispone de mucho tiempo seguido para practicar estiramientos, se puede practicar durante cortos espacios de tiempo (de 1 a 3 minutos) cada tres o cuatro horas. Los ejercicios harán que uno se sienta considerablemente mejor a lo largo del día.

Estiramiento de caderas e ingles con piernas separadas

Los estiramientos que siguen mejoran los movimientos laterales del cuerpo, mantienen la flexibilidad y evitan lesiones. El cuerpo debe habituarse a estos estiramientos, destinados en primer lugar a la parte central.

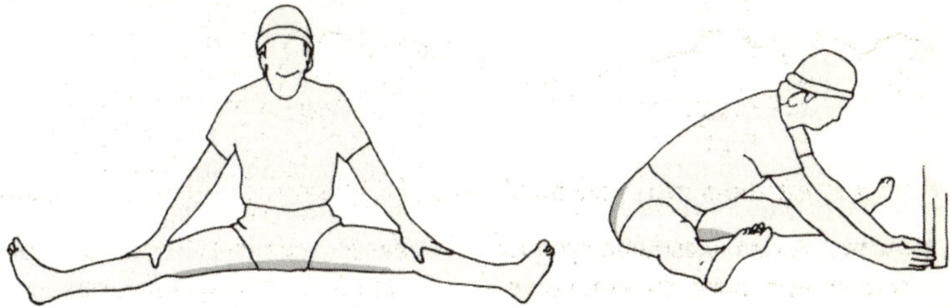

- Sentarse con las piernas separadas en un ángulo que resulte cómodo.
- Inclinarse lentamente hacia delante.
- Los cuádriceps deben estar relajados y derechos.
- Mantener el estiramiento 10-20 segundos.
- Colocar las manos delante del cuerpo para mantener el equilibrio y la estabilidad, o agarrarse a algo controlar mejor el movimiento.
- Respirar profundamente.

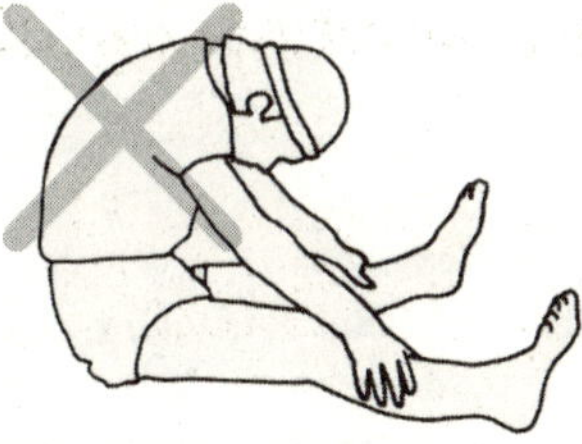

- Inclinarse hacia delante arqueando la espalda produce tensión en la parte inferior de la misma.
- Si esto ocurre (haciendo así que las caderas se inclinen hacia atrás), se deberá a que las caderas, la parte inferior de la espalda y la parte posterior de los muslos están tensas.
- Para doblarse correctamente, a la altura de las caderas, debe mantenerse derecha la parte inferior de la espalda (hacia arriba), y no arqueada.

> No debe estirarse para ser más flexible, sino para sentirse bien.

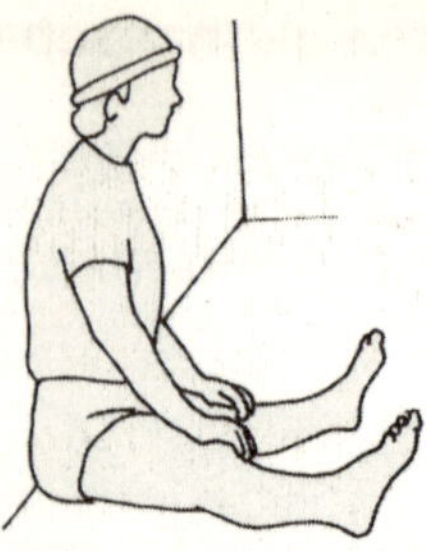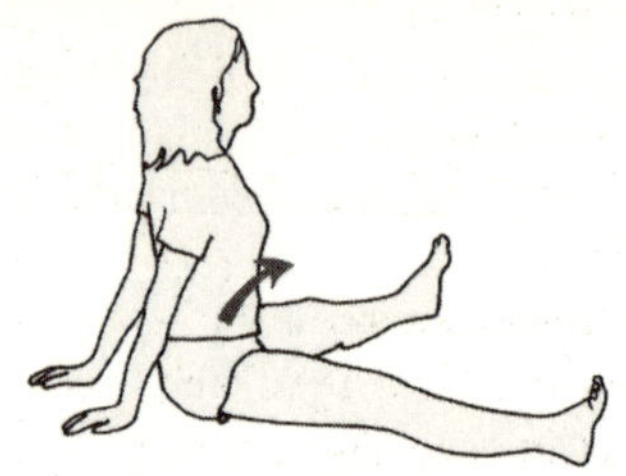

- Una forma de adaptar las caderas y la parte inferior de la espalda gradualmente hasta una posición correcta de pie es sentarse con la espalda contra una pared.
- Mantener un estiramiento fácil 30 segundos.

- Otra forma consiste en sentarse con las manos detrás de la espalda.
- Utilizarlas como apoyo aumentará la longitud de la columna y el ejercicio consistirá en llevar las caderas ligeramente hacia delante.
- Mantener durante 20 segundos.

No doblar el tronco hacia delante hasta que resulten cómodas las variaciones del ejercicio original descritas anteriormente. El cuerpo debe acostumbrarse a estas posiciones antes de tratar de estirar más.

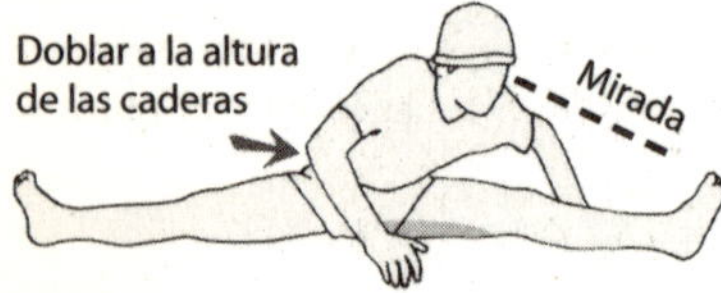

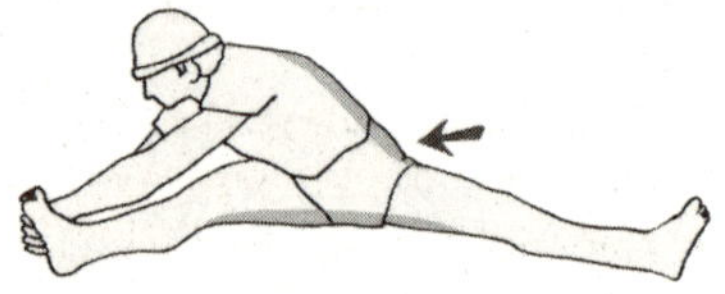

Variación:

- Para estirar los músculos posteriores del muslo izquierdo y la parte derecha de la espalda, doblar el tronco a la altura de las caderas hacia el pie izquierdo.
- Meter el mentón y mantener la espalda derecha.
- Sostener un estiramiento fácil 10-15 segundos.
- Si es necesario, utilizar una toalla.
- No mirar hacia abajo, sino hacia la punta del pie.

Variación:

- Doblar el tronco y alcanzar el pie derecho con la mano izquierda, y colocar la mano derecha en el lado contrario del pie para mantener mejor el equilibrio.
- Esta posición aumentará el estiramiento en la parte posterior del muslo y en la espalda, de los omóplatos a las caderas.
- Realizar este estiramiento de los dos lados del cuerpo.
- Este ejercicio requiere un buen grado de flexibilidad.
- Mantener 5-15 segundos.

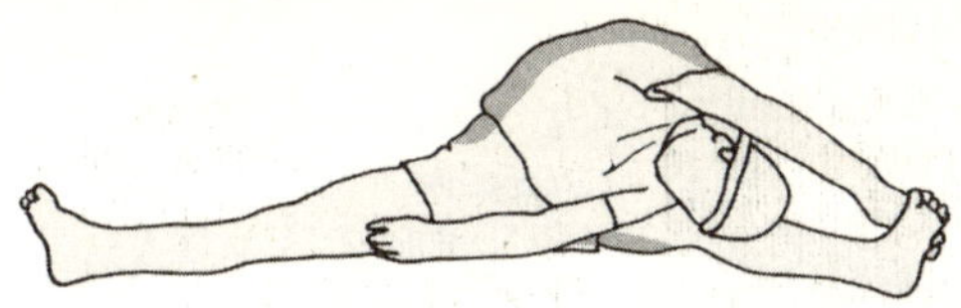

Estiramiento avanzado:

- Doblar el tronco por la cintura y alcanzar con una mano el pie contrario.
- El otro brazo descansa delante del cuerpo.
- Mantener 5-15 segundos.
- Realizar de los dos lados.

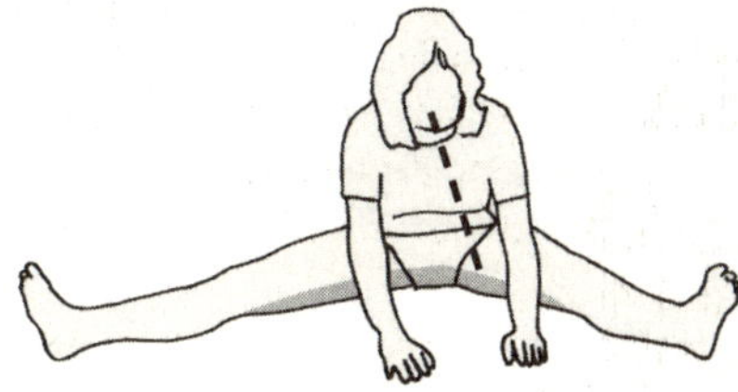

- Aprender a mantener estiramientos de tensión en distintos ángulos.
- Estirar hacia delante, hacia la izquierda y hacia la derecha; después alcanzar estiramientos hacia la izquierda o hacia la derecha del centro.
- La alineación de la pierna y la parte superior del cuerpo debe ser igual que la descrita anteriormente.
- Mantener 5-15 segundos, prestando atención al ejercicio.

Al practicar estos estiramientos puede notarse una especial rigidez en estas zonas, lo que no debe ser descorazonador. Ha de estirarse sin pensar en la flexibilidad. Con el tiempo, el cuerpo se adapta de forma gradual a los nuevos ángulos y adopta tensiones de estiramiento más cómodas.

Estiramiento de ingles progresivo:

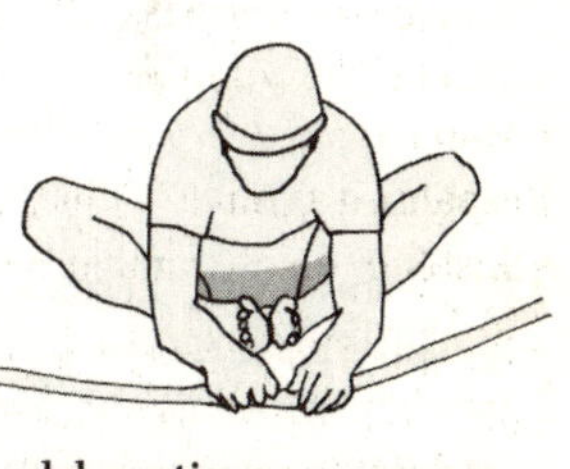

- Juntar las plantas de los pies.
- Doblarse hacia delante y agarrar un objeto colocado en el suelo (como el borde de la alfombra o la pata de una silla).
- Esto ayudará a mantener un estiramiento fácil y a llevar el cuerpo más adelante y aumentar así el grado de estiramiento. Nunca debe estirarse en exceso.
- Mantener en una posición relajada 10-20 segundos.
- Coger un objeto estabiliza las piernas y hace más sencillo mantener el estiramiento en esta postura.

- Sentarse en la esquina de una alfombra y colocar las piernas y los pies a lo largo de los bordes externos.
- Encontrar una posición en la que sea fácil relajarse y llegar a un estiramiento leve.
- Mantener 10-15 segundos.
- Desplazar las manos hacia atrás del cuerpo para guardar mejor el equilibrio y tener un punto de apoyo.

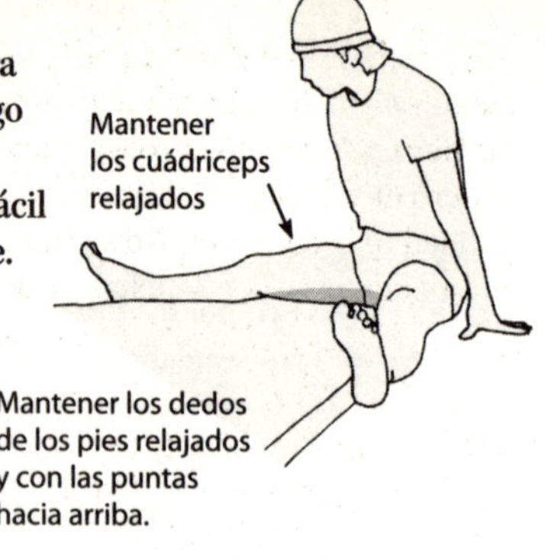

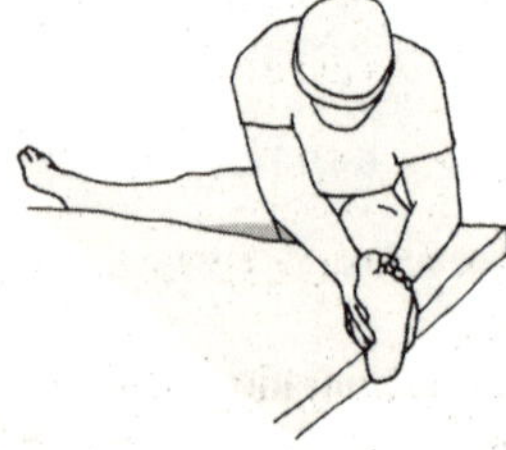

- Para aumentar el grado de estiramiento, mover las nalgas y las caderas hacia delante.
- Deslizar las piernas a lo largo de los bordes de la alfombra.

- Las piernas no deben girar ni hacia dentro ni hacia fuera.
- Se trata de un buen estiramiento para aumentar la flexibilidad de las ingles y de las caderas.

- Para estirar cada pierna independientemente, girar el tronco para dirigir la vista al pie y doblar hacia delante desde las caderas en esa dirección.
- Coger la pierna con las manos en un punto en el que sienta un estiramiento fácil. Repetir con la otra pierna.

- Empezar a estirar la pierna más usando una toalla si es necesario
- Mantenga un estiramiento fácil 5-15 segundos. Sin rebotar.
- Buen estiramiento para los músc isquiotibiales, la parte inferior d espalda y las caderas.

Aprender a abrir las piernas

Esta sección se dirige a un número limitado de personas, aquellas que practican gimnasia, danza o necesitan una flexibilidad extremada (un portero de hockey, un primera base o un bailarín de ballet). En otro caso, las secciones de este libro solucionan la mayor parte de las necesidades de flexibilidad más comunes. No se trata de descorazonar a nadie, pero en la vida cotidiana no se dan muchas posibilidades de realizar este ejercicio.

Nota: Asegurarse de calentar adecuadamente antes de practicar estos ejercicios. Realizar estiramientos fáciles y de 5-6 minutos de aerobic.

Apertura de piernas mirando hacia delante

- A partir de la posición descrita en la página 51, mover lentamente el pie adelantado hasta sentir un estiramiento controlado en la parte posterior de piernas y en la ingle.
- Bajar las caderas.
- Mantener 10-15 segundos.

- A continuación mover el pie adelantado un poco más hacia delante hasta alcanzar un estiramiento progresivo.
- Mantener 5-15 segundos.
- Utilizar las manos para apoyarse en el suelo y guardar mejor el equilibrio.
- Cuanto más se mueva el pie adelantado hacia delante, más se levantará la planta del pie del suelo.

Una buena forma de prepararse físicamente para abrir las piernas es realizar los estiramientos de las páginas 94-100

- A medida que se alcance más flexibilidad, se continuará moviendo el pie adelantado hacia delante, al mismo tiempo que se bajan las caderas.
- Mantener los hombros alineados justo encima de las caderas y la espalda, en posición vertical.
- Mantener 10-15 segundos.
- Repetir en el otro lado.

Aprender a abrir las piernas lleva tiempo y requiere una práctica regular. No debe estirarse en exceso y ha de dejarse que el cuerpo se adapte gradualmente a los cambios necesarios para conseguir que las piernas se abran con comodidad. En ningún caso deben practicarse estos estiramientos de forma precipitada, eso solo causaría una lesión.

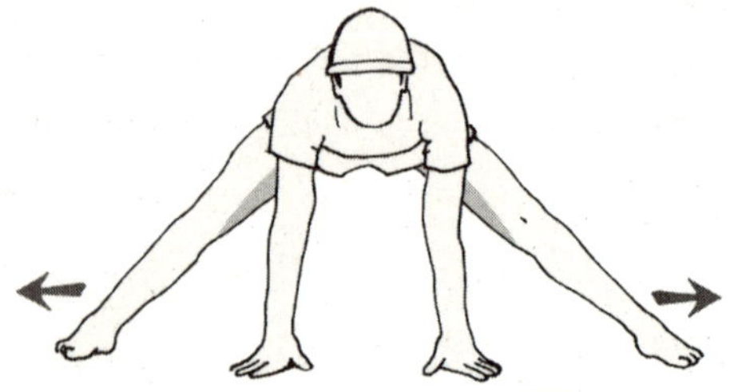

Apertura de piernas lateral

- Colocarse de pie con los pies mirando hacia delante.
- Abrir las piernas de forma gradual hasta sentir un estiramiento en la parte interna de los muslos.
- Bajar las caderas.
- Utilizar las manos para apoyarse y mantener el equilibrio.
- Mantener un estiramiento fácil 5-15 segundos.

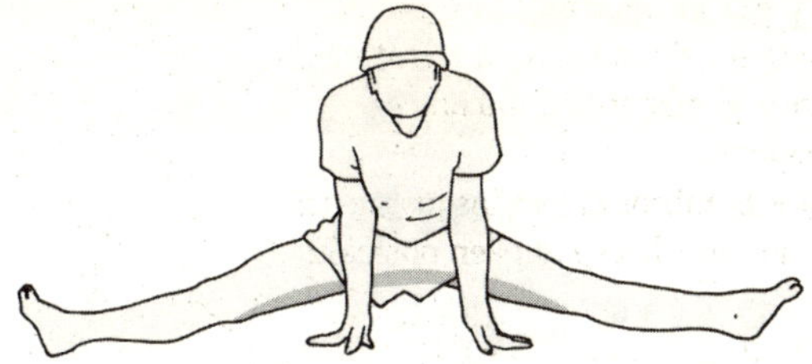

- Al alcanzar una mayor flexibilidad, seguir separando las piernas gradualmente hasta llegar al estiramiento deseado.
- Cuando se llegue más abajo en esta posición, mantener las puntas de los pies hacia arriba y los talones, en el suelo.
- Eso hará que el estiramiento se siga realizando en la parte interna de los muslos y evitará que se cree una gran tensión en los ligamentos de las rodillas. (Si los pies se apoyan en el suelo, existe la posibilidad de estirar en exceso los ligamentos internos de las rodillas.)
- Mantener 5-15 segundos.
- A medida que el cuerpo se adapte gradualmente, aumentar el estiramiento bajando las caderas un poco más.
- *Hay que tener cuidado y no estirar en exceso.*

Realizar los estiramientos indicados abajo ayudará a aprender a abrir las piernas.

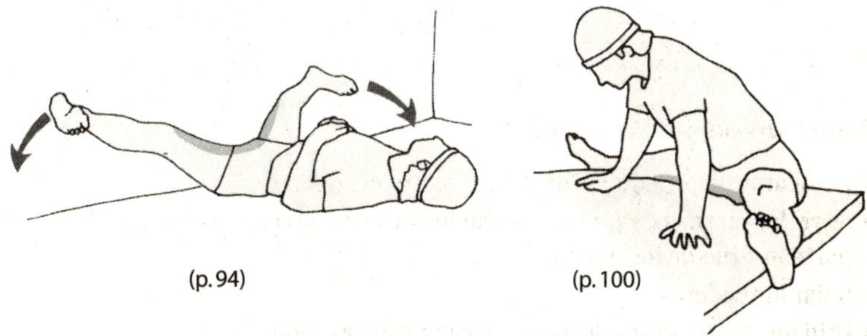

(p. 94)

(p. 100)

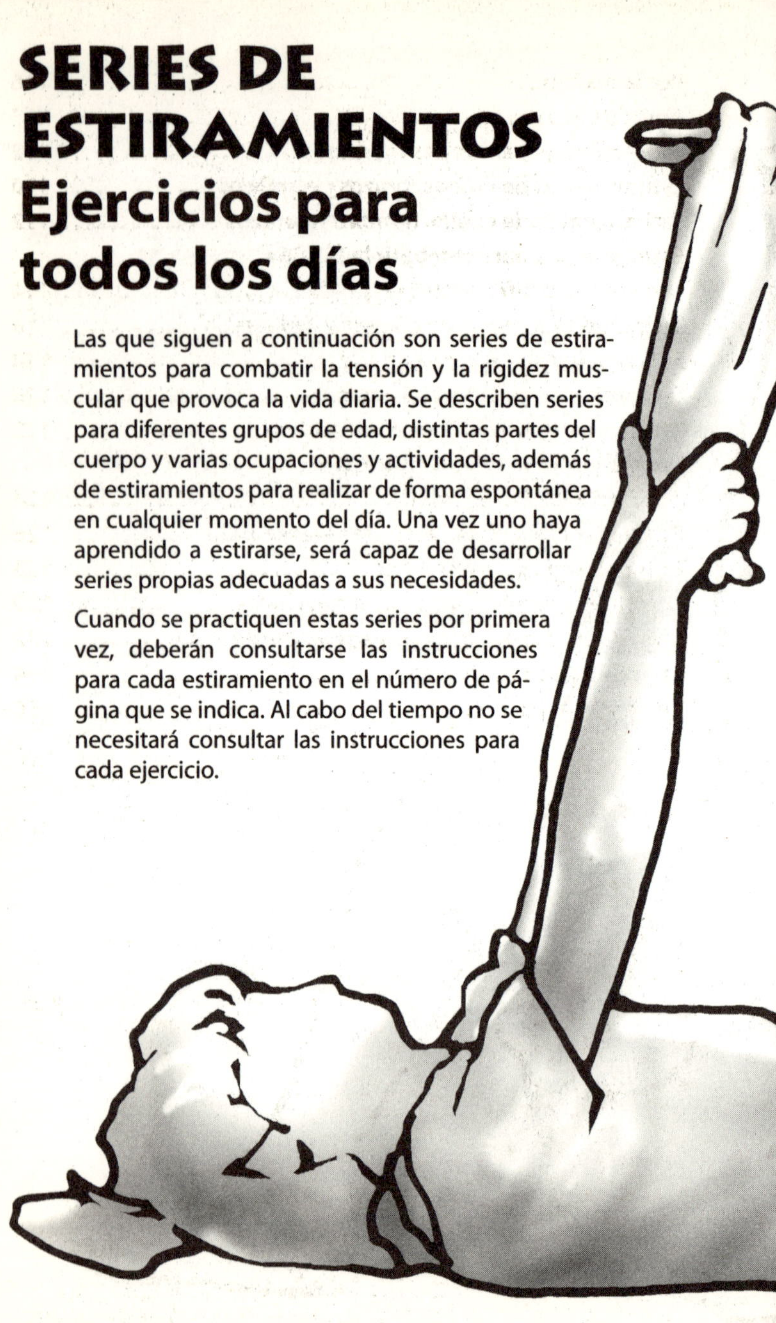

SERIES DE ESTIRAMIENTOS
Ejercicios para todos los días

Las que siguen a continuación son series de estiramientos para combatir la tensión y la rigidez muscular que provoca la vida diaria. Se describen series para diferentes grupos de edad, distintas partes del cuerpo y varias ocupaciones y actividades, además de estiramientos para realizar de forma espontánea en cualquier momento del día. Una vez uno haya aprendido a estirarse, será capaz de desarrollar series propias adecuadas a sus necesidades.

Cuando se practiquen estas series por primera vez, deberán consultarse las instrucciones para cada estiramiento en el número de página que se indica. Al cabo del tiempo no se necesitará consultar las instrucciones para cada ejercicio.

2 MINUTOS APROXIMADAMENTE

Empezaremos el día con unos estiramientos relajados para que el cuerpo funcione con mayor naturalidad. Los músculos tensos y rígidos se sentirán bien tras unos cómodos ejercicios. Los cuatro primeros se pueden realizar en la cama. Los siguientes cuatro son para después de haberse movido un poco.

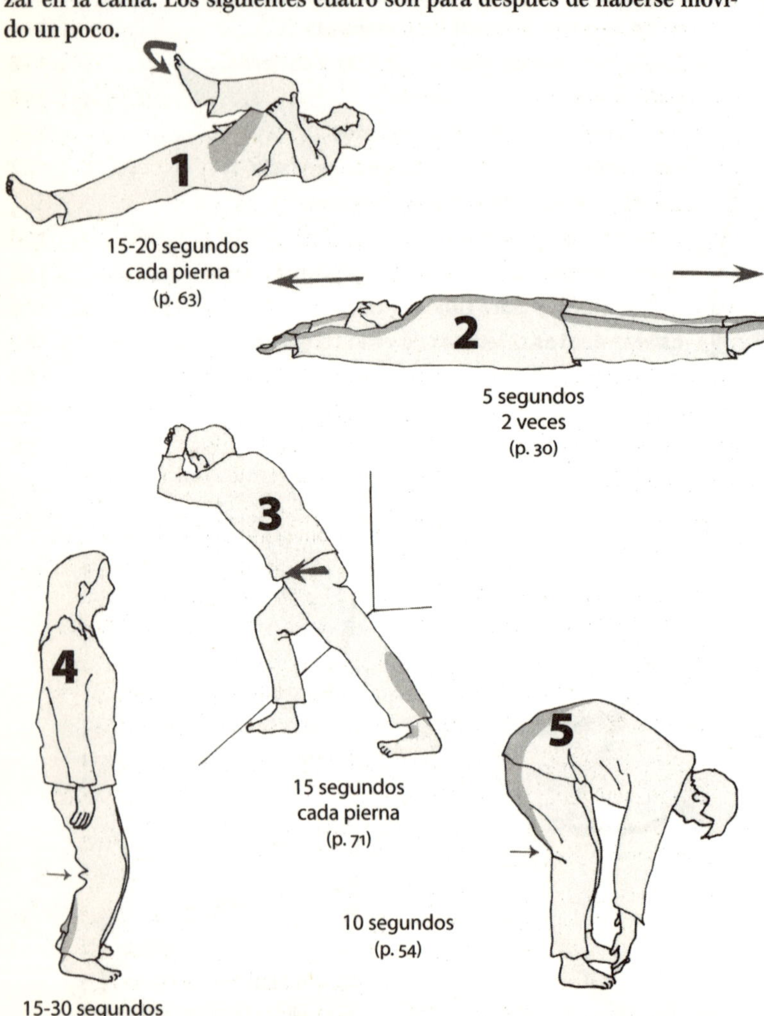

2 MINUTOS APROXIMADAMENTE

Es un buen momento para estirar todos los días. Los ejercicios descritos relajarán el cuerpo para dormir mejor. Hay que ir despacio y sentir cómo se estiran los músculos del cuerpo. Estirar con suavidad, respirar profundamente y relajarse.

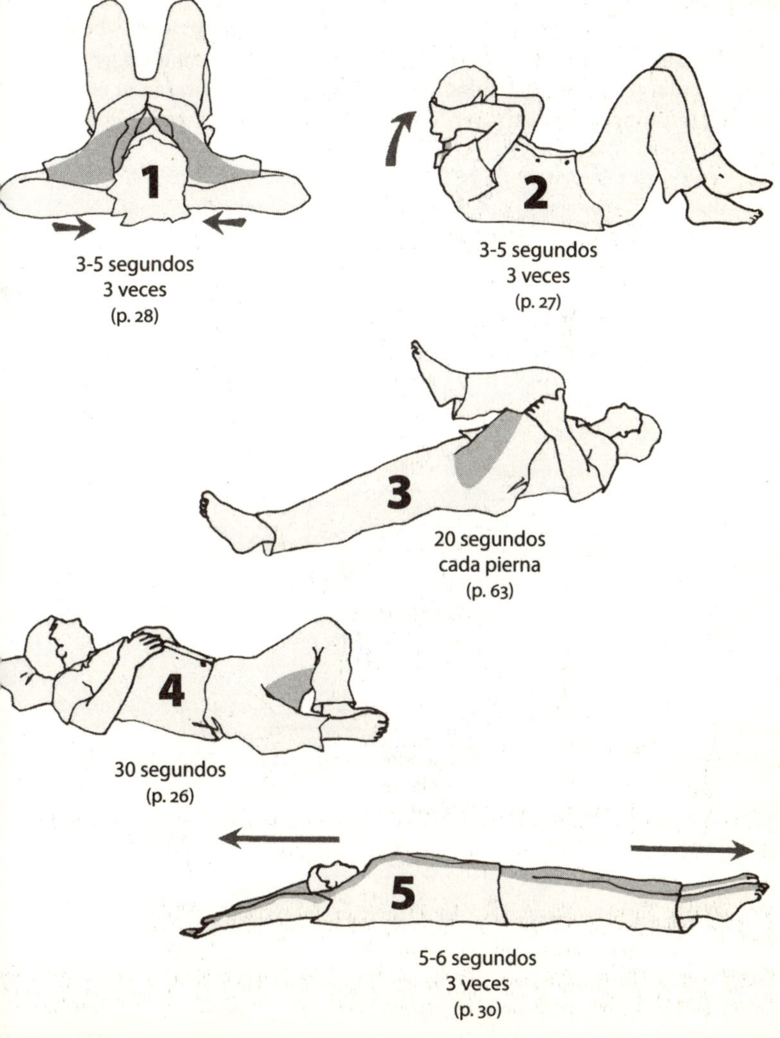

3-5 segundos
3 veces
(p. 28)

3-5 segundos
3 veces
(p. 27)

20 segundos
cada pierna
(p. 63)

30 segundos
(p. 26)

5-6 segundos
3 veces
(p. 30)

5 MINUTOS APROXIMADAMENTE

Empezar caminando durante varios minutos y, seguidamente, realizar los estiramientos que se describen a continuación para afinar el tono muscular. Estas son rutinas generales que aumentan el efecto del estiramiento y relajan los músculos que se tensan con más frecuencia como consecuencia de las actividades diarias.

Al realizar las tareas más simples del día, a menudo forzamos el cuerpo provocando rigidez y tensión; se podría decir que causan un *rigor mortis* muscular. Cinco minutos diarios de estiramientos liberarán al cuerpo de esta tensión acumulada y permitirán que se mueva con mayor libertad.

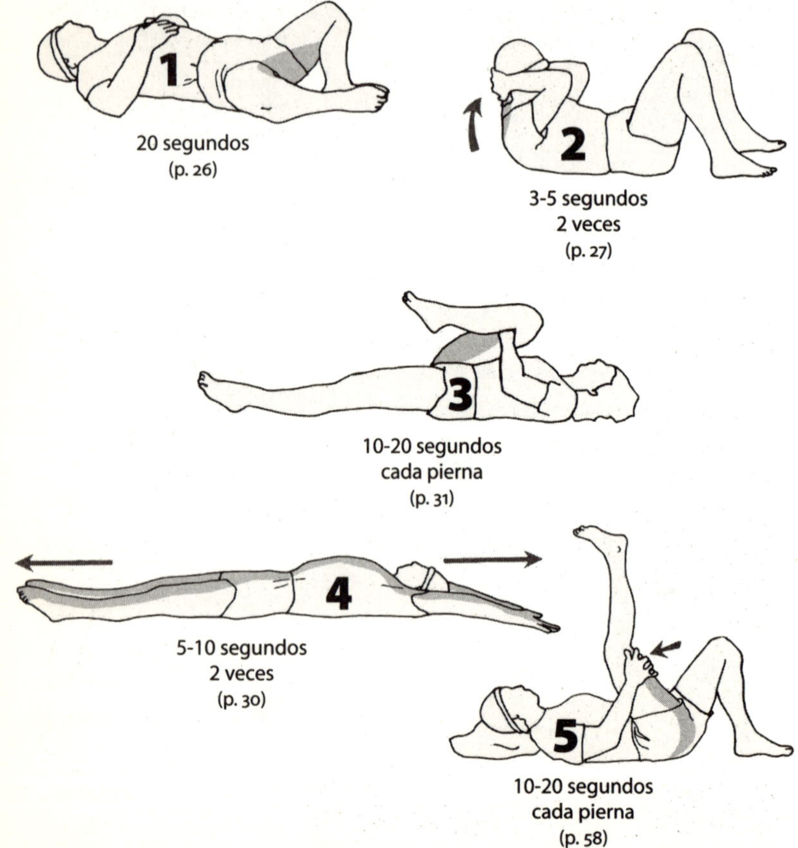

20 segundos
(p. 26)

3-5 segundos
2 veces
(p. 27)

10-20 segundos
cada pierna
(p. 31)

5-10 segundos
2 veces
(p. 30)

10-20 segundos
cada pierna
(p. 58)

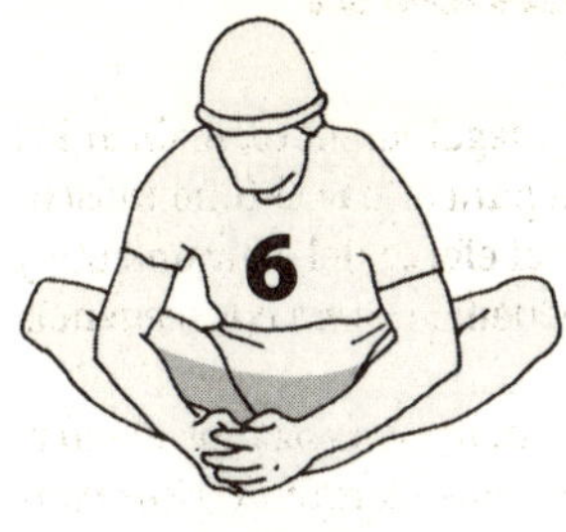

20-30 segundos
(p. 58)

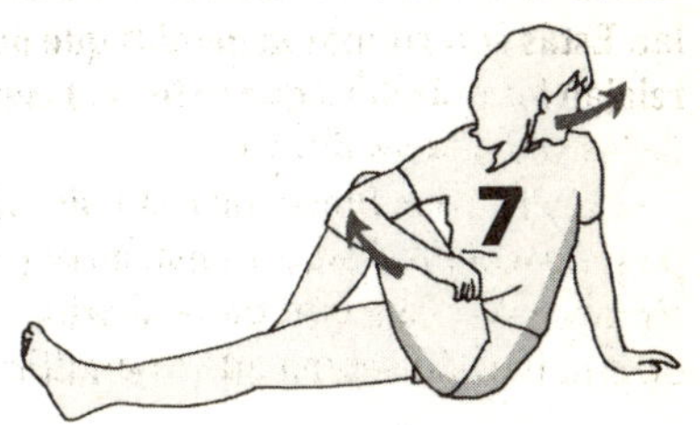

8-10 segundos
cada lado
(p. 6o)

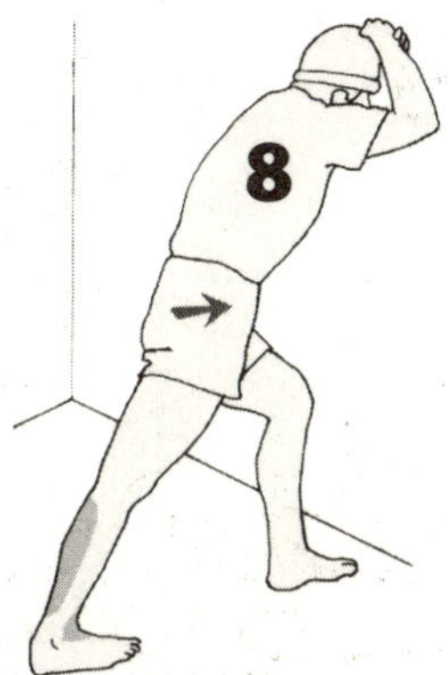

10-15 segundos
cada pierna
(p. 71)

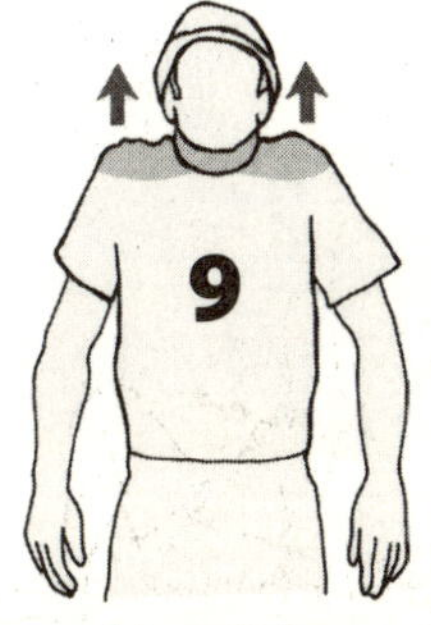

4-5 segundos
2 veces
(p. 46)

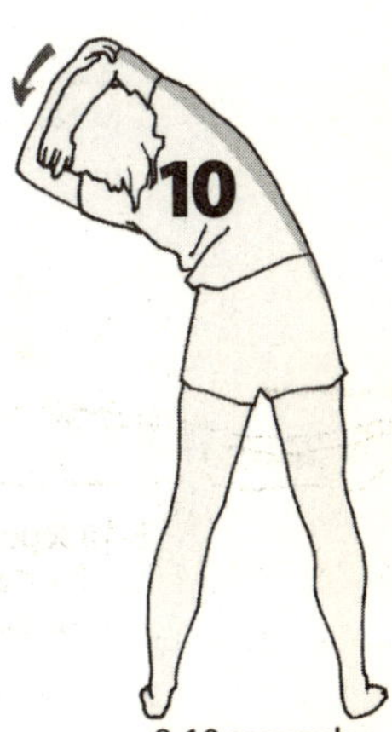

8-10 segundos
cada lado
(p. 44)

4 MINUTOS APROXIMADAMENTE

Esta serie está indicada para los que sufren problemas recurrentes de tensión en manos y brazos. Respirar con normalidad, permanecer en una posición cómoda y relajarse al practicar los ejercicios.

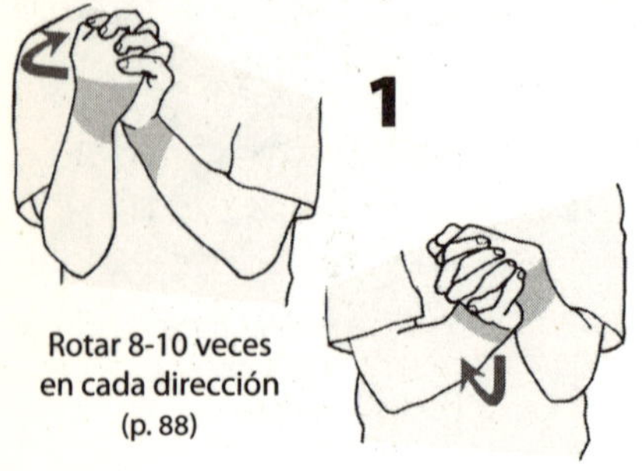

1

Rotar 8-10 veces
en cada dirección
(p. 88)

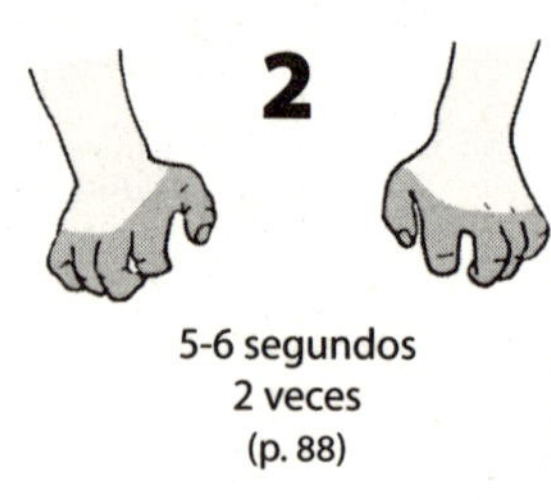

2

5-6 segundos
2 veces
(p. 88)

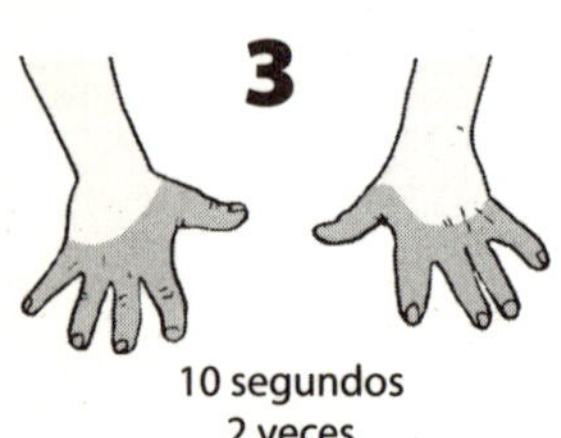

3

10 segundos
2 veces
(p. 88)

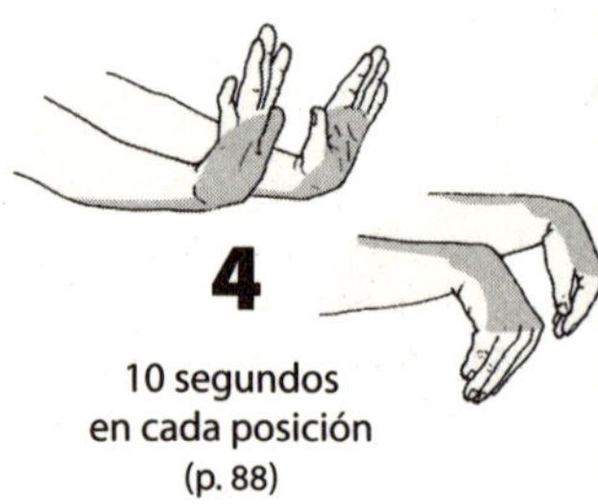

4

10 segundos
en cada posición
(p. 88)

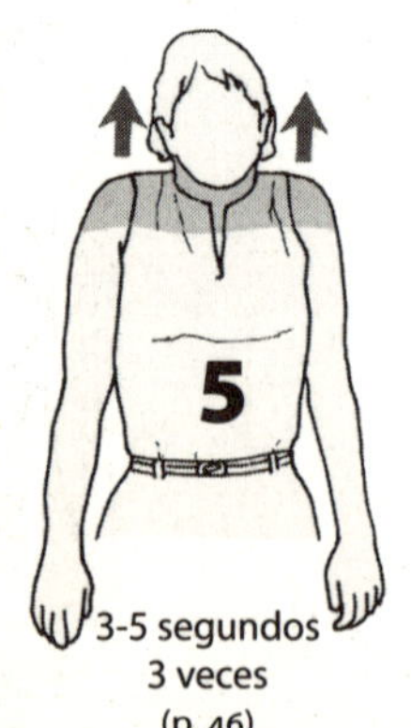

5

3-5 segundos
3 veces
(p. 46)

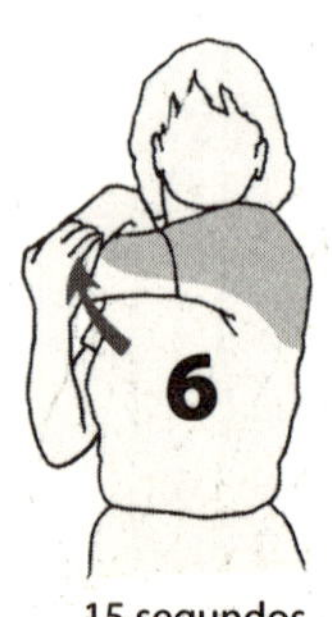

6

15 segundos
cada brazo
(p. 43)

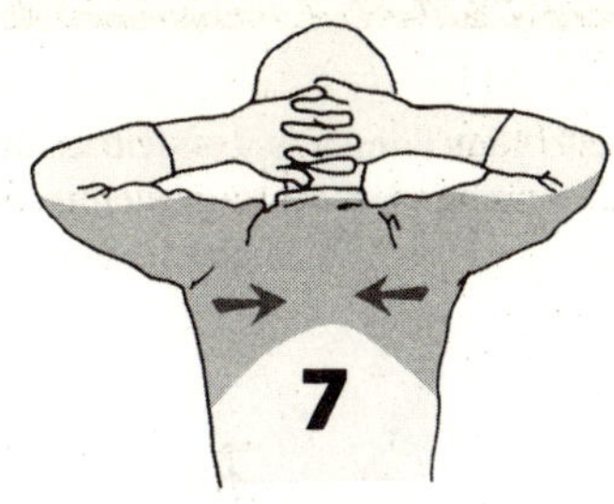

5-6 segundos
2 veces
(p. 28)

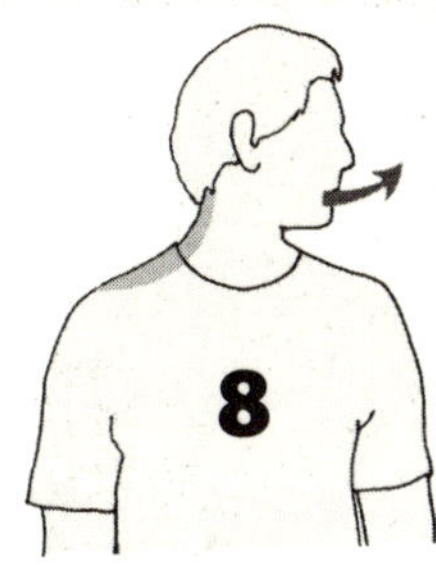

5-10 segundos
cada lado
(p. 92)

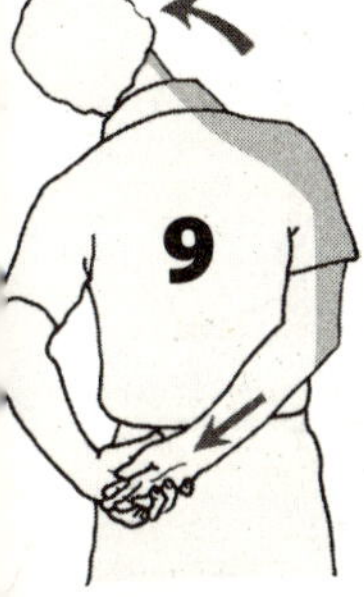

5-10 segundos
cada brazo
(p. 47)

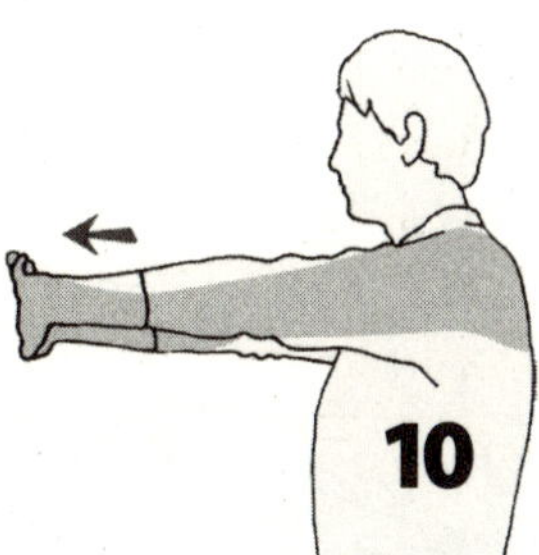

20 segundos
(p. 45)

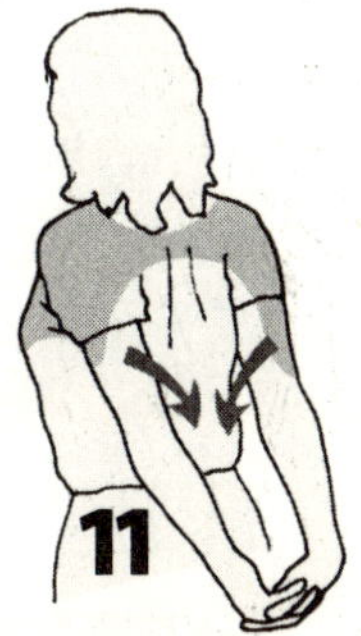

5-10 segundos
(p. 47)

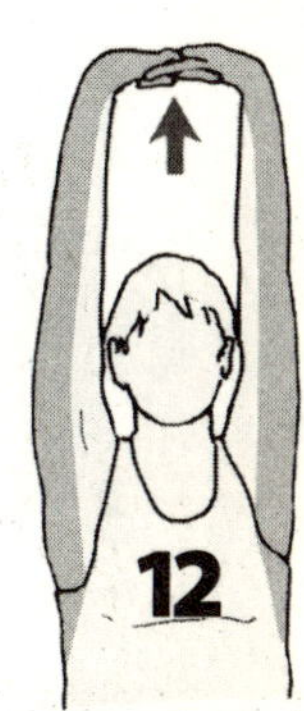

15 segundos
(p. 46)

5 MINUTOS APROXIMADAMENTE

Muchas personas padecen tensión en el cuello y los hombros. La serie descrita combate el problema. Los estiramientos se pueden realizar a lo largo del día, respirando profundamente y practicándolos de forma relajada.

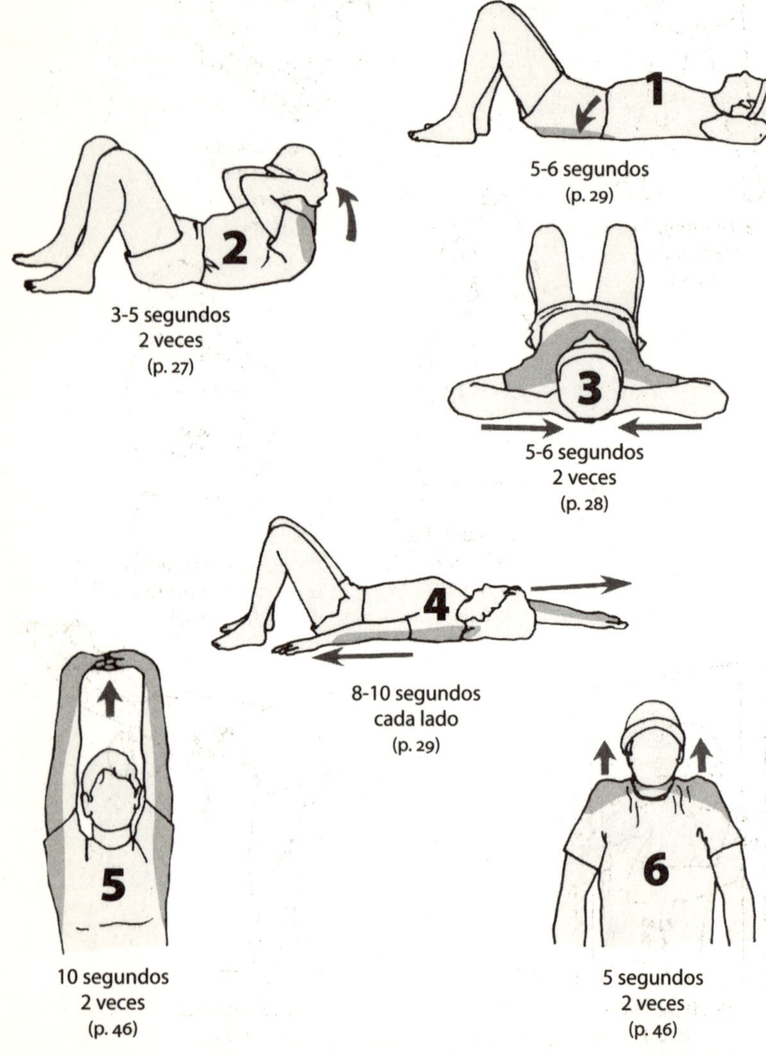

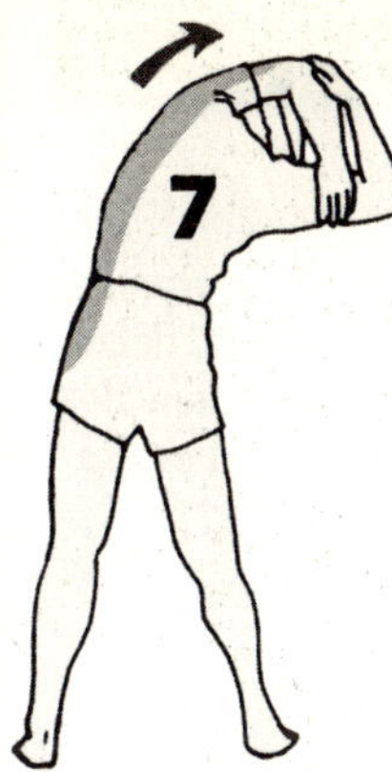

8-10 segundos
cada lado
(p. 44)

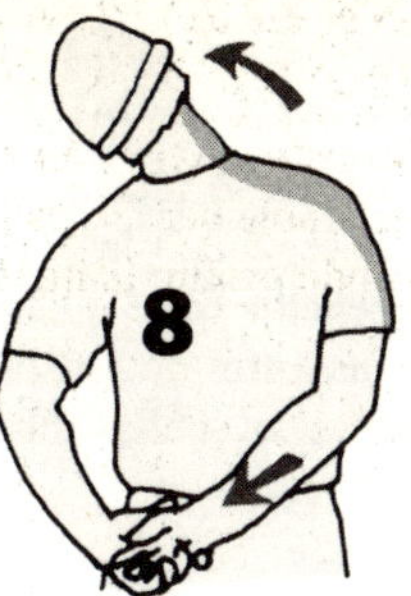

8-10 segundos
cada lado
2 veces
(p. 44)

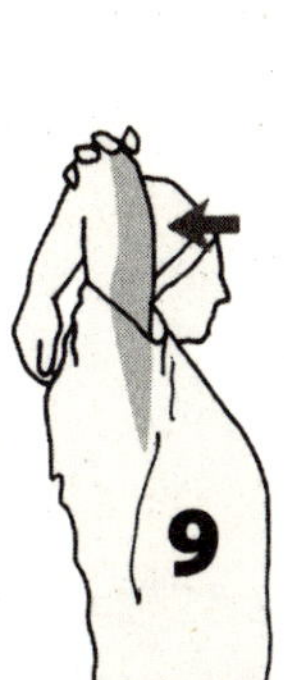

5-15 segundos
cada brazo
2 veces
(p. 44)

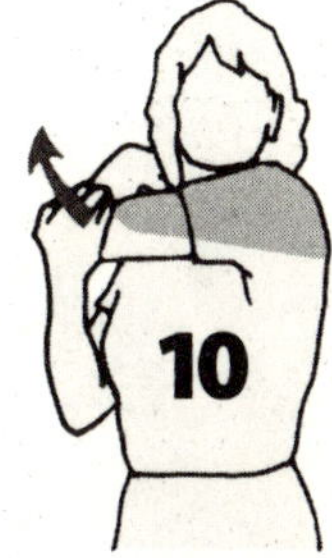

10-15 segundos
cada brazo
(p. 43)

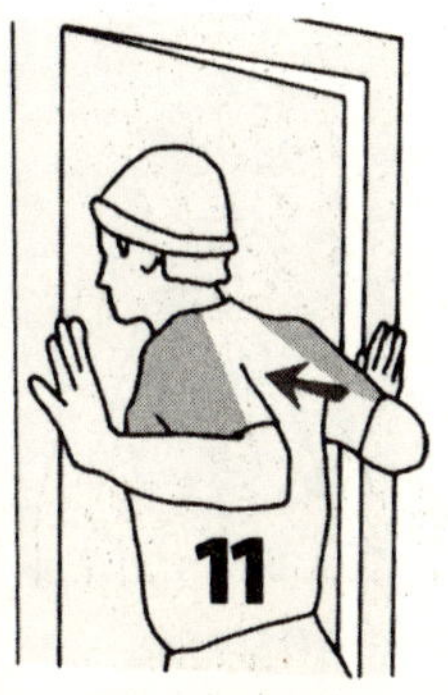

15-20 segundos
(p. 47)

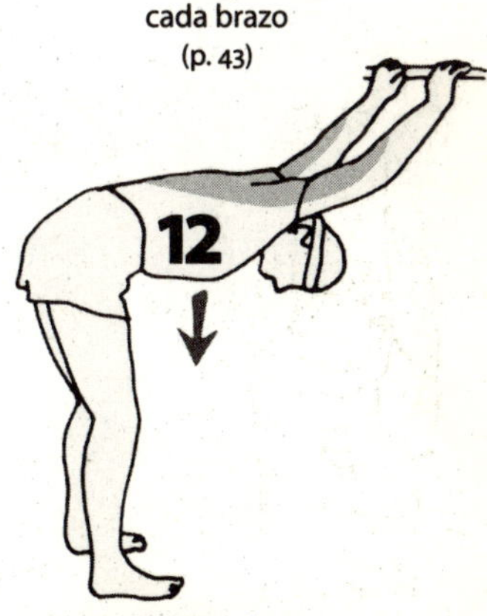

15-20 segundos
(p. 81)

6 MINUTOS APROXIMADAMENTE

Estos estiramientos están indicados para aliviar el dolor muscular de la parte inferior de la espalda, y la tensión en la parte superior de la espalda, los hombros y el cuello. Si se quiere obtener un mejor resultado, deben practicarse cada día antes de acostarse. Solo han de mantenerse aquellos estiramientos que hagan sentirse bien, *nunca se tiene que estirar en exceso.*

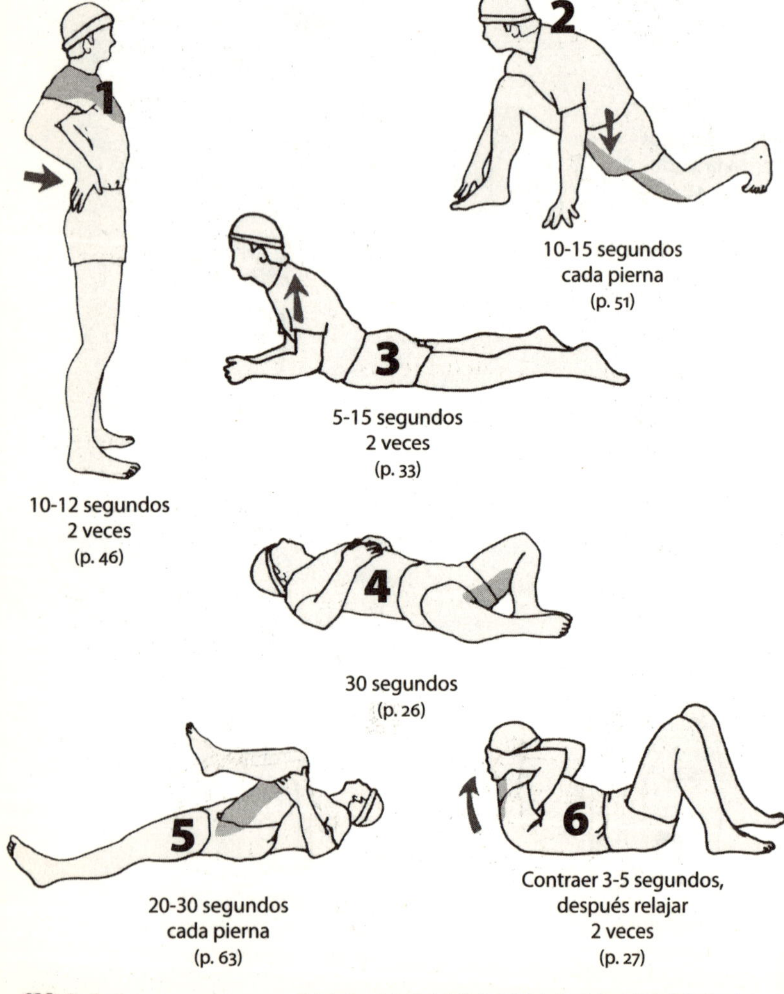

10-15 segundos
cada pierna
(p. 51)

5-15 segundos
2 veces
(p. 33)

10-12 segundos
2 veces
(p. 46)

30 segundos
(p. 26)

20-30 segundos
cada pierna
(p. 63)

Contraer 3-5 segundos,
después relajar
2 veces
(p. 27)

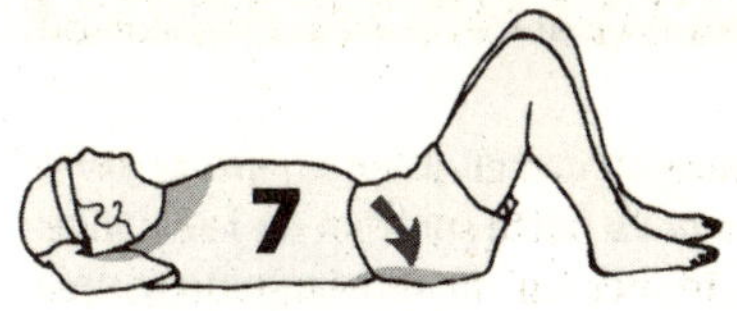

**Contraer
5-8 segundos,
después relajar
2 veces**
(p. 29)

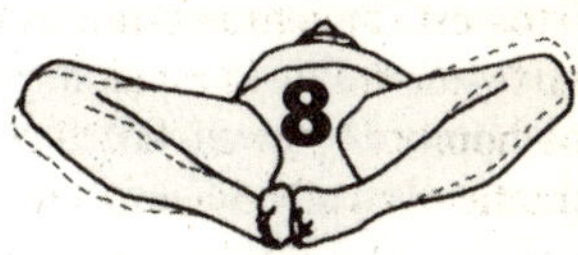

**Realizar
un movimiento
oscilatorio
arriba y abajo
15-20 veces**
(p. 26)

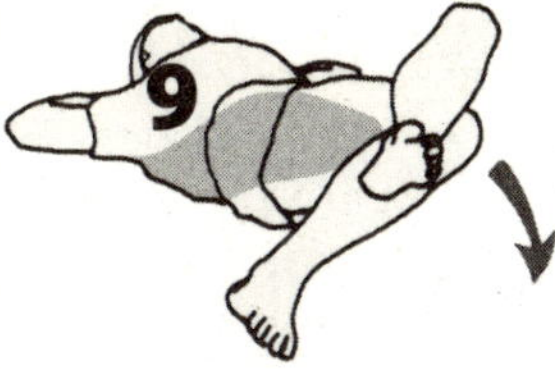

**10-30 segundos
cada pierna**
(p. 27)

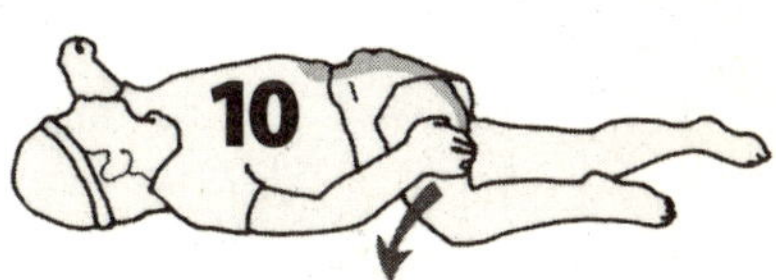

**10-15 segundos
cada pierna**
(p. 32)

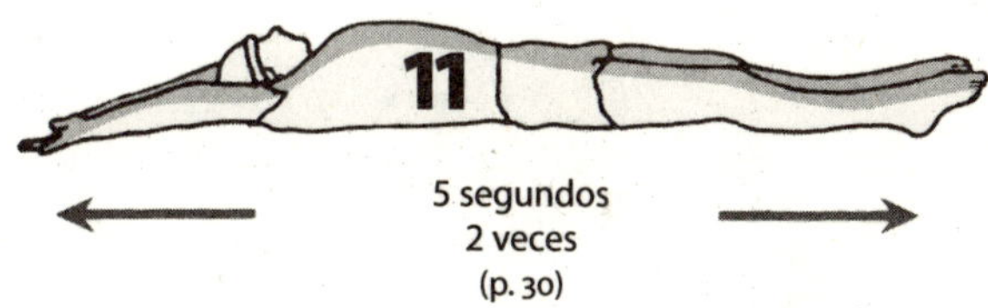

**5 segundos
2 veces**
(p. 30)

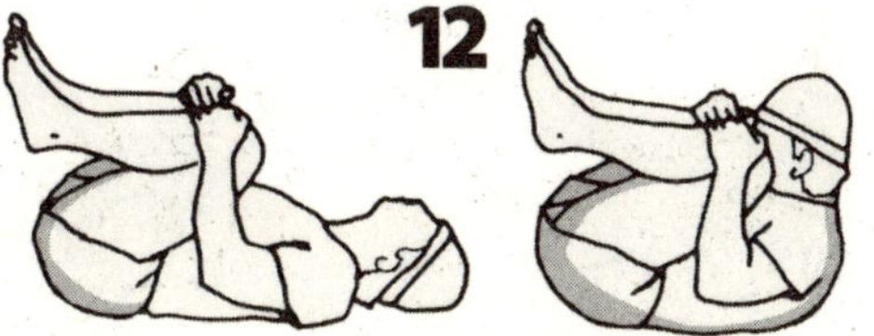

**10-15 segundos
2 veces**
(p. 63)

7 MINUTOS APROXIMADAMENTE

Estirar de forma cómoda después de un ligero calentamiento, que se puede realizar caminando o pedaleando en una bicicleta estática de 2 a 3 minutos. Recordar que se deben controlar los ejercicios de estiramiento a medida que el cuerpo se hace más flexible. Relajarse y respirar con normalidad.

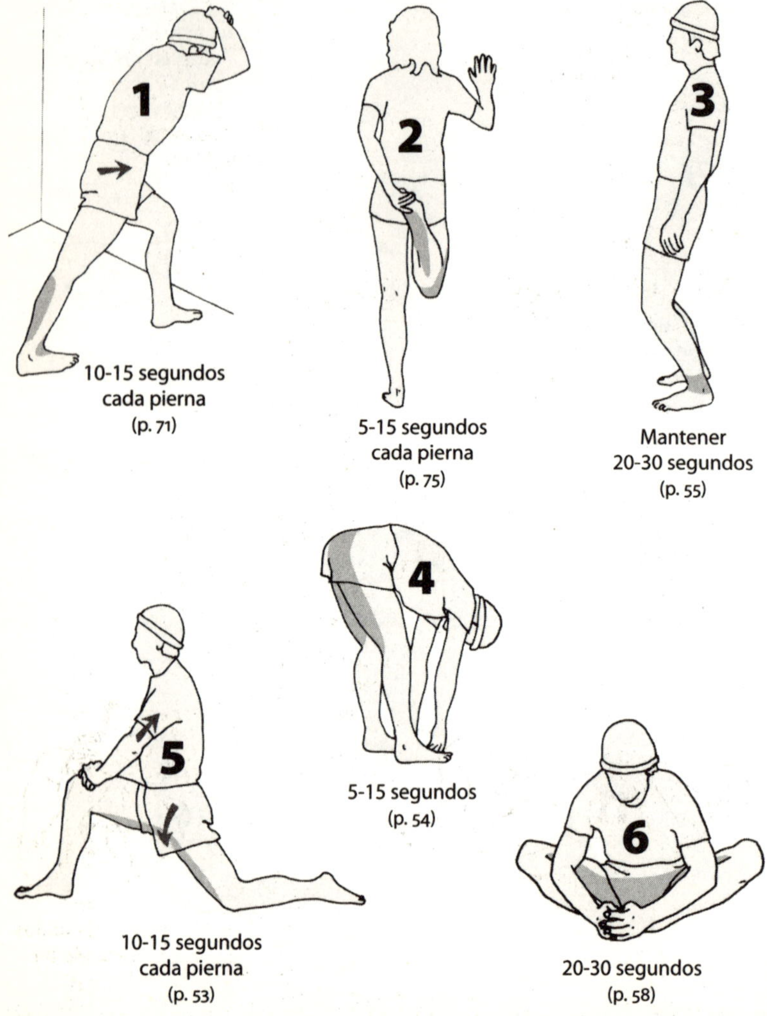

10-15 segundos
cada pierna
(p. 71)

5-15 segundos
cada pierna
(p. 75)

Mantener
20-30 segundos
(p. 55)

5-15 segundos
(p. 54)

10-15 segundos
cada pierna
(p. 53)

20-30 segundos
(p. 58)

Estirándose (edición bolsillo) © 2015 Bob y Jean Anderson. Shelter Publications, Inc.

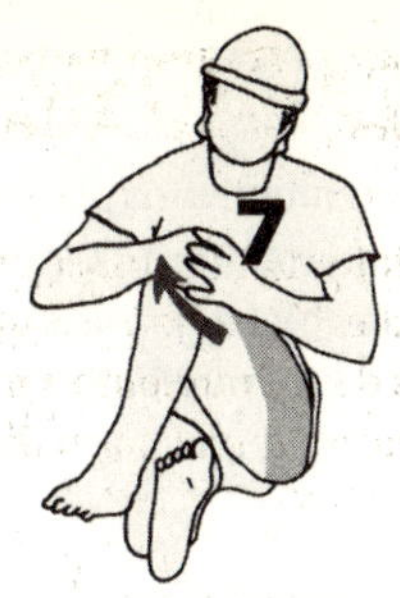

10-15 segundos
cada pierna
(p. 61)

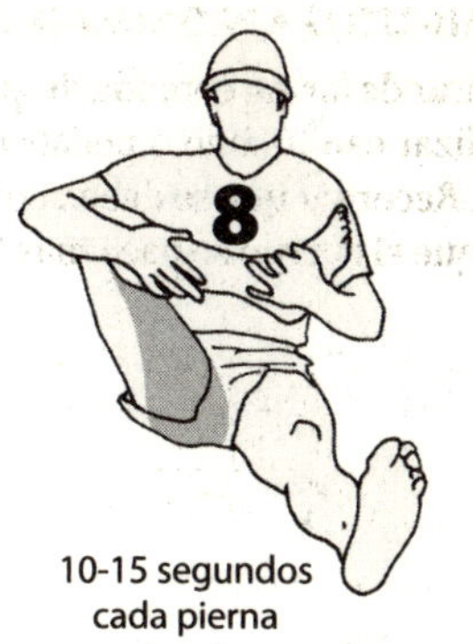

10-15 segundos
cada pierna
(p. 35)

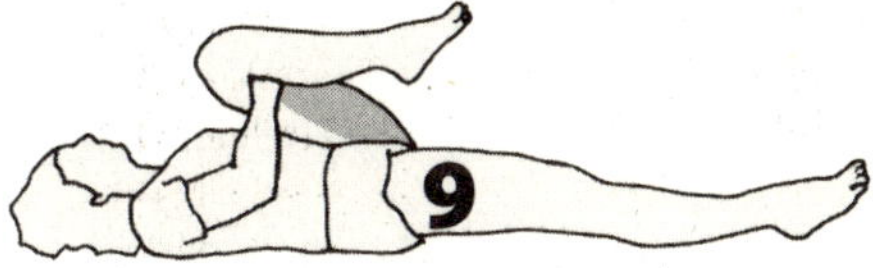

30 segundos
cada pierna
(p. 31)

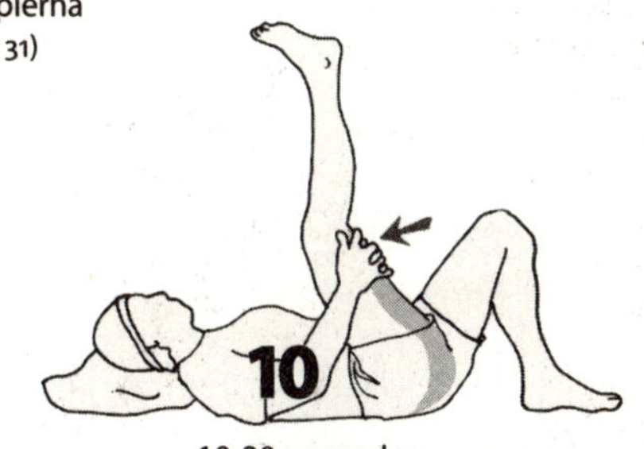

10-20 segundos
cada pierna
(p. 58)

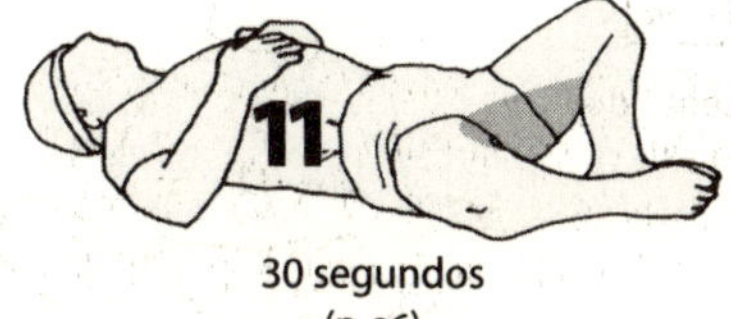

30 segundos
(p. 26)

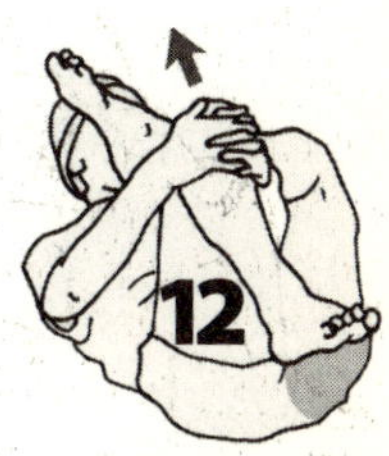

10-15 segundos
cada pierna
(p. 36)

A lo largo del día se pueden practicar estiramientos en momentos perdidos, por ejemplo, mientras se lee el periódico, se habla por teléfono, se espera el autobús... Estos son momentos en los que se pueden practicar estiramientos fáciles y relajados. Hay que ser creativo y pensar en estiramientos durante lo que son, normalmente, ratos perdidos.

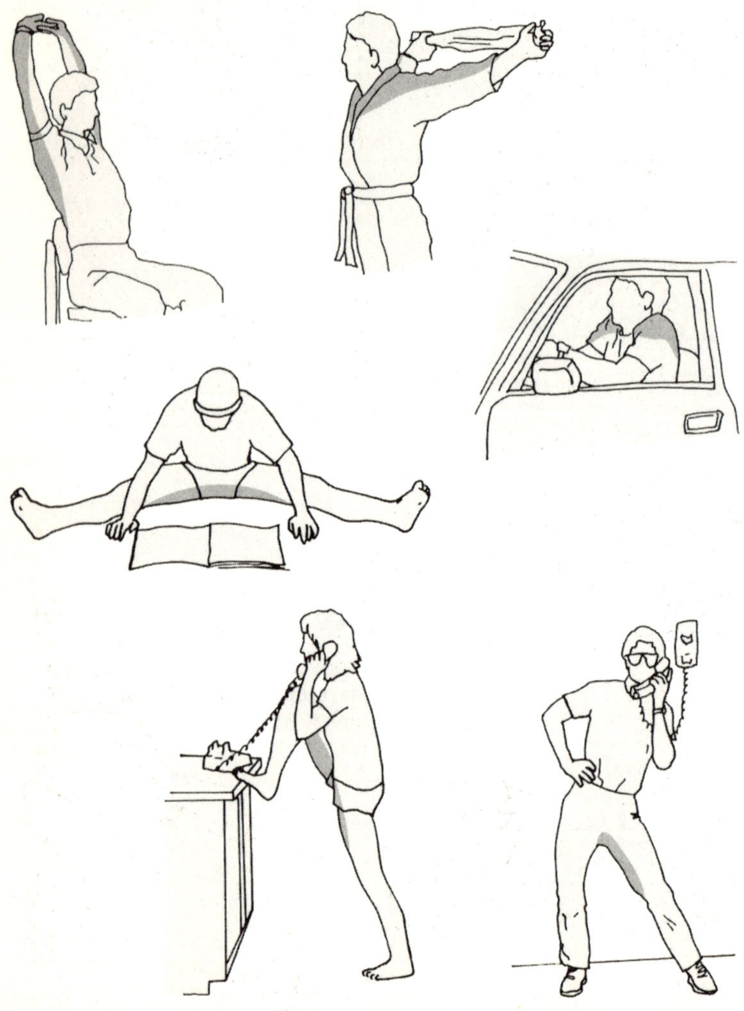

Estirándose (edición bolsillo) © 2015 Bob y Jean Anderson. Shelter Publications, Inc.

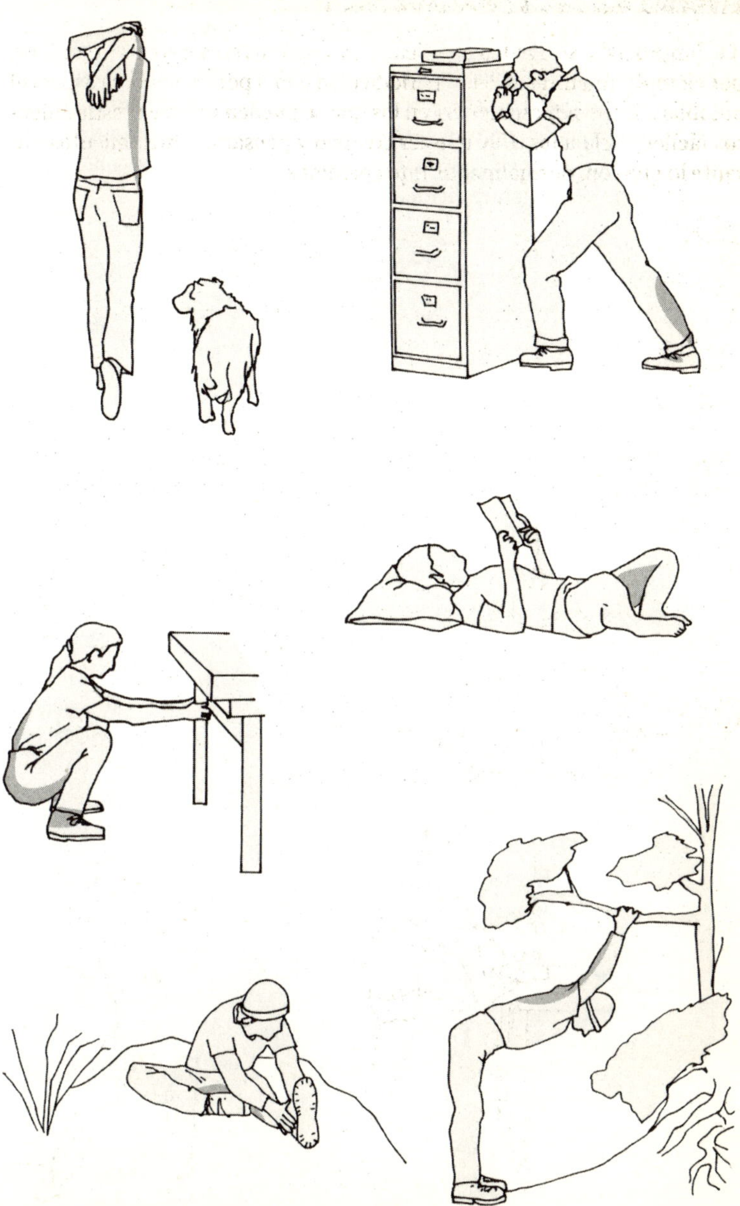

PARA TRABAJADORES

5 MINUTOS APROXIMADAMENTE

Antes de realizar cualquier trabajo físico, especialmente aquellos que conlleven levantar pesos, deben realizarse algunos estiramientos, lo que avisará al cuerpo de que va a ser utilizado. Practicar unos minutos de estiramientos antes de empezar a trabajar también evitará lesiones y hará que el cuerpo se encuentre en mejores condiciones.

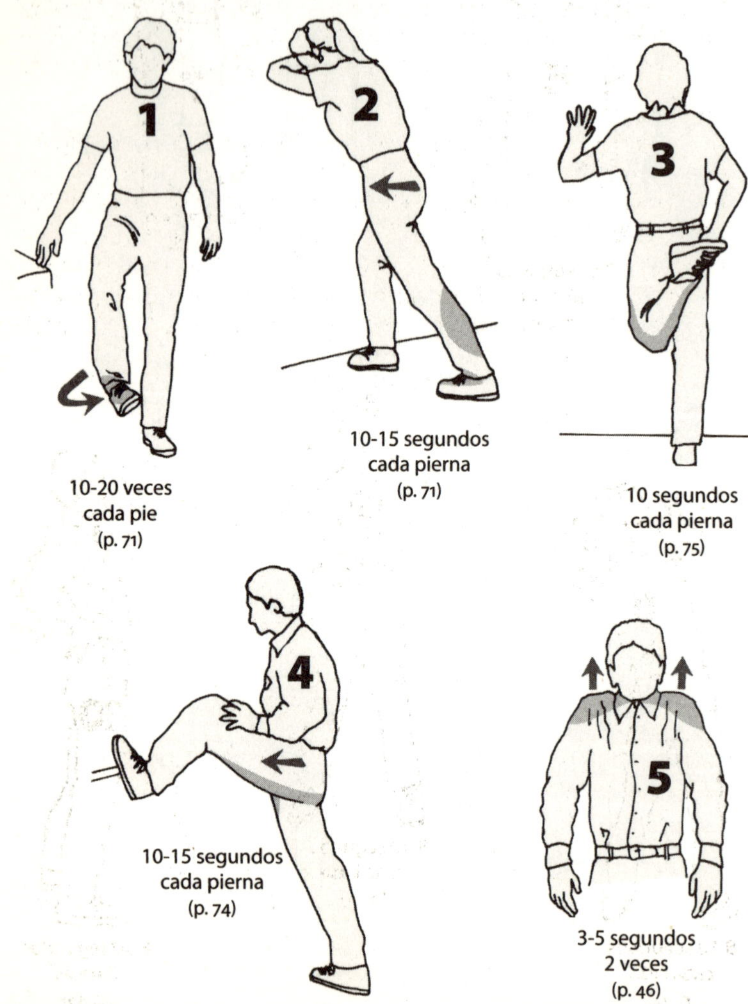

10-20 veces
cada pie
(p. 71)

10-15 segundos
cada pierna
(p. 71)

10 segundos
cada pierna
(p. 75)

10-15 segundos
cada pierna
(p. 74)

3-5 segundos
2 veces
(p. 46)

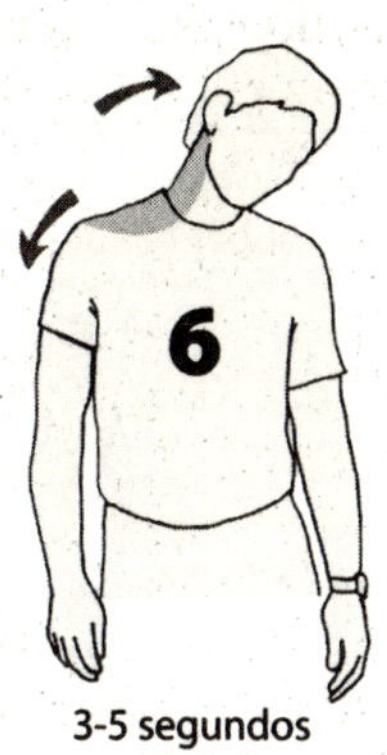

3-5 segundos
cada lado
(p. 46)

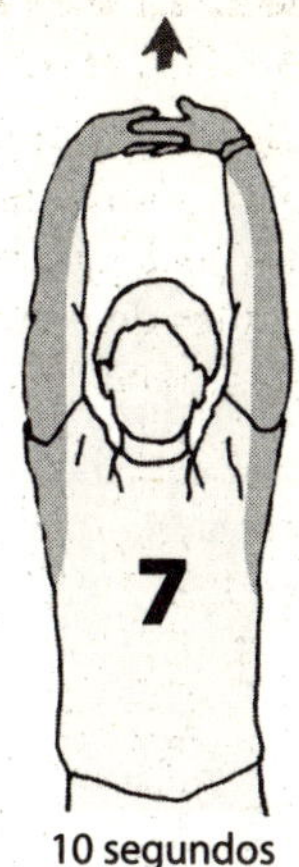

10 segundos
(p. 46)

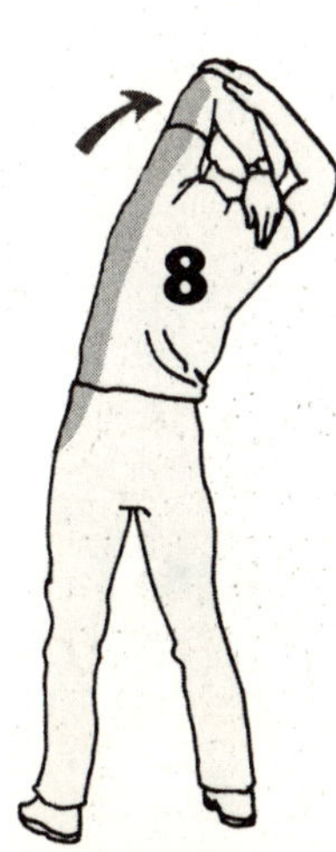

8-10 segundos
cada lado
(p. 44)

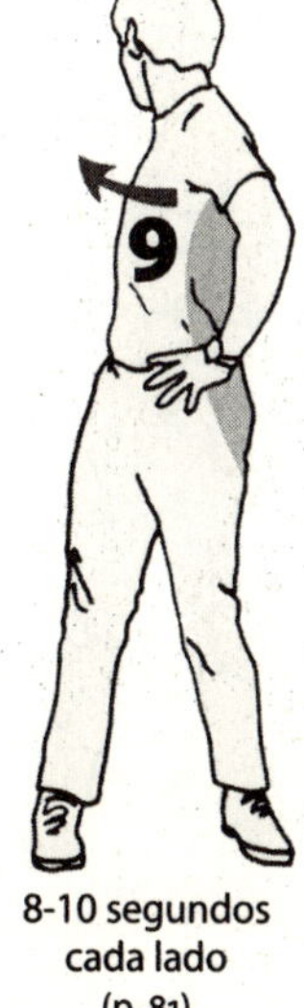

8-10 segundos
cada lado
(p. 81)

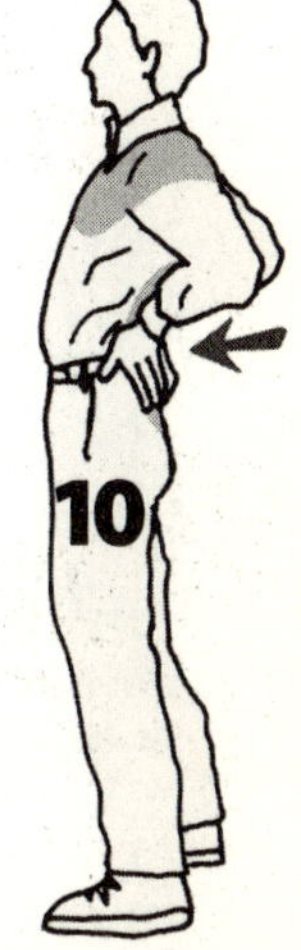

8-10 segundos
2 veces
(p. 46)

4 MINUTOS APROXIMADAMENTE

A continuación se presenta una serie de estiramientos para realizar después de haber estado sentado durante muchas horas. Al estar sentado, la sangre se concentra en la parte inferior de las piernas y en los pies, los músculos posteriores de los muslos se tensan y los músculos de la espalda y del cuello se vuelven rígidos y se contraen. Estos estiramientos mejoran la circulación y relajan aquellas zonas tensas después de haber estado sentado un tiempo prolongado.

1

Caminar un poco,
2-3 minutos

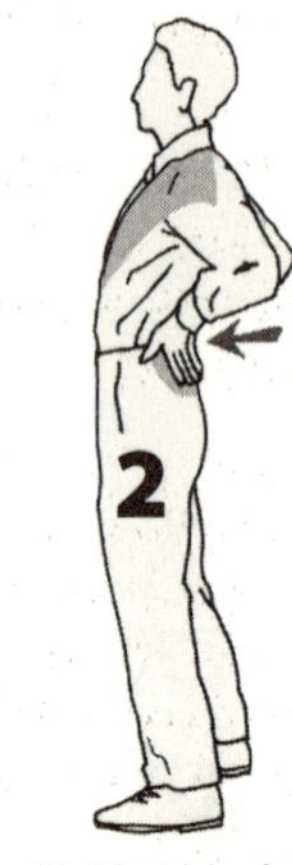

10-15 segundos
2 veces
(p. 46)

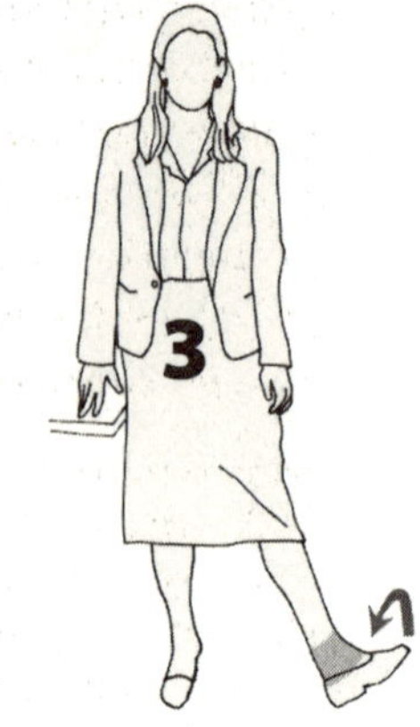

Girar cada tobillo
10-15 veces
(p. 71)

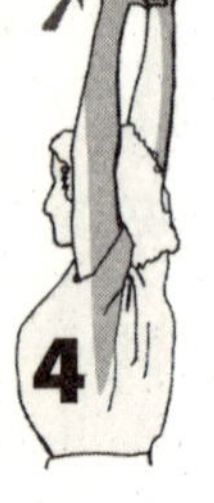

10 segundos
(p. 46)

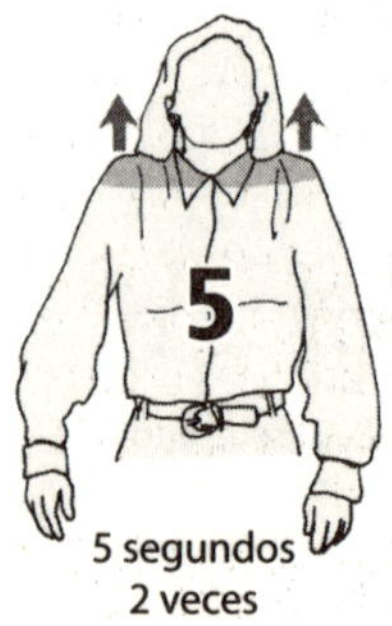

5 segundos
2 veces
(p. 46)

5 segundos
2 veces
(p. 28)

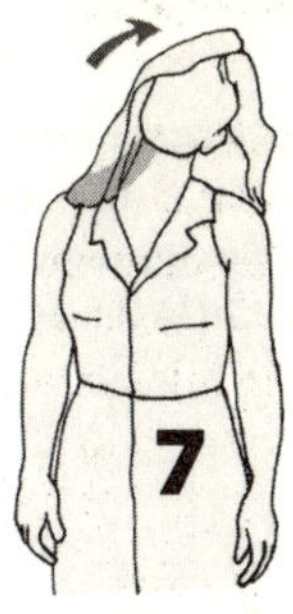

3-5 segundos
cada lado
(p. 46)

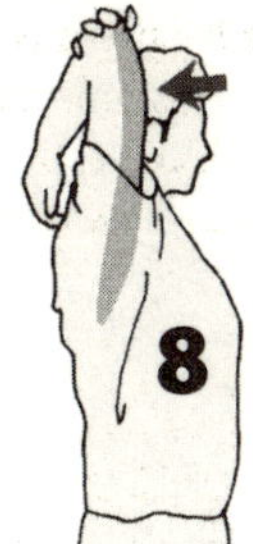

10 segundos
cada brazo
(p. 44)

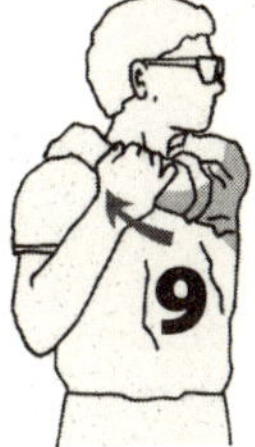

15 segundos
cada brazo
(p. 43)

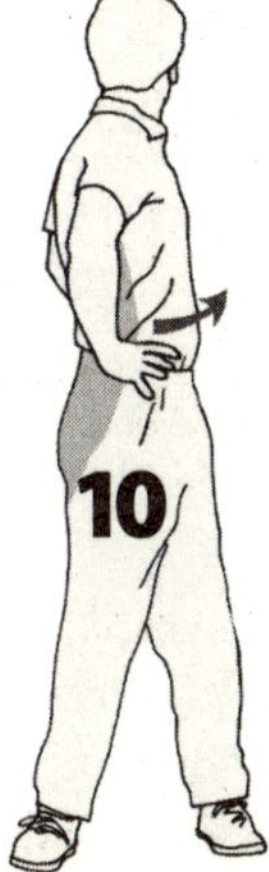

10-12 segundos
cada lado
(p. 81)

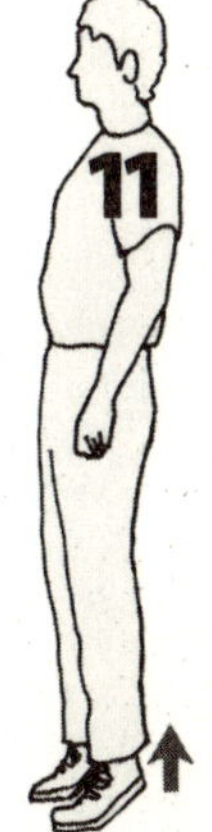

3-4 segundos
(p. 71)

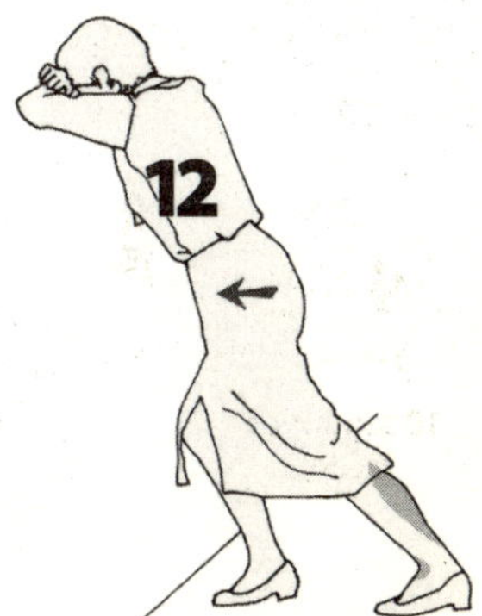

10-15 segundos
cada pierna
(p. 71)

4 MINUTOS APROXIMADAMENTE

Antes de realizar cualquier trabajo en el jardín, deben practicarse unos minutos de estiramientos cómodos. Estos ejercicios prepararán el cuerpo para trabajar de forma eficiente sin la tensión y rigidez habituales que resultan de practicar este tipo de trabajos. Los estiramientos reducirán la tensión muscular y harán el trabajo más fácil.

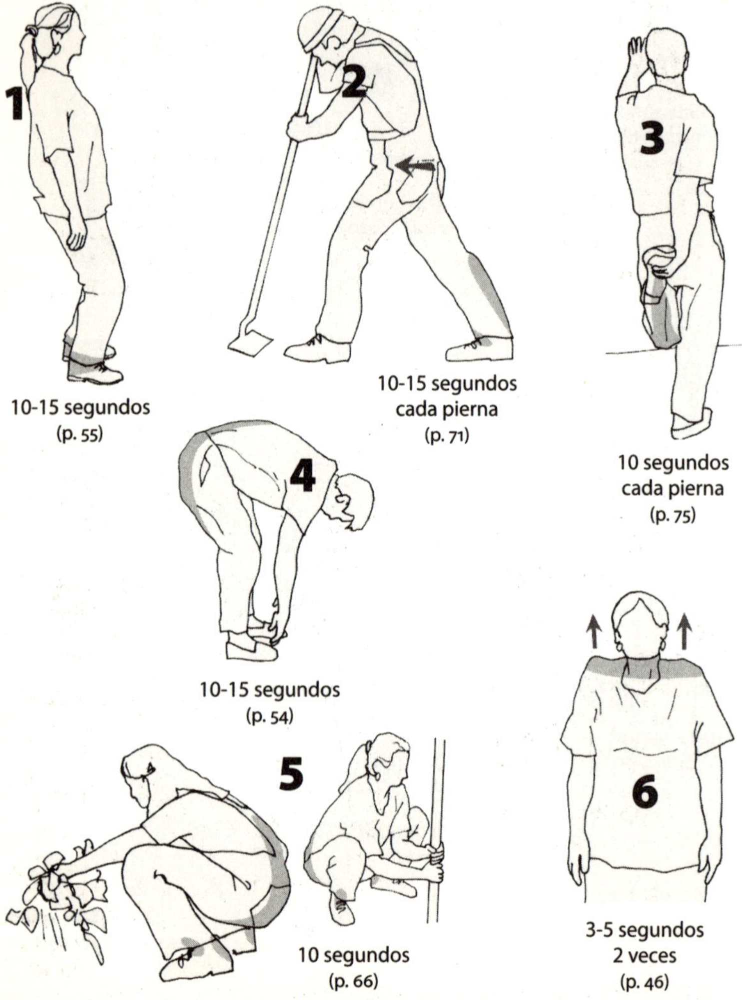

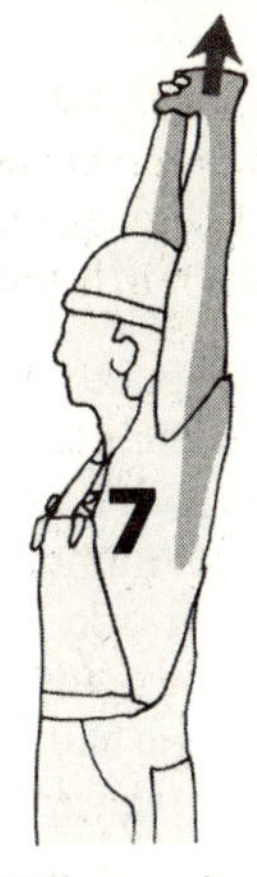

10-15 segundos
(p. 46)

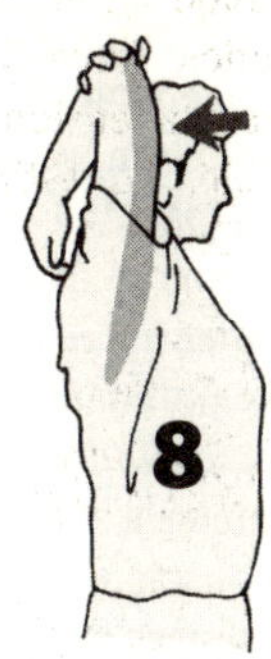

10 segundos
cada brazo
(p. 44)

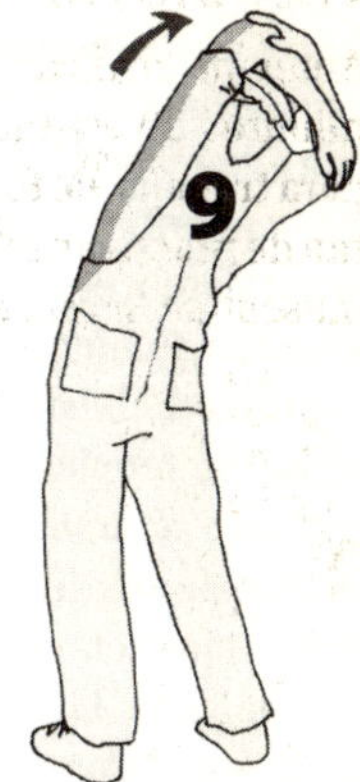

8-10 segundos
cada lado
(p. 44)

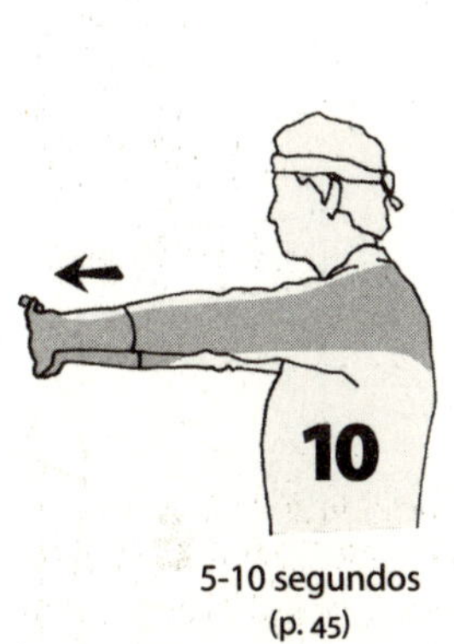

5-10 segundos
(p. 45)

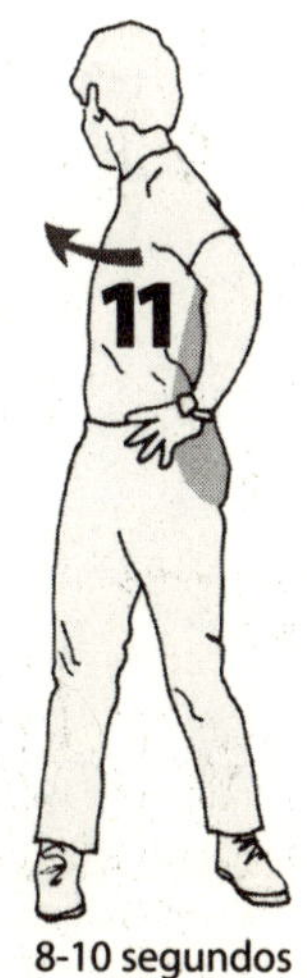

8-10 segundos
cada lado
(p. 81)

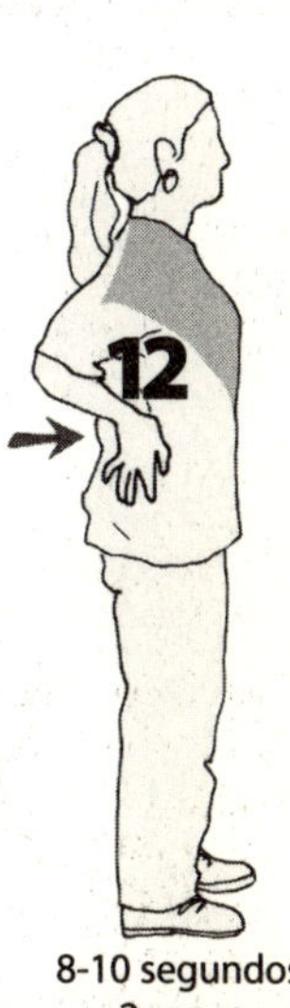

8-10 segundos
2 veces
(p. 46)

5 MINUTOS APROXIMADAMENTE

Nunca es tarde para empezar a practicar estiramientos. De hecho, con la edad se hace más importante estirar con regularidad.

La edad y la falta de actividad hacen que el cuerpo pierda movilidad progresivamente: los músculos se debilitan, se tensan y pierden flexibilidad. Sin embargo, el cuerpo tiene una capacidad asombrosa para recuperar esta pérdida y su fuerza si se sigue un programa regular de puesta a punto física.

El método básico de los estiramientos es el mismo independientemente de las diferencias de edad y de flexibilidad. *Estirar adecuadamente significa que no se va más allá de los propios límites.* No debe tratarse de imitar los dibujos de este libro, ha de aprenderse a estirar el cuerpo sin forzarlo, practicar el ejercicio siempre siendo consciente de la sensación que produce el estiramiento. Llevará tiempo destensar grupos de músculos que han estado tensos durante años, pero se puede lograr con paciencia y regularidad. Si existe alguna duda acerca de la conveniencia de practicar estiramientos, ha de consultarse al médico *antes de empezar.*

A continuación se presenta una serie de estiramientos para restaurar y mantener la flexibilidad.

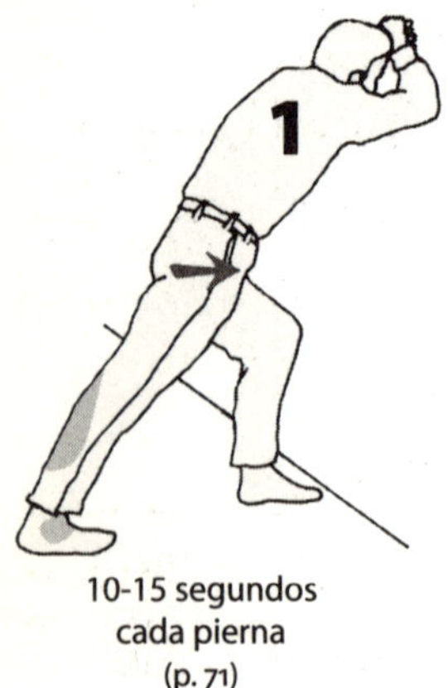

10-15 segundos
cada pierna
(p. 71)

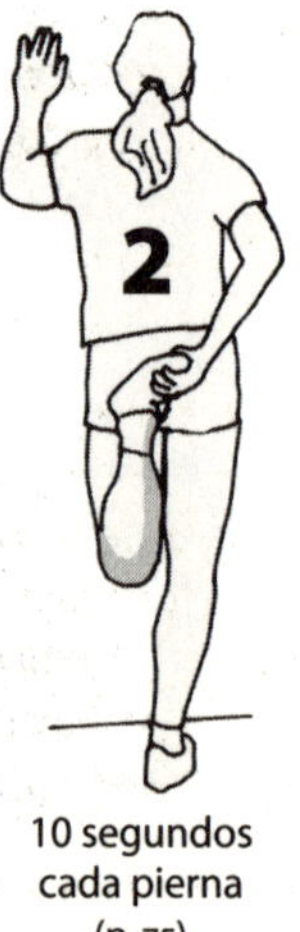

10 segundos
cada pierna
(p. 75)

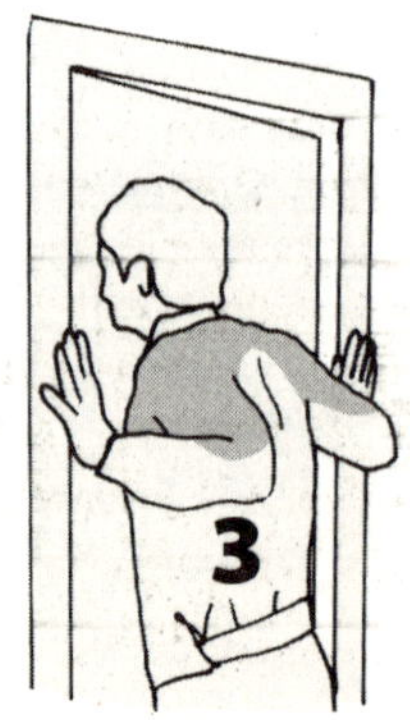

15-20 segundos
(p. 47)

Estirándose (edición bolsillo) © 2015 Bob y Jean Anderson. Shelter Publications, Inc.

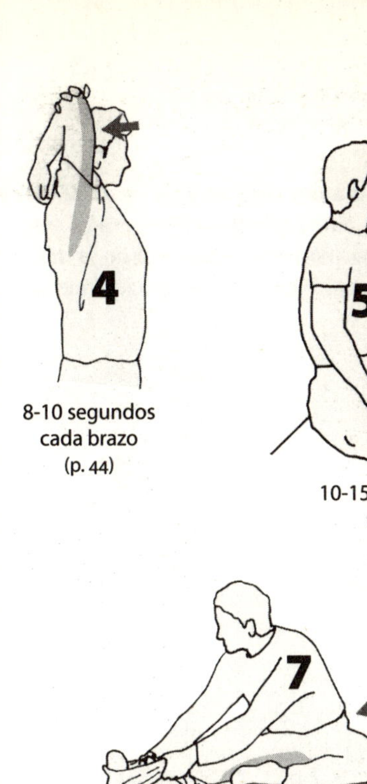

8-10 segundos
cada brazo
(p. 44)

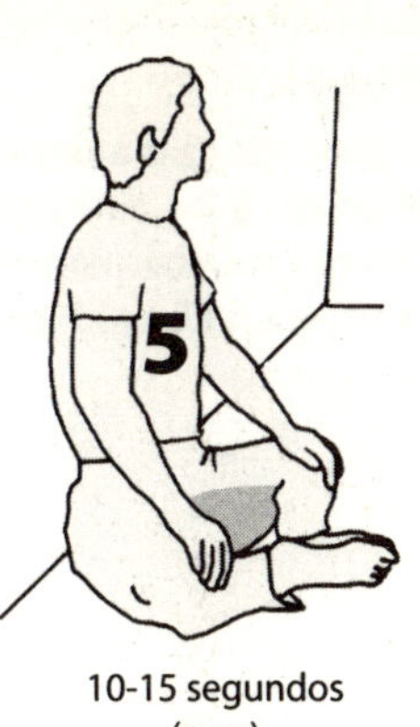

10-15 segundos
(p. 59)

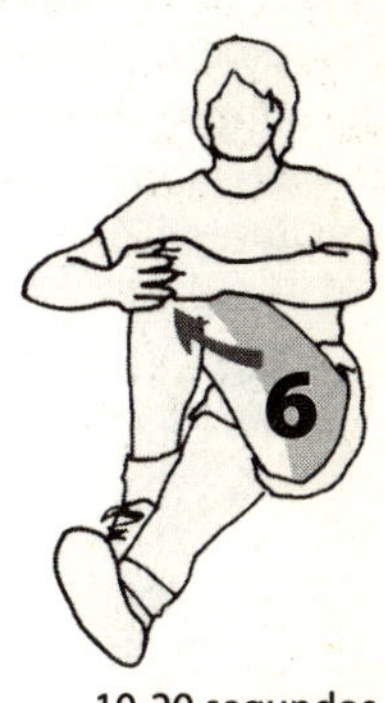

10-20 segundos
cada pierna
(p. 61)

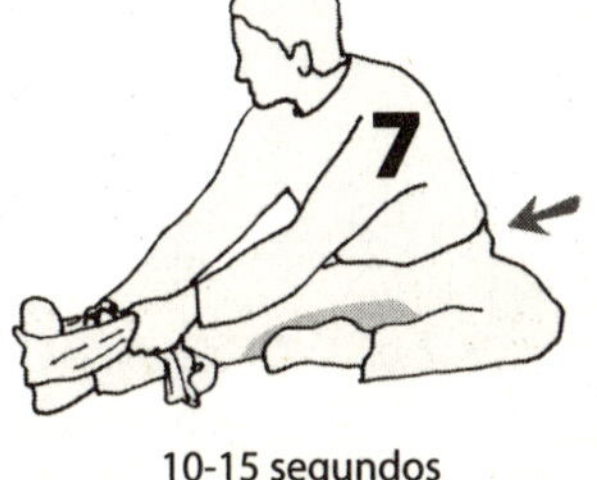

10-15 segundos
cada pierna
(p. 40)

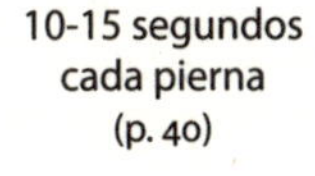

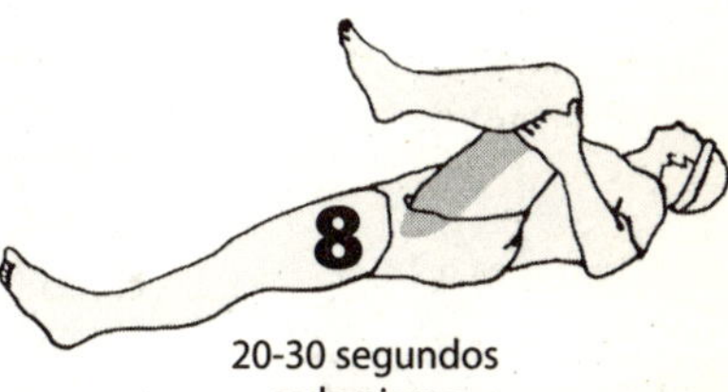

20-30 segundos
cada pierna
(p. 63)

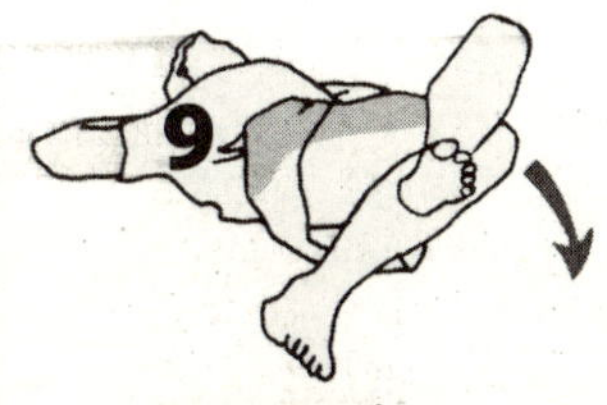

10-15 segundos
cada lado
(p. 27)

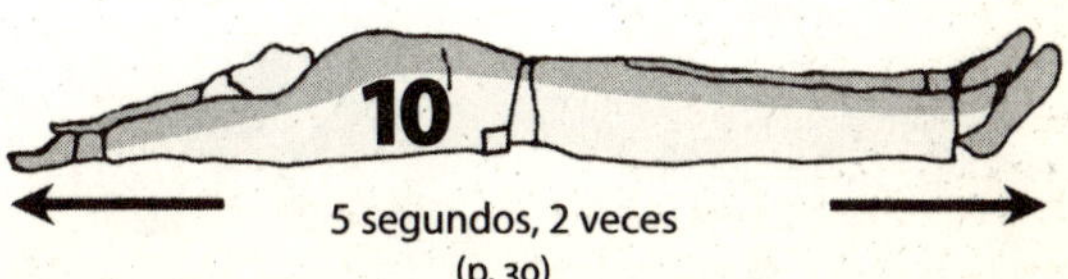

5 segundos, 2 veces
(p. 30)

4 MINUTOS APROXIMADAMENTE

Nunca es demasiado pronto para empezar a practicar estiramientos. Se les pueden explicar estos estiramientos a los niños, o incluso a sus profesores, para que se los enseñen a otros niños. Deben entender que estirar no se trata de una competición, y que tienen que realizar los ejercicios despacio, concentrándose en los músculos que estiran.

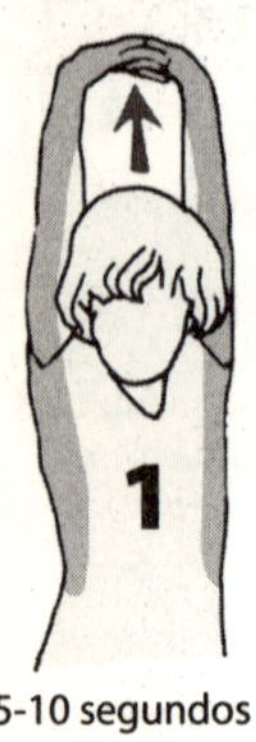

5-10 segundos
(p. 46)

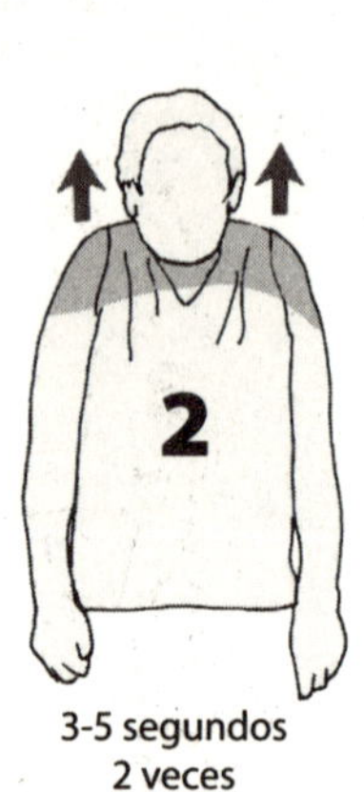

3-5 segundos
2 veces
(p. 46)

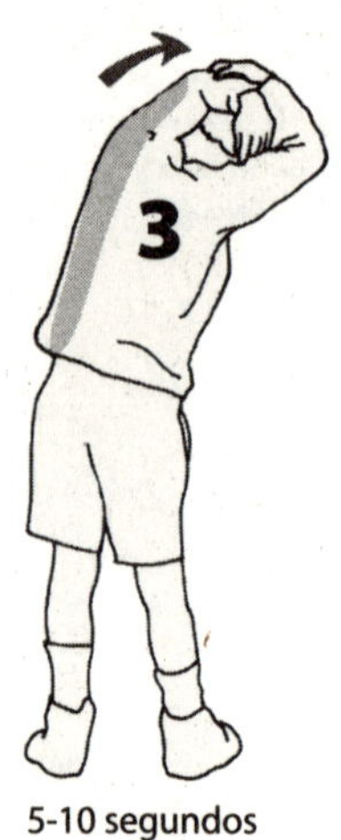

5-10 segundos
cada lado
(p. 44)

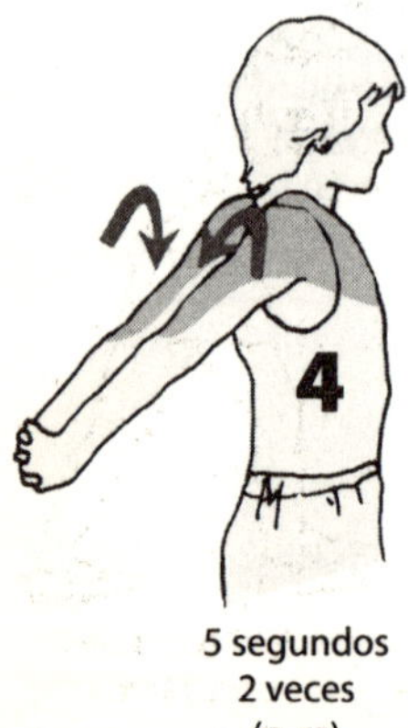

5 segundos
2 veces
(p. 47)

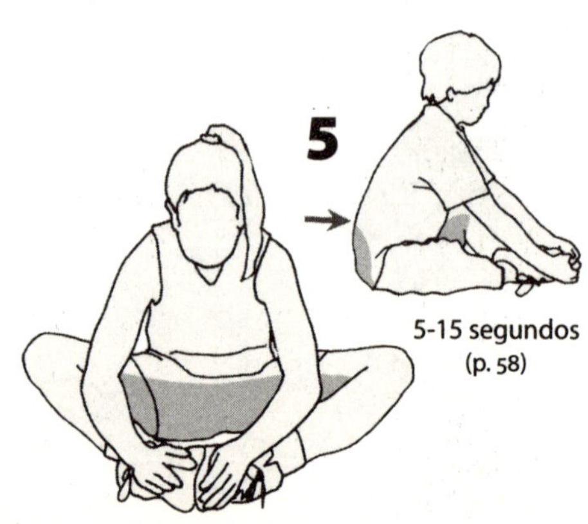

5-15 segundos
(p. 58)

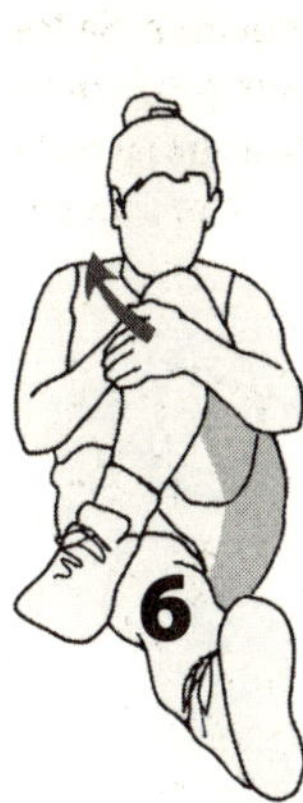

8-10 segundos
cada pierna
(p. 61)

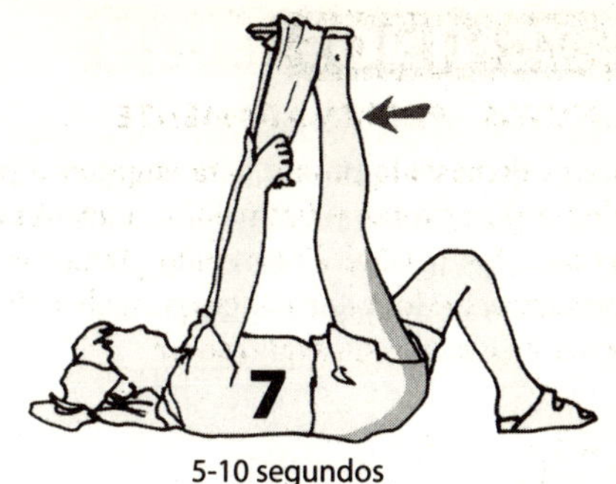

5-10 segundos
cada pierna
(p. 58)

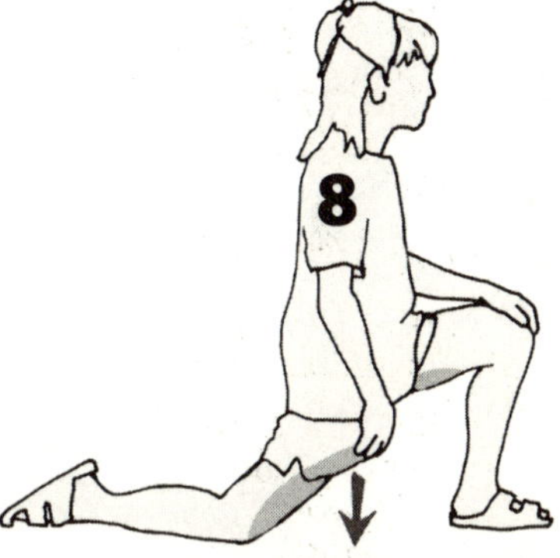

10 segundos
cada pierna
(p. 51)

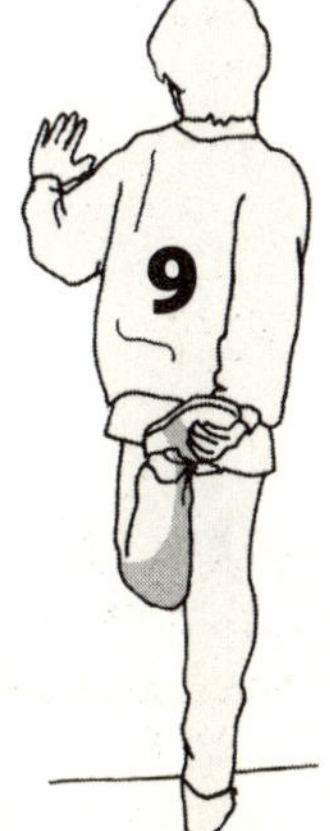

5-10 segundos
cada pierna
(p. 75)

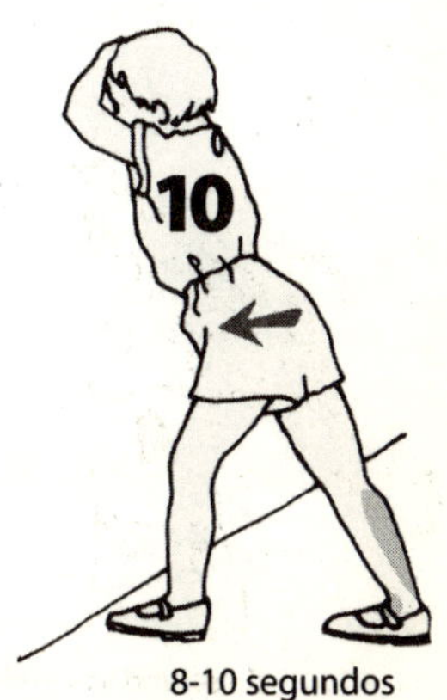

8-10 segundos
cada pierna
(p. 71)

Mucha gente piensa que no tiene tiempo para practicar estiramientos y, sin embargo, pasa varias horas al día viendo la televisión. Pues bien, se pueden practicar estiramientos mientras se ve la televisión, sin que ello interfiera en la atención que se presta a la programación y, además, se obtendrá un beneficio de un momento de inactividad.

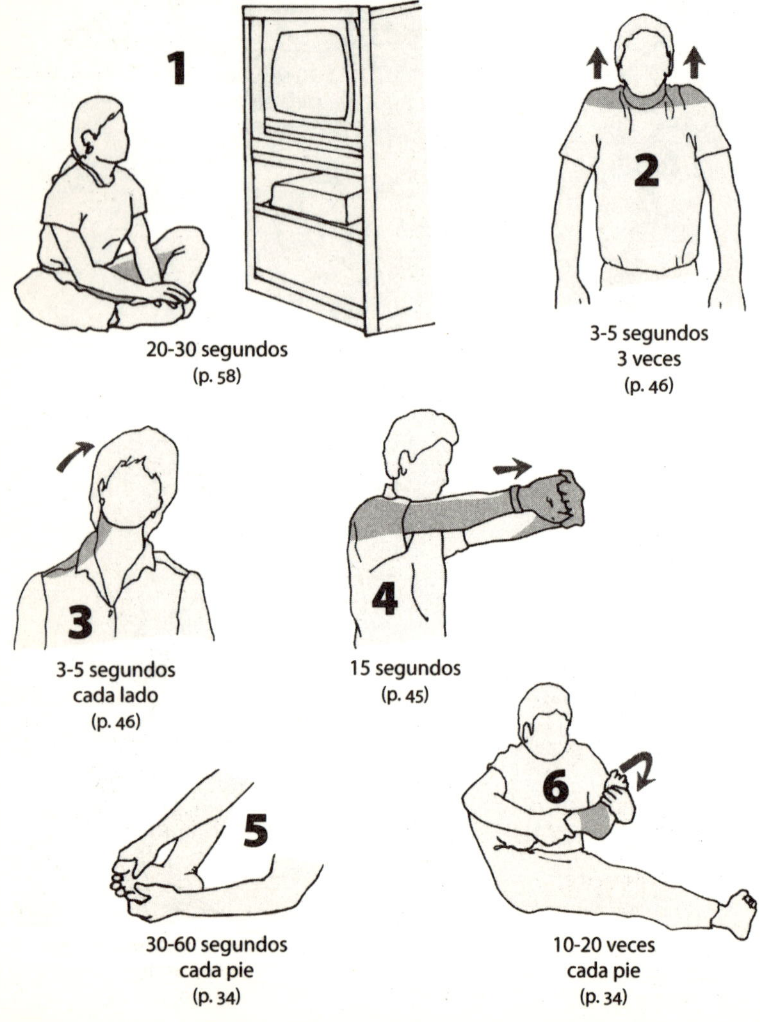

1

20-30 segundos
(p. 58)

2

3-5 segundos
3 veces
(p. 46)

3

3-5 segundos
cada lado
(p. 46)

4

15 segundos
(p. 45)

5

30-60 segundos
cada pie
(p. 34)

6

10-20 veces
cada pie
(p. 34)

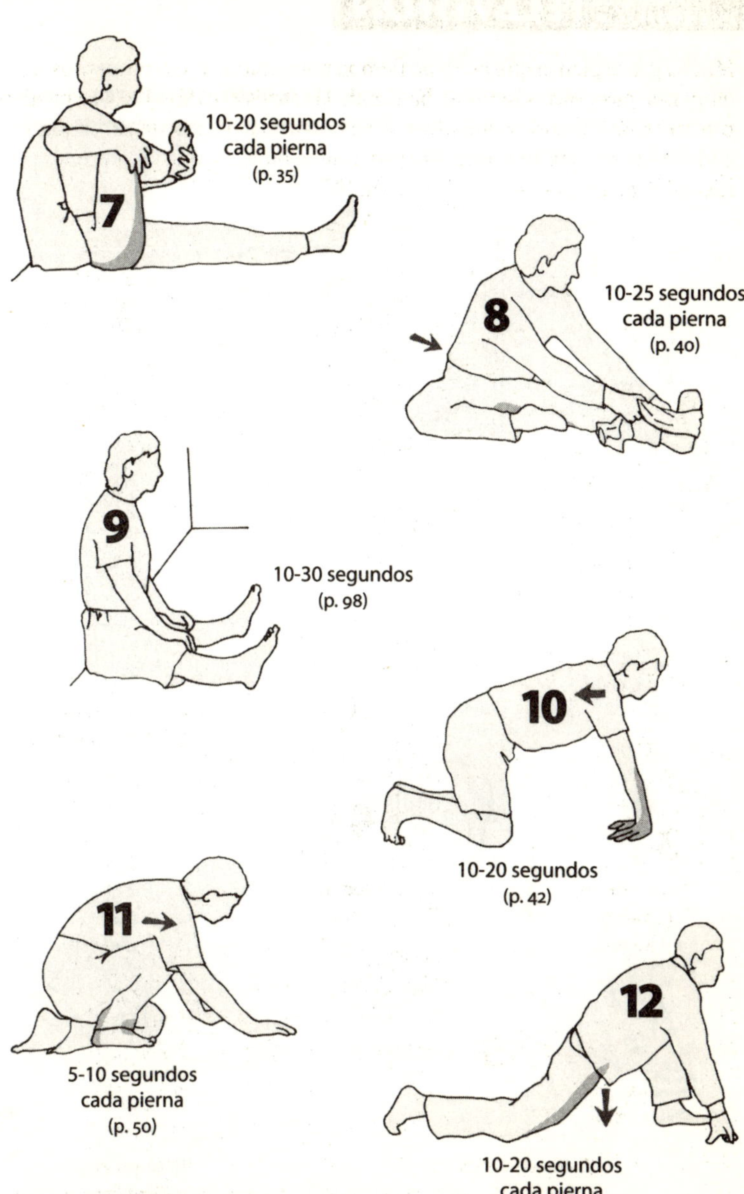

7
10-20 segundos
cada pierna
(p. 35)

8
10-25 segundos
cada pierna
(p. 40)

9
10-30 segundos
(p. 98)

10
10-20 segundos
(p. 42)

11
5-10 segundos
cada pierna
(p. 50)

12
10-20 segundos
cada pierna
(p. 51)

5 MINUTOS APROXIMADAMENTE

Estos estiramientos liberarán el cuerpo de tensión y facilitarán el movimiento al caminar. Calentar unos instantes antes de practicar los ejercicios. Basta con caminar unos minutos.

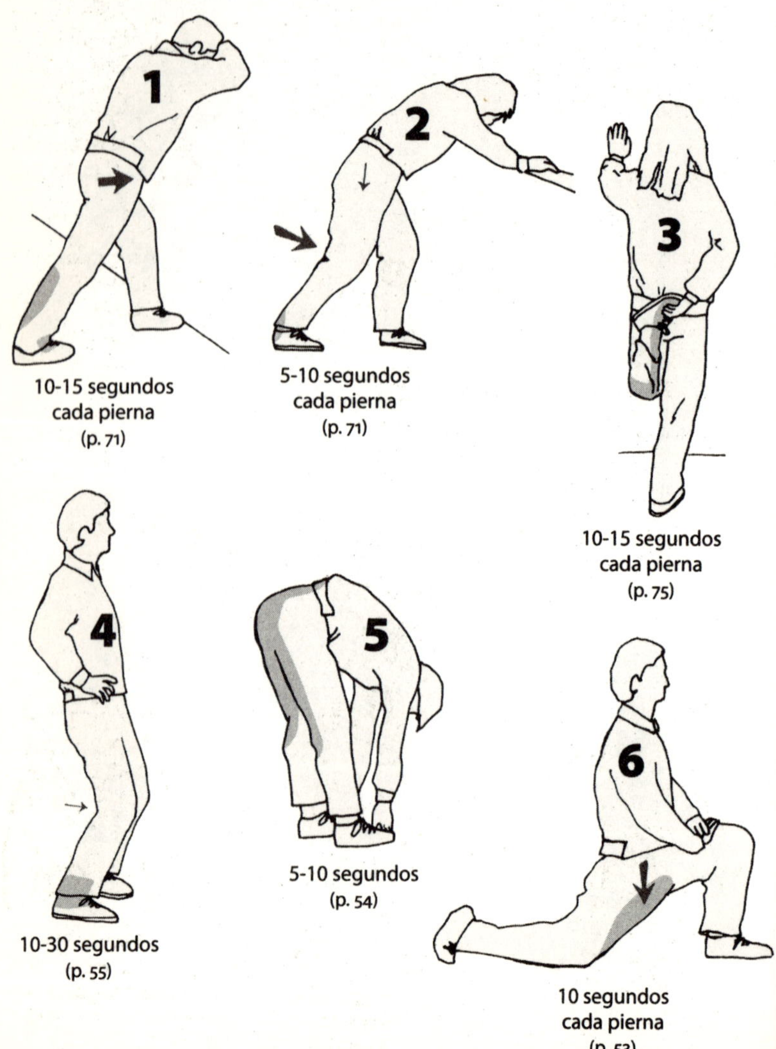

10-15 segundos
cada pierna
(p. 71)

5-10 segundos
cada pierna
(p. 71)

10-15 segundos
cada pierna
(p. 75)

10-30 segundos
(p. 55)

5-10 segundos
(p. 54)

10 segundos
cada pierna
(p. 53)

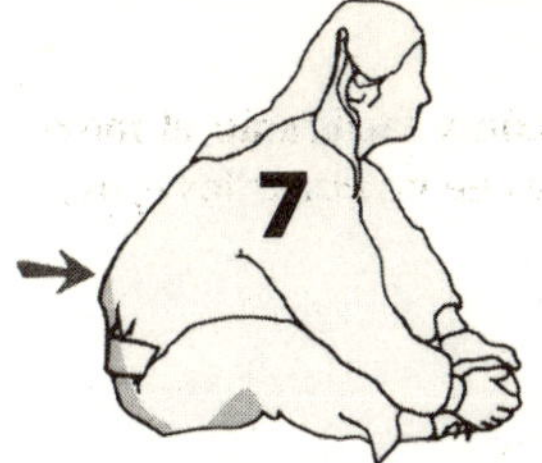

10-15 segundos
(p. 58)

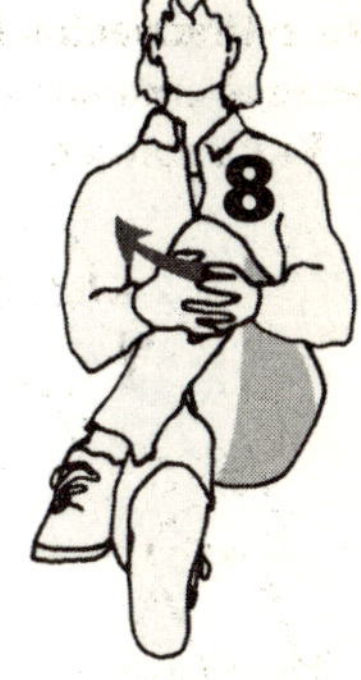

5-10 segundos
cada lado
(p. 61)

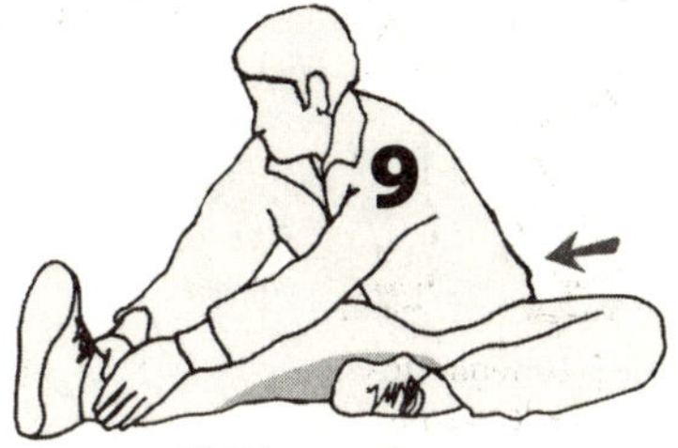

10-15 segundos
cada pierna
(p. 39)

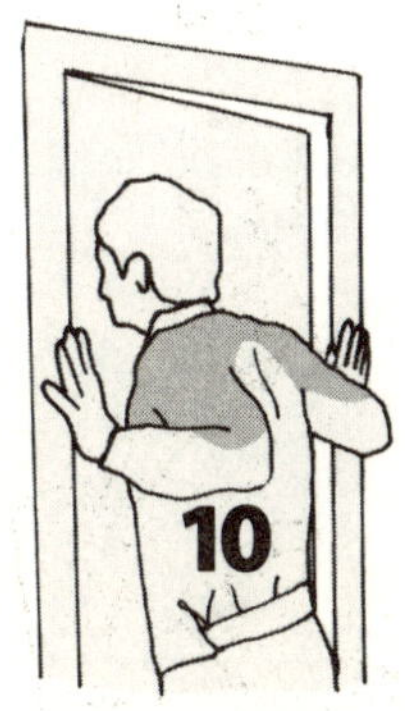

10-20 segundos
(p. 47)

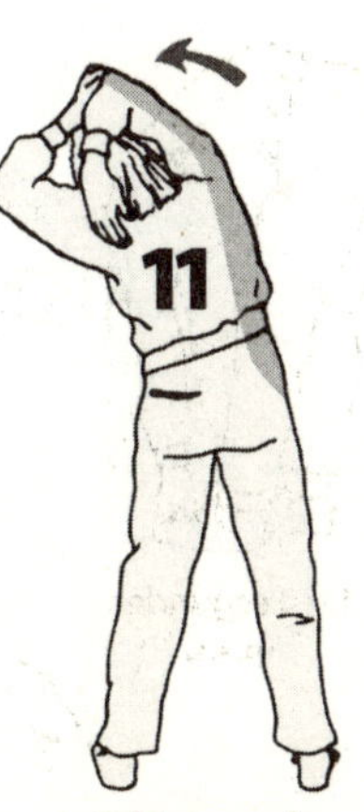

8-10 segundos
cada lado
(p. 44)

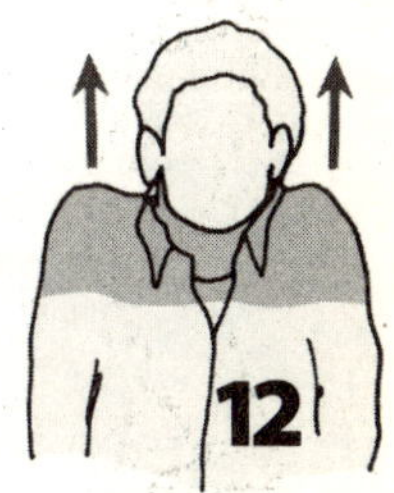

5 segundos
2 veces
(p. 46)

2 MINUTOS APROXIMADAMENTE

Estirar en distintos momentos a lo largo del viaje para que el cuerpo se relaje y se destense.

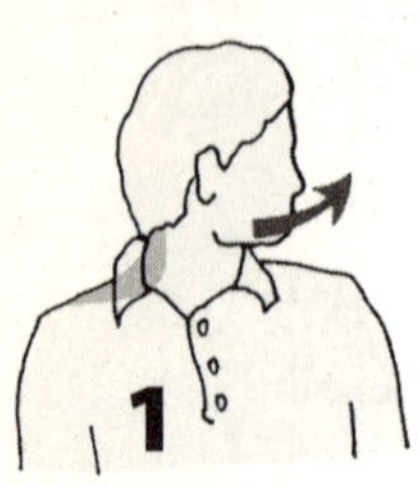

3-5 segundos
cada lado
(p. 92)

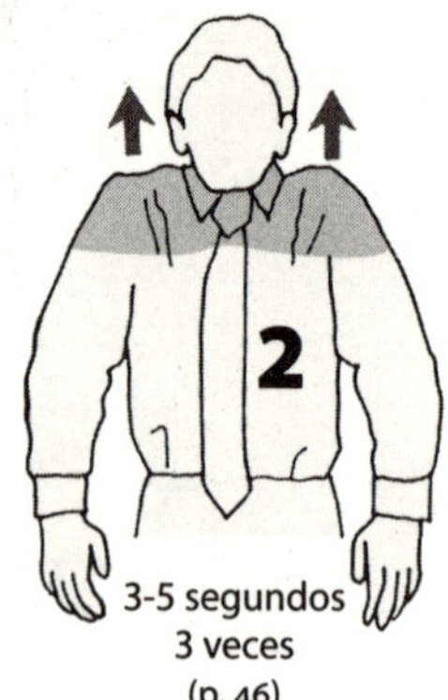

3-5 segundos
3 veces
(p. 46)

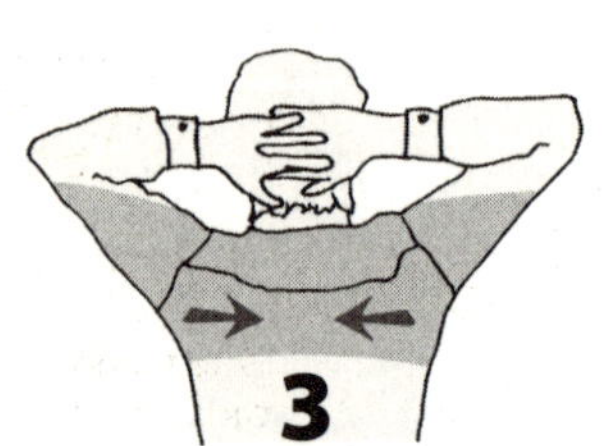

3-5 segundos
(p. 91)

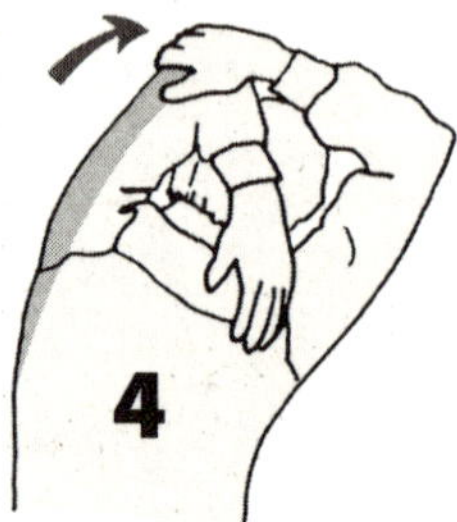

5 segundos
cada lado
(p. 44)

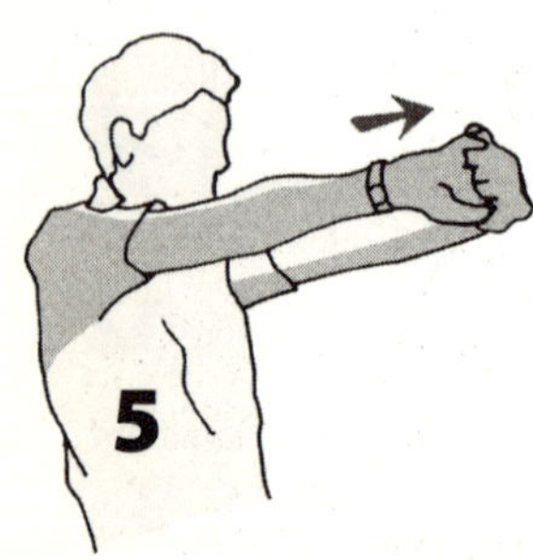

15 segundos
(p. 90)

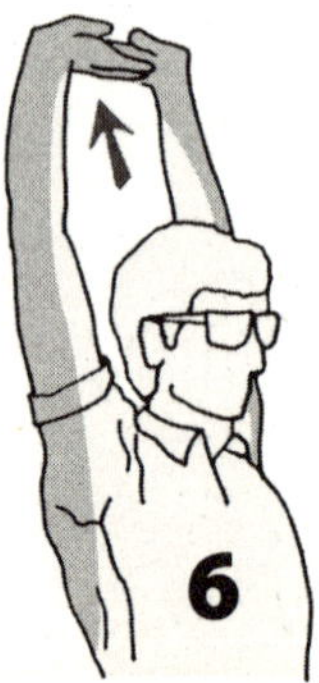

8-10 segundos
(p. 90)

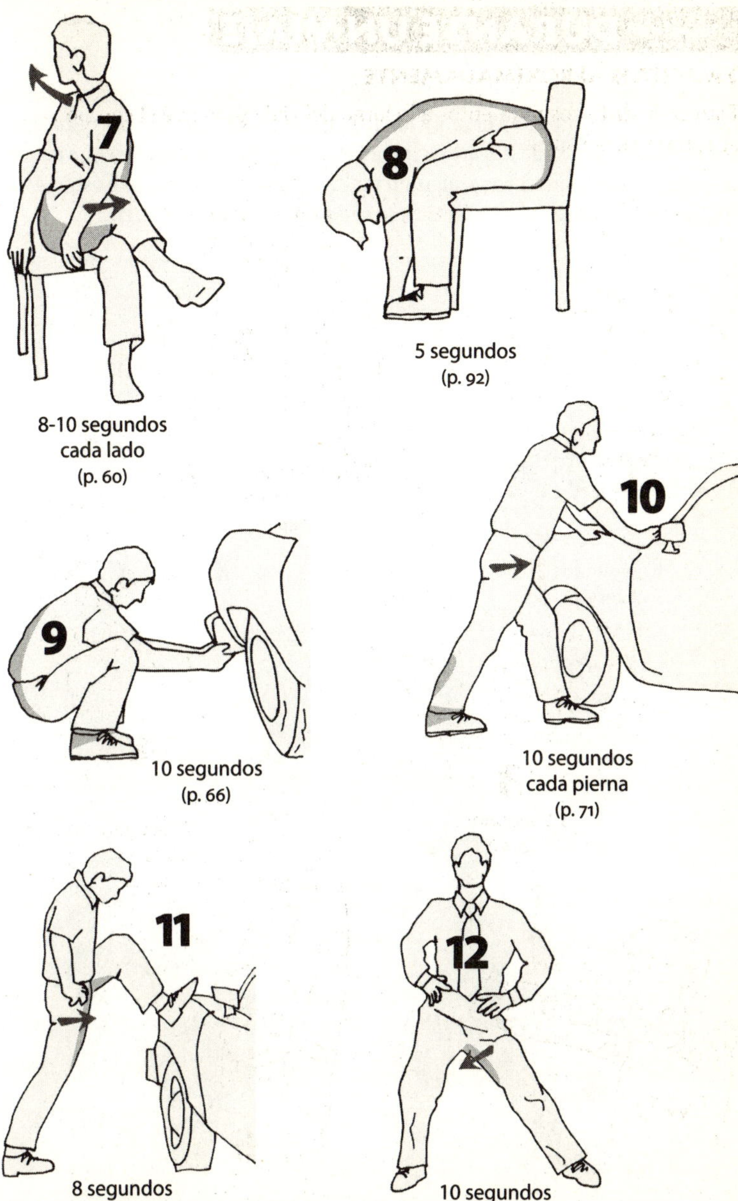

8-10 segundos
cada lado
(p. 60)

5 segundos
(p. 92)

10 segundos
(p. 66)

10 segundos
cada pierna
(p. 71)

8 segundos
cada pierna
(p. 74)

10 segundos
cada pierna
(p. 73)

Aconsejamos fotocopiar esta página para realizar los ejercicios durante los viajes en avión. Estirar en el avión alivia la tensión y la rigidez, y permite llegar al destino en un estado de mayor relajación. No será una sorpresa que el resto de pasajeros se unan si ven a alguien realizar estos ejercicios, que están especialmente indicados para practicarse momentos antes de aterrizar.

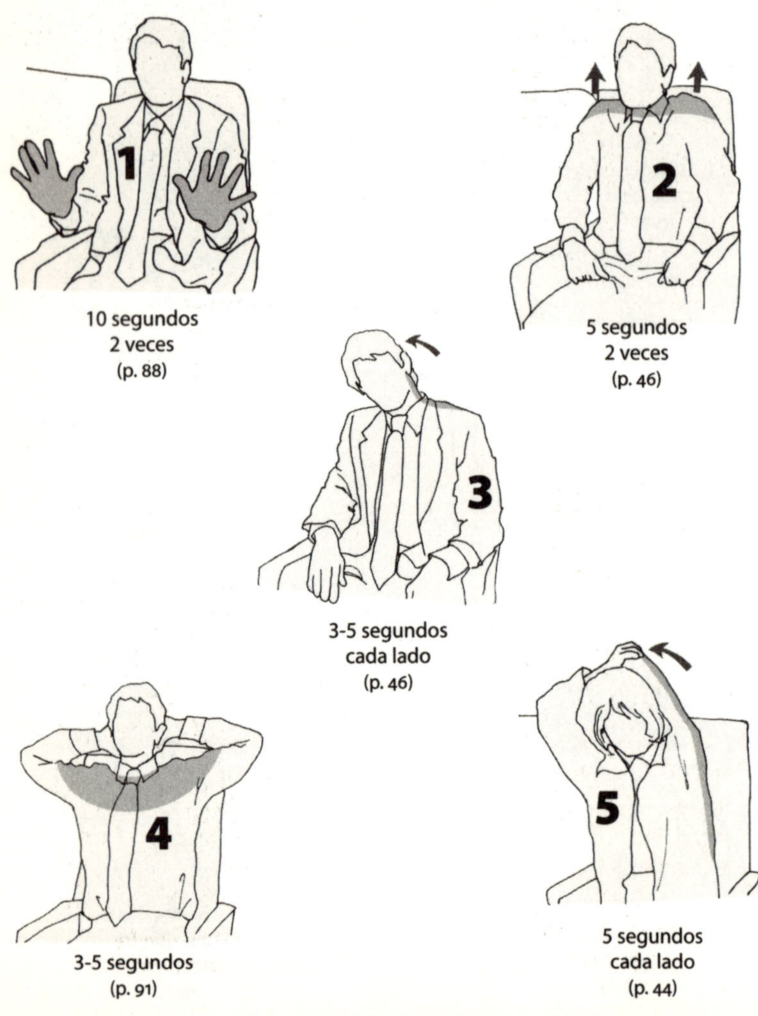

10 segundos
2 veces
(p. 88)

5 segundos
2 veces
(p. 46)

3-5 segundos
cada lado
(p. 46)

3-5 segundos
(p. 91)

5 segundos
cada lado
(p. 44)

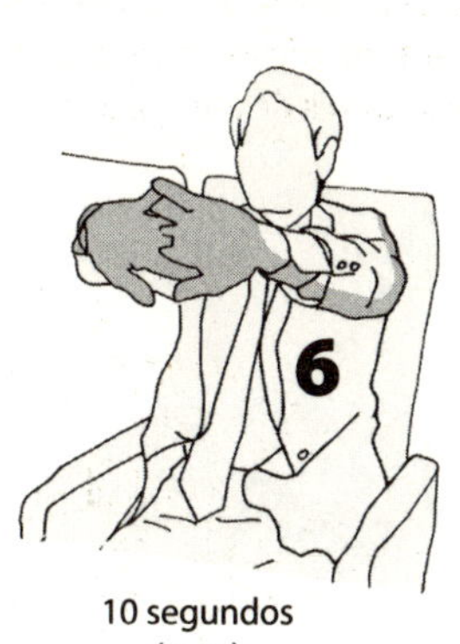

10 segundos
(p. 90)

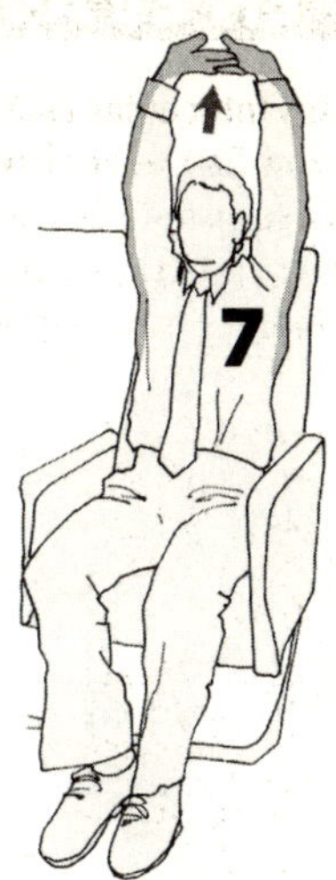

8-10 segundos
(p. 90)

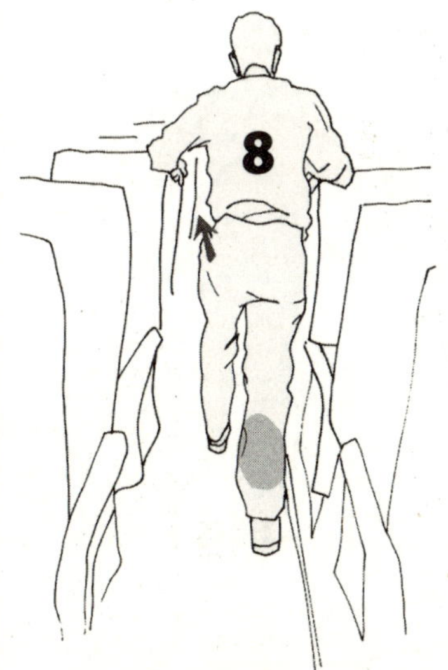

10-12 segundos
cada pierna
(p. 71)

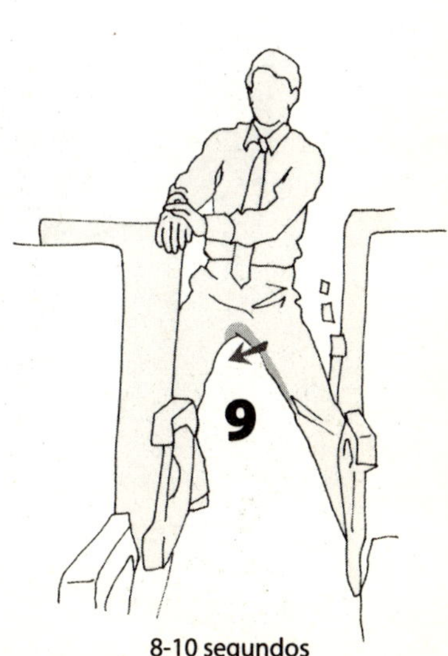

8-10 segundos
cada pierna
(p. 73)

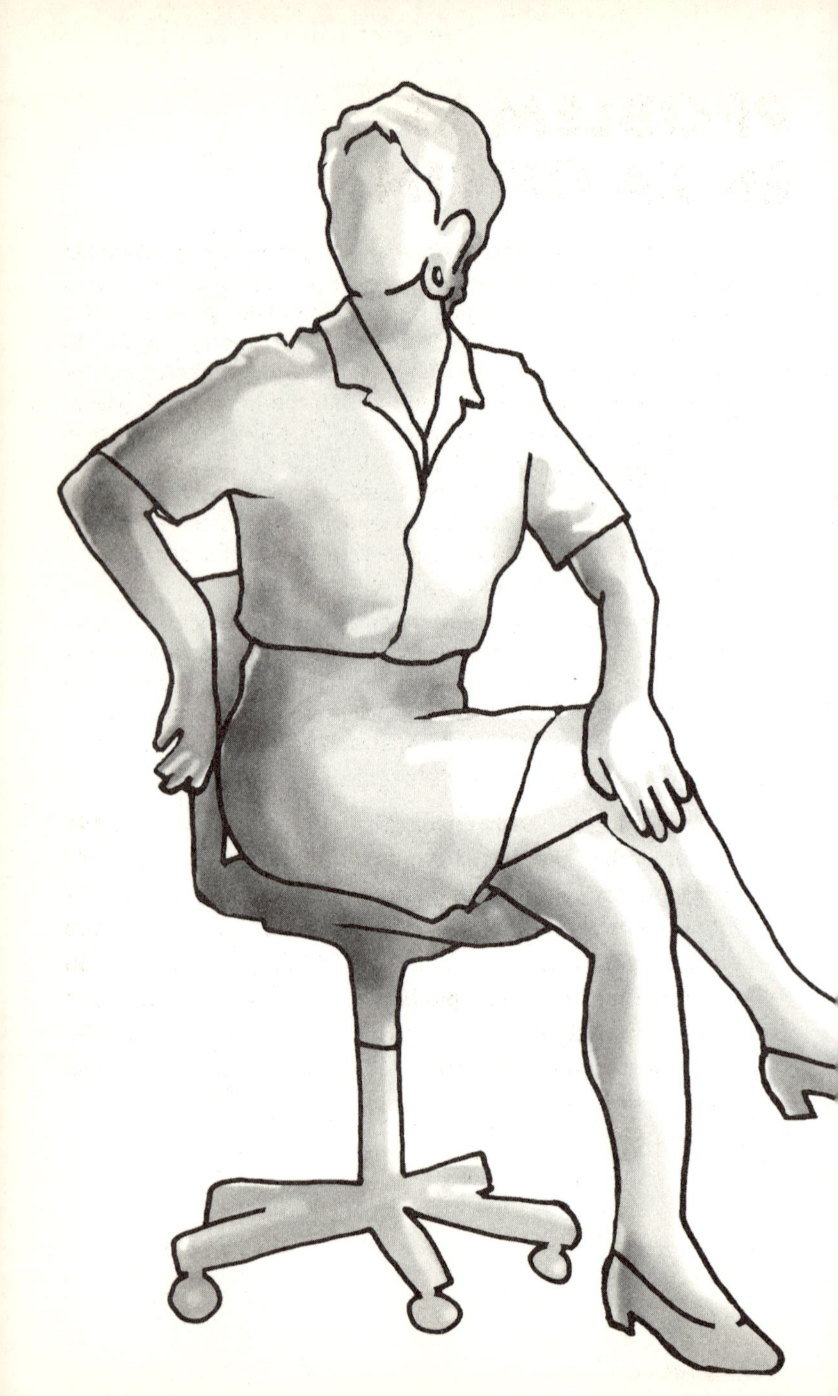

PROBLEMAS EN LA OFICINA

En esta sección del libro trataremos los problemas que pueden surgir del trabajo sedentario de oficina, y, muy especialmente, la rigidez, el dolor, e incluso las lesiones que pueden producirse tras pasar mucho tiempo ante un ordenador. Permanecer muy quieto durante largos períodos es algo reciente en la vida cotidiana. Incluso las máquinas de escribir que se usaban antes que los ordenadores requerían algo de movimiento: la colocación física del papel en la máquina de escribir, el giro de la perilla del rodillo, el trabajo de la palanca de liberación del transporte, etcétera. Los ordenadores han eliminado estos movimientos, así como el correo electrónico ha sustituido las entregas de cartas a la oficina de correos o, incluso, la apertura manual de cartas.

Las primeras cuatro páginas contienen consejos simples para aliviar la rigidez muscular y para mejorar la circulación sanguínea durante las horas de oficina. Las siguientes ocho páginas ofrecen rutinas de estiramiento para los trabajadores de oficina. Puedes fotocopiar algunas de estas rutinas (para guardarlas en tu mesa o colgarlas cerca de la fotocopiadora o de la impresora).

PROBLEMAS EN LA OFICINA

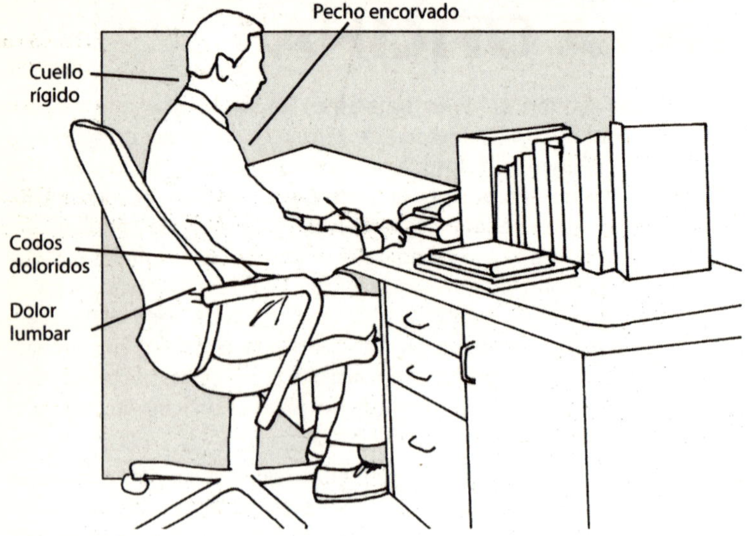

Una posición típica ante la mesa de trabajo

Con tanta gente sentada que trabaja con ordenadores hay problemas evidentes:

- Las lesiones por esfuerzo repetitivo —LER— (como el síndrome del túnel carpiano y la tendinitis) son las más numerosas de las relacionadas con el lugar de trabajo. Las largas horas de sesión y de mantener posiciones fijas producen problemas musculares y circulatorios para muchos.
- Problemas de la muñeca (incluido el síndrome del túnel carpiano), de cuello y de hombros, dolor de espalda, rigidez muscular y articulaciones entumecidas son dolencias comunes si se trabaja con ordenadores.
- El cuerpo humano no fue diseñado para pasar largos períodos sentado. Estarse quieto durante horas es un fenómeno relativamente reciente.

Veamos los problemas del trabajo de oficina con ordenadores.

- **Dolor de espalda.** Cuando se permanece largo tiempo sentado, la columna vertebral tiende a comprimirse. Si la postura es incorrecta, la gravedad acentúa el problema, lo que puede terminar desencadenando molestias de espalda.
- **Músculos rígidos.** Estar mucho tiempo sin moverse puede producir dolor en cuello y hombros.

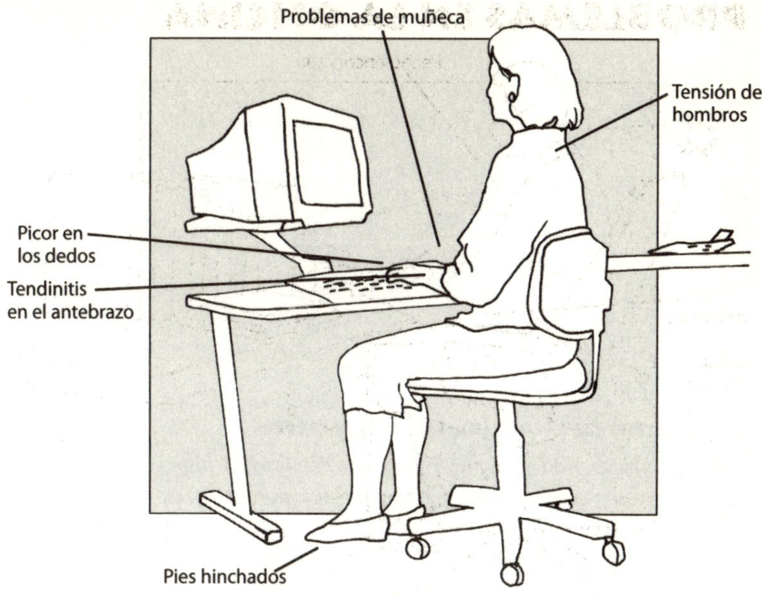

Una unidad de trabajo típica

- **Articulaciones entumecidas.** La inactividad puede hacer que las articulaciones se entumezcan. El movimiento es más difícil e incluso doloroso.
- **Mala circulación.** Cuando se está sentado y quieto, la sangre tiende a acumularse en la parte baja de piernas y pies y no circula bien por el cuerpo.
- **Tensión y estrés.** La concentración mental intensa puede producir tensión física (rigidez y dolor), que puede, a su vez, conducir al estrés mental: un ciclo debilitador. La tensión facial y la rigidez de las mandíbulas pueden provocar dolores de cabeza.

Muchos de estos problemas pueden solucionarse con la ergonomía, la ciencia que estudia el tipo y el posicionamiento ideal del equipamiento de la oficina con relación al cuerpo. De todos modos tu cuerpo sigue sufriendo los efectos de largos períodos de inactividad y de permanecer sentado.

Lesiones electrónicas

El uso de los teclados y los ratones de los ordenadores ha provocado gran cantidad de lesiones, que se presentan más rápidamente cuando además hay un mal uso de los teclados y malas posturas ante la mesa de trabajo, que provocan un estrés innecesario de los tendones y nervios de las manos, las muñecas, los brazos e incluso los hombros y el cuello.

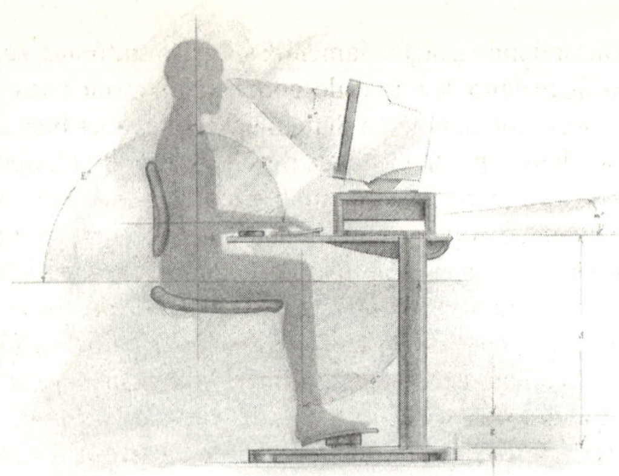

Síndrome del túnel carpiano y otros

Puede que haya oído el término *síndrome del túnel carpiano* (STC). Sin embargo, representa solo un pequeño y peligroso porcentaje de las lesiones de mecanografiado. La enfermedad de DeQuervain, que implica dolor agudo en la unión de pulgar y muñeca, es un problema más común (aunque menos conocido) que el STC. Hay varios tipos de tendinitis (hombro, antebrazo, etc.), diferentes formas de nervios dañados, problemas en los hombros por sostener el teléfono con un hombro alzado al teclear el ordenador, problemas de codo y muñeca por usar el ratón, disminución de la circulación en los dedos, y diferentes tipos de artritis que pueden ser agravados por el estrés acumulativo. Todos son problemas serios y pueden causar gran dolor e incapacidad permanente. Hay quien ha tenido que abandonar profesiones dependientes del ordenador por estos problemas.

Cosas que observar

- Tirantez, incomodidad, rigidez, o dolor en manos, muñecas, dedos, antebrazos o codos.
- Picor, frío o entumecimiento de las manos.
- Torpeza o pérdida de fuerza y coordinación en las manos.
- Dolor recurrente en cuello y hombros.
- Dolor que le despierta por la noche.

Si tienes estos síntomas...

Ocasionalmente, todos padecemos dolores o molestias que desaparecen en uno o dos días. Pero si tienes problemas recurrentes por usar el ordenador, corre —no camines— hacia tu médico *ya*. Un diagnóstico precoz es vital para limitar el daño y puede ahorrarte un sinfín de sufrimientos.

No estarás reaccionando exageradamente: si tienes síntomas, seguramente ya has sufrido algún daño. Tratando de ignorar el dolor solo conseguirás acabar teniendo una lesión más grave. Si tu médico no conoce bien el STC, procura encontrar alguno que sí que tenga experiencia en esta lesión, y atiende sus consejos y consúltase sobre cualquier terapia o «solución» que quieras adoptar. No hay una recuperación rápida en esta dolencia. Ninguna férula o soporte para la muñeca, ningún teclado ergonómico ni ninguna fórmula para mantener la espalda rígida servirá si se vuelve al trabajo a toda velocidad estando aún lesionado. Incluso una operación del túnel carpiano puede convertirse en un dolor de espalda posterior si la cirugía no va acompañada luego de un cambio en las técnicas y hábitos de trabajo. La curación ocurrirá, pero hay que ser conscientes de que será cosa de meses y no de días.

El término *ergonomía* proviene de las palabras griegas *ergos* («trabajo») y *nomos*, («estudio de» o «leyes naturales de»). La ciencia de la ergonomía se remonta a la década de los cuarenta, pero hasta los últimos diez años no se ha convertido en un término conocido. Esto se debe a la reciente epidemia de lesiones relacionadas con el trabajo de oficina y la gran cantidad de información y equipamiento diseñados para solucionar estos problemas.

La ergonomía de la oficina es la ciencia que provee muebles, útiles y equipamiento que mejoran la comodidad, la seguridad y la salud del trabajador de oficina. A continuación se detallan algunos de sus elementos básicos:

- **El teclado** debe estar a una altura en que antebrazos, muñecas y manos estén alineados al teclear, paralelo al suelo o ligeramente inclinado hacia abajo desde el codo hacia la mano; las manos nunca estarán dobladas hacia atrás. La base o mesa donde se apoya el teclado debe ser ajustable. Se pueden encontrar muchos teclados «ergonómicos», muchos de ellos bastante inusuales.

- **El ratón** debe estar a una altura en que tu brazo, muñeca y mano estén alineados en una posición «neutral». Es mejor si la base o mesa donde se apoya el ratón es ajustable.

- **Las muñecas,** mientras estás tecleando, no deben apoyarse en nada y no deben doblarse hacia arriba, hacia abajo o hacia un lado. Son tus brazos los que deben mover tus manos y, en vez de dejar descansar las muñecas, deberías estirarte para pulsar las teclas. (Existen accesorios para descansar las manos, pero solo durante las pausas, no *mientras* estás tecleando.)

- **La silla** debe ser cómoda y ajustable. Disponla de modo que tus muslos estén o paralelos al suelo o formando un pequeño ángulo hacia abajo desde las caderas a las rodillas. Debes sentarte erguido, ni recostado ni estirado hacia delante para llegar a las teclas. Permanece relajado. Cualquier posición o ángulos extraños en el cuerpo es perjudicial.

Software de reconocimiento de voz

- Programas informáticos como Dragon NaturallySpeaking para Windows y MacSpeech Dictate para Mac permiten escribir sin necesidad de teclado. En los últimos años se ha avanzado lo suficiente y son una alternativa viable al teclado convencional. Representan un avance revolucionario.

Consejos adicionales

- **Cambia de posición frecuentemente.** Durante la jornada laboral, el movimiento es importante. Es posible que quieras ajustar el ángulo o altura de tu silla después de unas horas o que quieras levantarte tras estar sentado durante mucho tiempo. De hecho, se ha verificado que la posición de trabajo menos estresante es aquella en la que el individuo pueda «sentarse y levantarse» más que «sentarse o levantarse».

- **No aporrees las teclas.** Usa un toque ligero.

- **Usa las dos manos** para efectuar las operaciones de doble tecla, tales como Ctrl+P, Ctrl+C o Alt+F, en vez de retorcer una mano para realizarlas. Mueve toda la mano para pulsar las teclas de función con tus dedos en vez de estirarte para alcanzarlas.

- **Sostén el ratón con suavidad.** No lo agarres con dureza ni lo estrujes. Colócalo en un sitio donde no tengas que estirarte hacia arriba o demasiado lejos para alcanzarlo (lo mejor es que esté junto al teclado). Mejor aún: aprende y usa los comandos equivalentes del teclado siempre que sea posible, ya que ningún aparato para señalar está libre de riesgo. Incluso los ratones táctiles provocan lesiones en los usuarios.

- **Mantén tus manos y brazos calientes.** Los músculos y tendones fríos tienen mucho más riesgo de lesión por sobrecarga, y muchas oficinas abusan del aire acondicionado.

- **Descansa.** Cuando pares de teclear por un rato, deja reposar las manos en el regazo y/o a los lados en vez de dejarlas sobre el teclado.

- **Estírate.** Estírate con frecuencia a lo largo del día (v. pp. 134-141).

- **Muévete.** Levántate y muévete siempre que puedas. Si es posible, camina para hablar con un colega próximo en vez de usar el teléfono. Prueba a usar las escaleras (al menos para algunos pisos) en vez del ascensor.

- **Haz pausas.** Estar completamente quieto es mortífero. Algunos expertos sugieren una pausa de 10 segundos cada 3 minutos, otros sugieren 1 minuto de pausa cada 15 minutos, 5 minutos cada media hora, o una pausa de 15 minutos cada 2 horas, etcétera. Puedes estirarte y/o moverte un poco durante estas pausas.

¿Qué pueden hacer los estiramientos?

- *Si no estás lesionado*, usa los estiramientos de las páginas 146 a 153 como medicina preventiva. Son estiramientos de hombros, cuello, brazos, manos y muñecas. Estírate regularmente durante el día y serás capaz de evitar las LTR.
- *Si estás lesionado*, lleva este libro a tu médico y pregúntale qué programas de estiramientos puedes seguir. El índice de estiramientos de las páginas 244-246 puede usarse para confeccionar series de estiramientos a medida, según tus condiciones particulares.
- En las páginas 146-153 se describen ocho series de estiramientos específicas para las personas que trabajan en una oficina y con ordenadores, y que quieren minimizar los efectos que dicho trabajo sedentario puede tener sobre sus cuerpos.

Curarse lleva tiempo

Si tienes una lesión por tensión reiterada, no esperes una cura instantánea. Muchas personas han mejorado su estado y condición física solo después de unos meses siguiendo buenos principios ergonómicos y estirándose regularmente.

PUESTA EN MARCHA

TIEMPO REQUERIDO: 1 MINUTO

He aquí una buena manera de empezar el día. Mientras tu ordenador arranca, haz estos estiramientos para distenderte y prepararte para el trabajo. Pon en marcha tu cuerpo mientras se pone en marcha tu ordenador.

• Relájate.
• Concéntrate en los músculos que estás estirando.

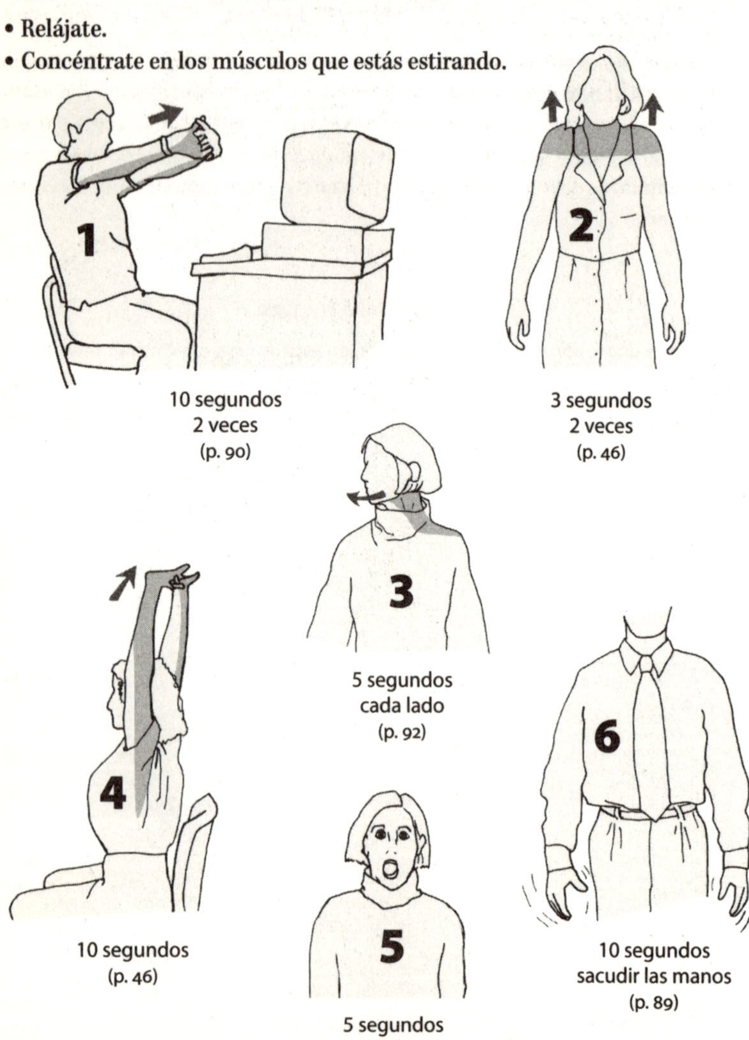

1 — 10 segundos / 2 veces / (p. 90)

2 — 3 segundos / 2 veces / (p. 46)

3 — 5 segundos / cada lado / (p. 92)

4 — 10 segundos / (p. 46)

5 — 5 segundos / (p. 93)

6 — 10 segundos / sacudir las manos / (p. 89)

TIEMPO REQUERIDO: 76 SEGUNDOS

Trabajar con un teclado toda la jornada, día tras día, supone un desgaste físico. Las lesiones por tensión reiterada (LTR) causadas por el uso del ratón o del teclado han aumentado mucho. El programa que sigue está ideado para los operadores de teclado y sus problemas potenciales o manifiestos.

- Si estás lesionado, acude a un médico (preferentemente a uno con experiencia en LTR) para que te aconseje sobre qué estiramientos te ayudarán.
- Si en estos momentos no estás lesionado, practica estos estiramientos a lo largo del día como medicina preventiva.
- *Consulta las páginas 140-145 para informarte sobre las LTR.*

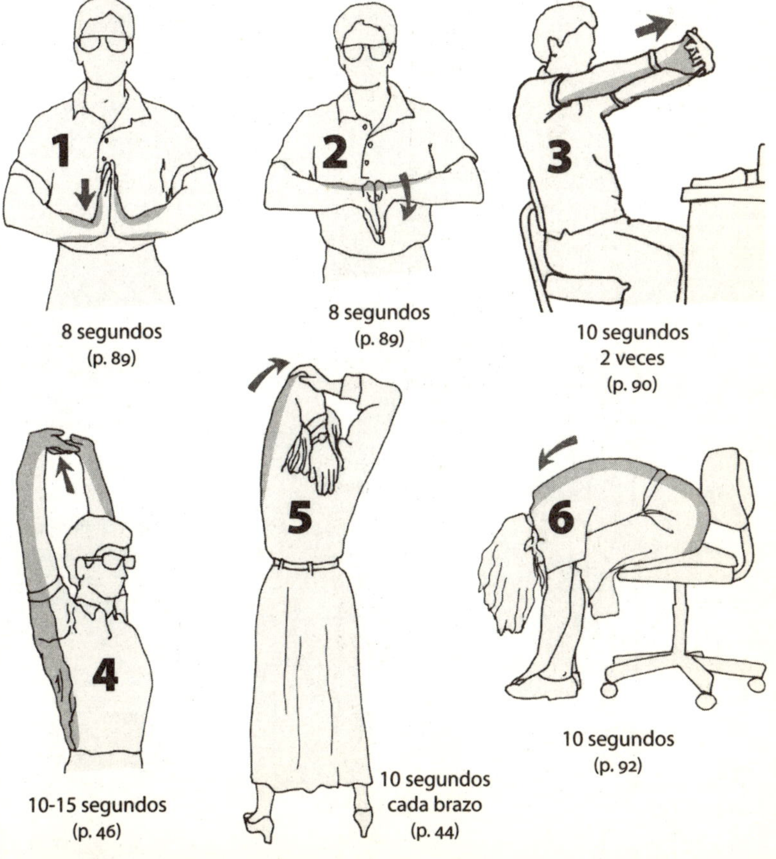

8 segundos
(p. 89)

8 segundos
(p. 89)

10 segundos
2 veces
(p. 90)

10-15 segundos
(p. 46)

10 segundos
cada brazo
(p. 44)

10 segundos
(p. 92)

TIEMPO REQUERIDO: 105 SEGUNDOS

Concentrarse en imágenes produce tensión en el cuerpo y en los ojos. Usar un estilete con una paleta de dibujo puede producir problemas en dedos y muñecas. Realiza pausas frecuentes para hacer estos estiramientos o practícalos mientras estás esperando a que el ordenador procese información.

- Mira el índice de estiramientos de las páginas 244 y 246 para otras ideas.
- También puedes hacer algunos ejercicios o dar una vuelta.

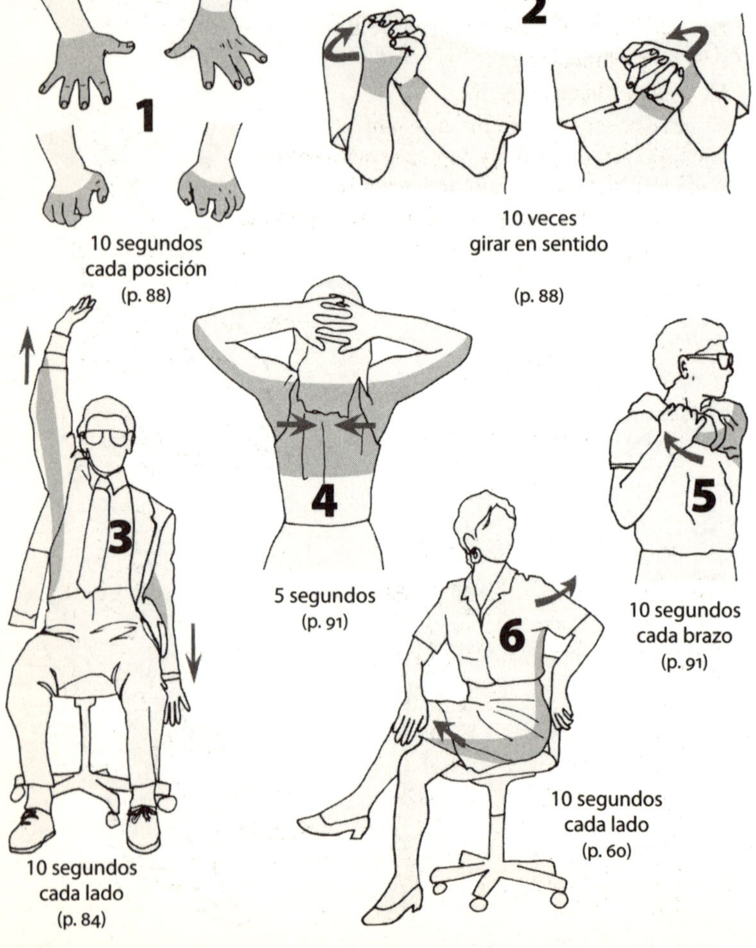

10 segundos
cada posición
(p. 88)

10 veces
girar en sentido

(p. 88)

5 segundos
(p. 91)

10 segundos
cada brazo
(p. 91)

10 segundos
cada lado
(p. 84)

10 segundos
cada lado
(p. 60)

   Estirándose (edición bolsillo) © 2015 Bob y Jean Anderson. Shelter Publications, Inc.

Todo el mundo conoce los efectos físicos de las reuniones: somnolencia, rigidez, dolor de espalda y piernas... Prueba un par de estiramientos durante una reunión para contrarrestar los efectos de estar sentado. Intenta aleccionar a otras personas en las reuniones sobre la importancia de estirarse. ¡No es algo tan extraño!

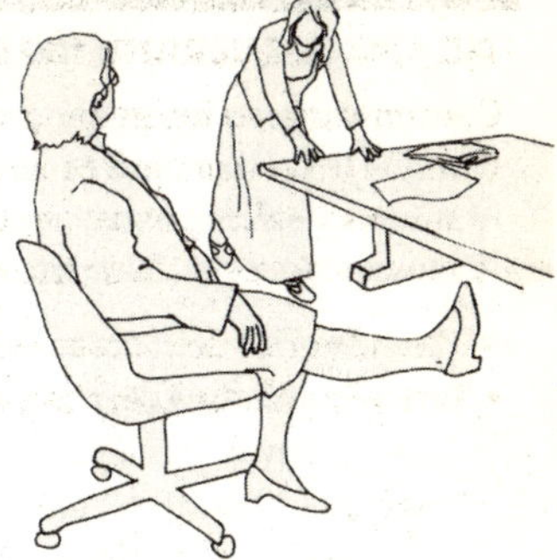

- Haz estos estiramientos en cualquier orden.
- Respira profundamente.
- Mantén una buena postura.
- De vez en cuando tensa tus músculos abdominales, empuja el estómago hacia dentro y aguanta la posición. Entonces relájate.
- Consulta el índice de estiramientos en las páginas 244 y 246 para obtener otras ideas.

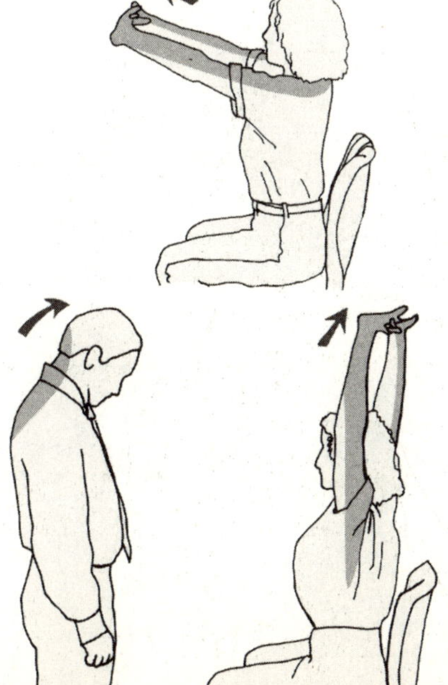

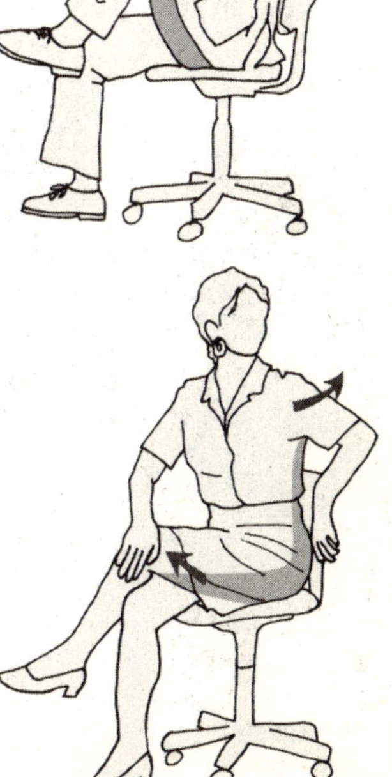

TIEMPO REQUERIDO: 1 MINUTO

Siempre estarás esperando a que algo se cargue cuando estás *online*, porque aunque las conexiones cada vez son más y más rápidas, también los archivos son más y más extensos. Estos estiramientos son para la parte superior de tu cuerpo, especialmente cuello, hombros y muñecas.

- Cuando estés conectado y no uses el teclado o el ratón, puedes practicar los estiramientos de la parte superior del cuerpo con ambos brazos.
- Cuando hayas seguido el programa un par de veces, te sabrás los estiramientos de memoria; hazlos frecuentemente mientras estás conectado.

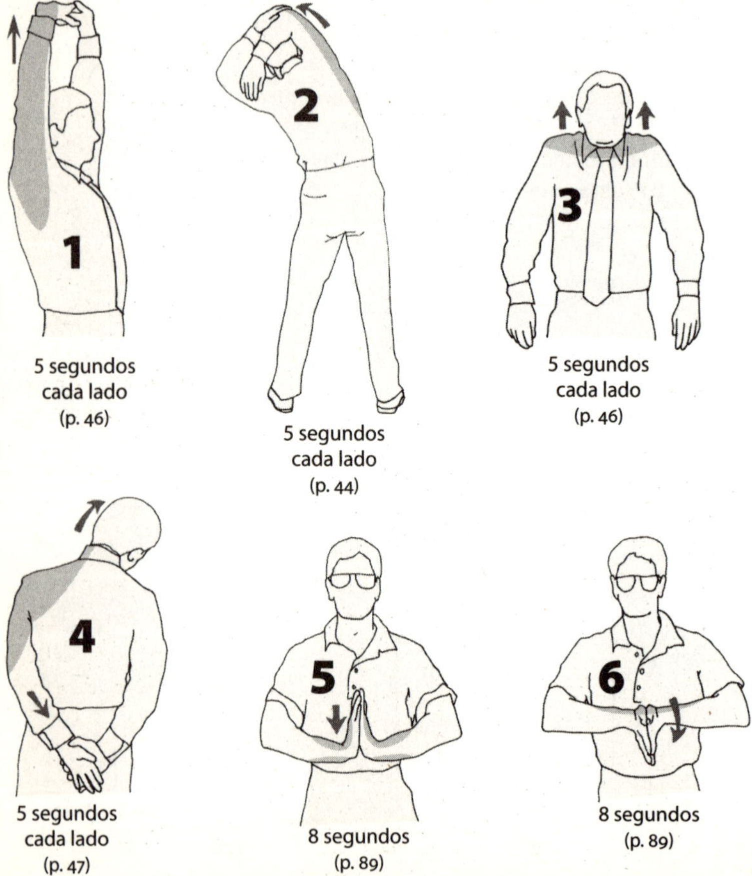

5 segundos
cada lado
(p. 46)

5 segundos
cada lado
(p. 44)

5 segundos
cada lado
(p. 46)

5 segundos
cada lado
(p. 47)

8 segundos
(p. 89)

8 segundos
(p. 89)

     Estirándose (edición bolsillo) © 2015 Bob y Jean Anderson. Shelter Publications, Inc.

EN LA FOTOCOPIADORA

(O ESTIRAMIENTOS ESPERANDO EN LA IMPRESORA)

He aquí una oportunidad para estirarte mientras esperas. Es un extra: ¡no ocupa tiempo adicional!

- Estírate mientras esperas las copias. Haz cualquiera de los estiramientos del libro mientras haces copias. ¡Sé creativo!
- Copia esta página en la fotocopiadora (!) y cuélgala en la pared junto a la máquina.

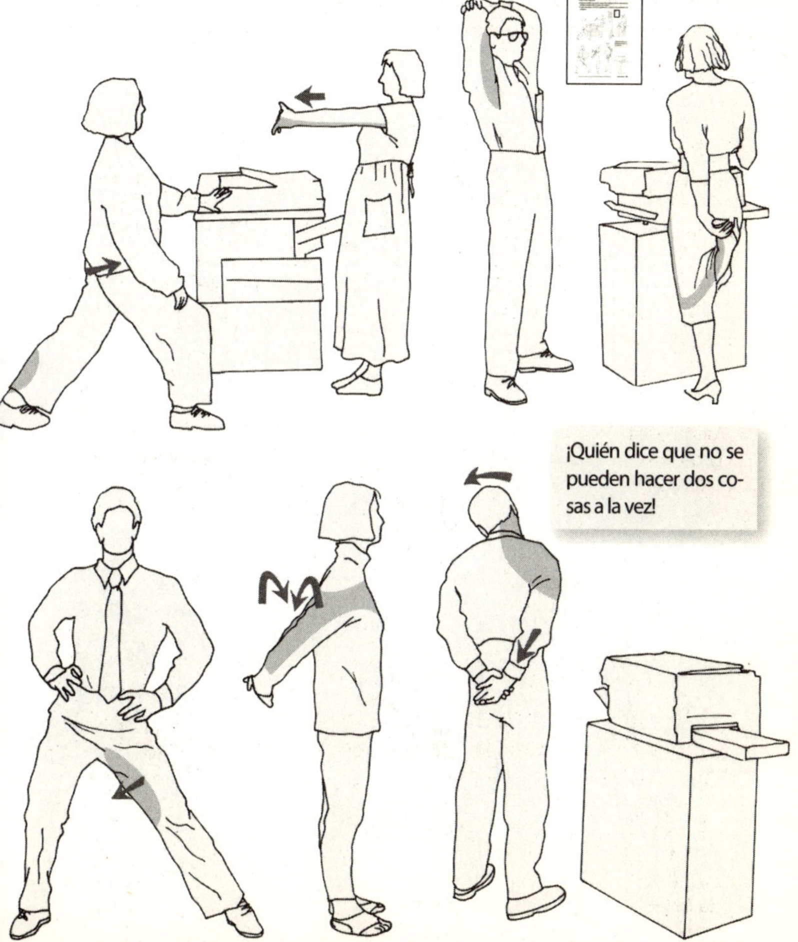

¿Cuánto tiempo pasas al teléfono? Todos estos estiramientos pueden practicarse con él en la mano. Con un auricular son incluso más fáciles.

- Haz una copia de esta página y guárdala junto a tu teléfono.
- Repasa el índice de estiramientos *(v. pp. 244-246)* para obtener más ideas sobre otros estiramientos que se pueden hacer al teléfono.

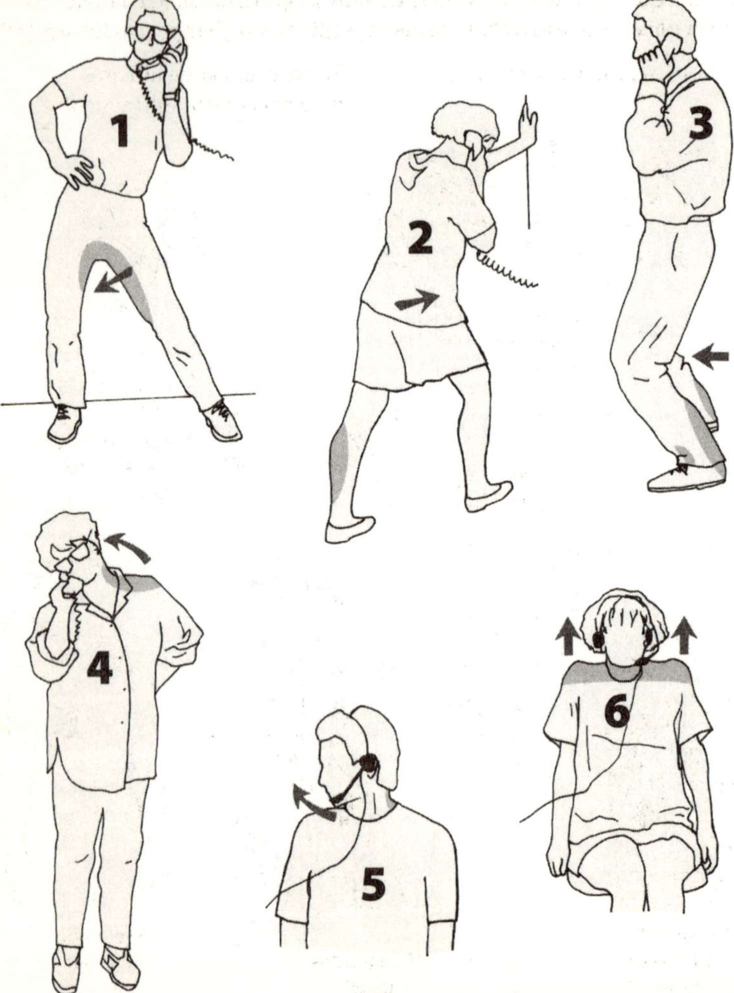

   Estirándose (edición bolsillo) © 2015 Bob y Jean Anderson. Shelter Publications, Inc.

TIEMPO REQUERIDO: 96 SEGUNDOS

- ¿Has tenido un día duro?
- ¿Te ha dado problemas el ordenador?
- ¿Asistirás a una reunión importante?
- ¿Necesitas relajarte?

Durante el día, inevitablemente llegan esos momentos en que el cuerpo nos señala que tiene una sobredosis de estrés. No permitas que la tensión se acumule y arruine tu trabajo. Sigue tu propio ritmo. ¡Haz pausas frecuentes!

- Respira profundamente.
- Tómate un par de minutos para hacer estos estiramientos.

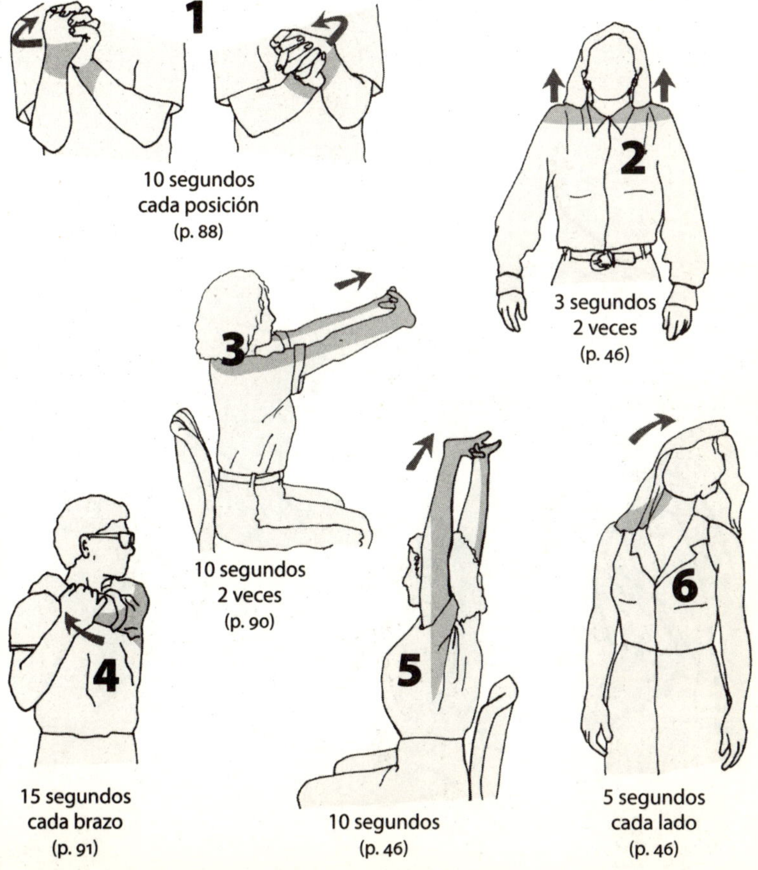

1 — 10 segundos cada posición (p. 88)

2 — 3 segundos 2 veces (p. 46)

3 — 10 segundos 2 veces (p. 90)

4 — 15 segundos cada brazo (p. 91)

5 — 10 segundos (p. 46)

6 — 5 segundos cada lado (p. 46)

Deportes y actividades

En esta sección se describen series de estiramientos para practicar antes y después de distintos deportes y actividades, organizados alfabéticamente.

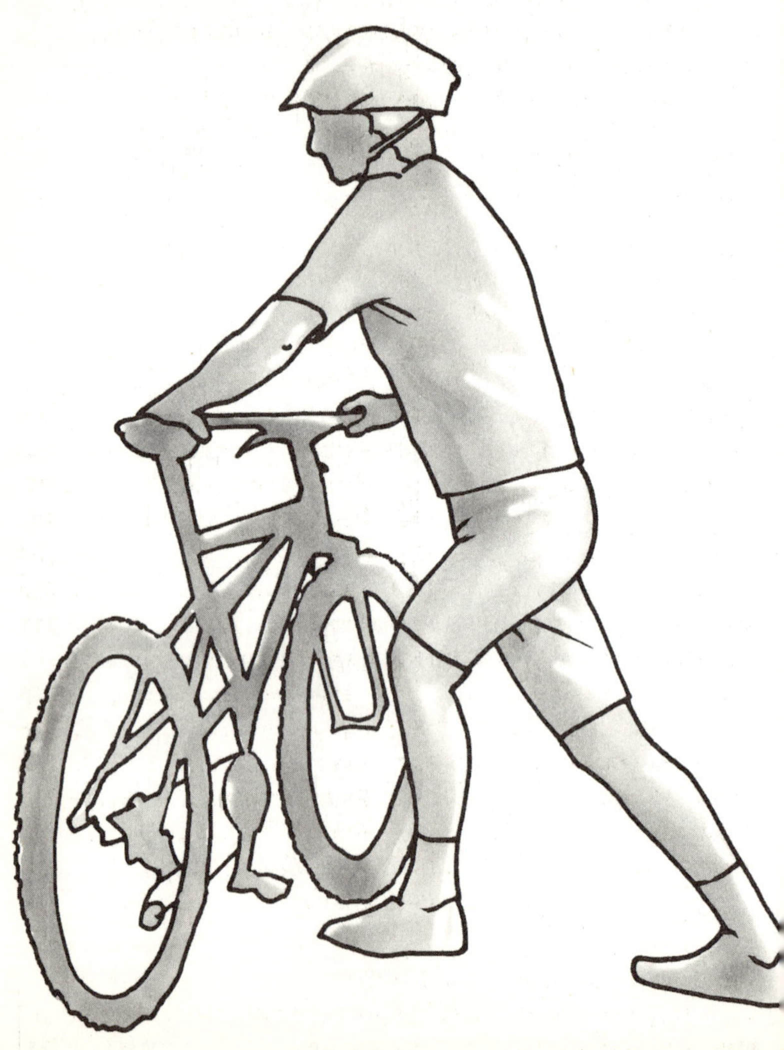

Siempre que se realice un estiramiento por primera vez, deben leerse las instrucciones específicas. (Véase página de referencia debajo de cada estiramiento.) Después de seguir las instrucciones varias veces, será más fácil practicar el ejercicio correctamente sin consultar el libro. Bastará con observar las ilustraciones.

Calentamiento: En el caso de los deportes más dinámicos (correr, fútbol, etcétera), hay que realizar un breve calentamiento antes de los estiramientos (correr despacio 3-5 minutos moviendo mucho los brazos, por ejemplo). (*V. p. 14:* «Calentar y enfriar».)

Para profesores y entrenadores: Estas series sirven de guía, pero se pueden completar añadiendo o suprimiendo estiramientos para adecuarlas a las necesidades específicas y al tiempo disponible.

Nota: Asegurarse de leer «Cómo practicar estiramientos», en las páginas 12-13, antes de realizar estas series.

4 MINUTOS APROXIMADAMENTE

Calentar suavemente 2-3 minutos antes de estirar.

Miniserie:
1, 2, 3, 4, 5
2 minutos
aproximadamente

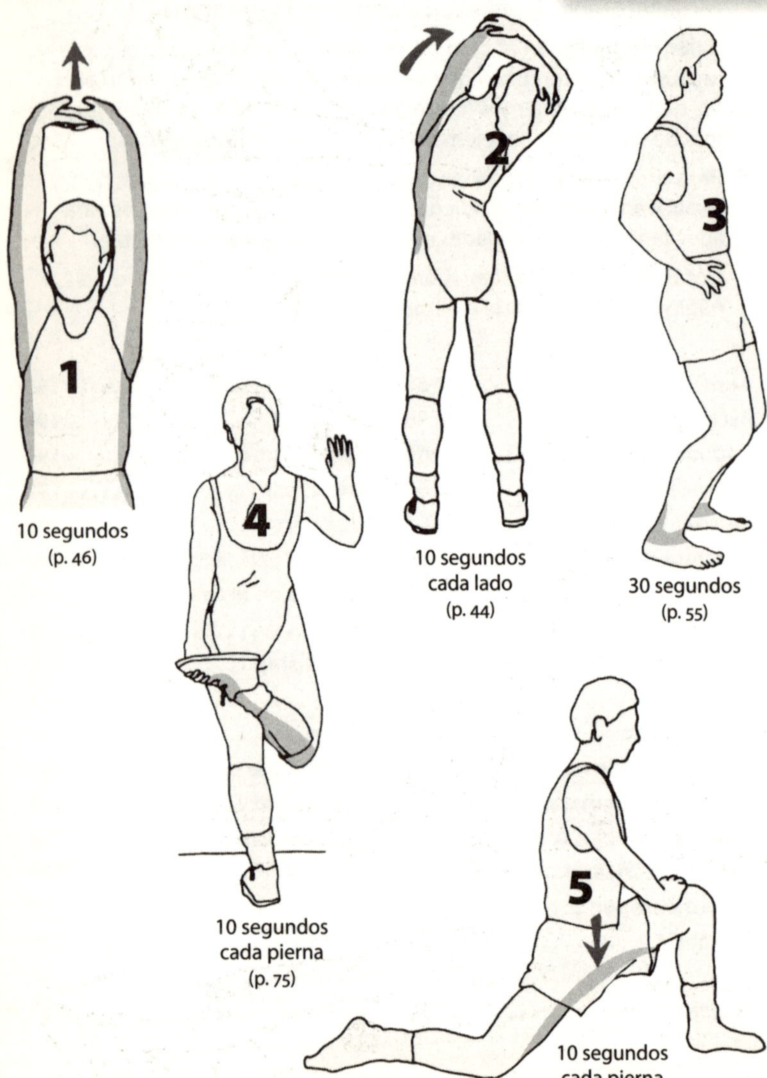

10 segundos
(p. 46)

10 segundos
cada lado
(p. 44)

30 segundos
(p. 55)

10 segundos
cada pierna
(p. 75)

10 segundos
cada pierna
(p. 53)

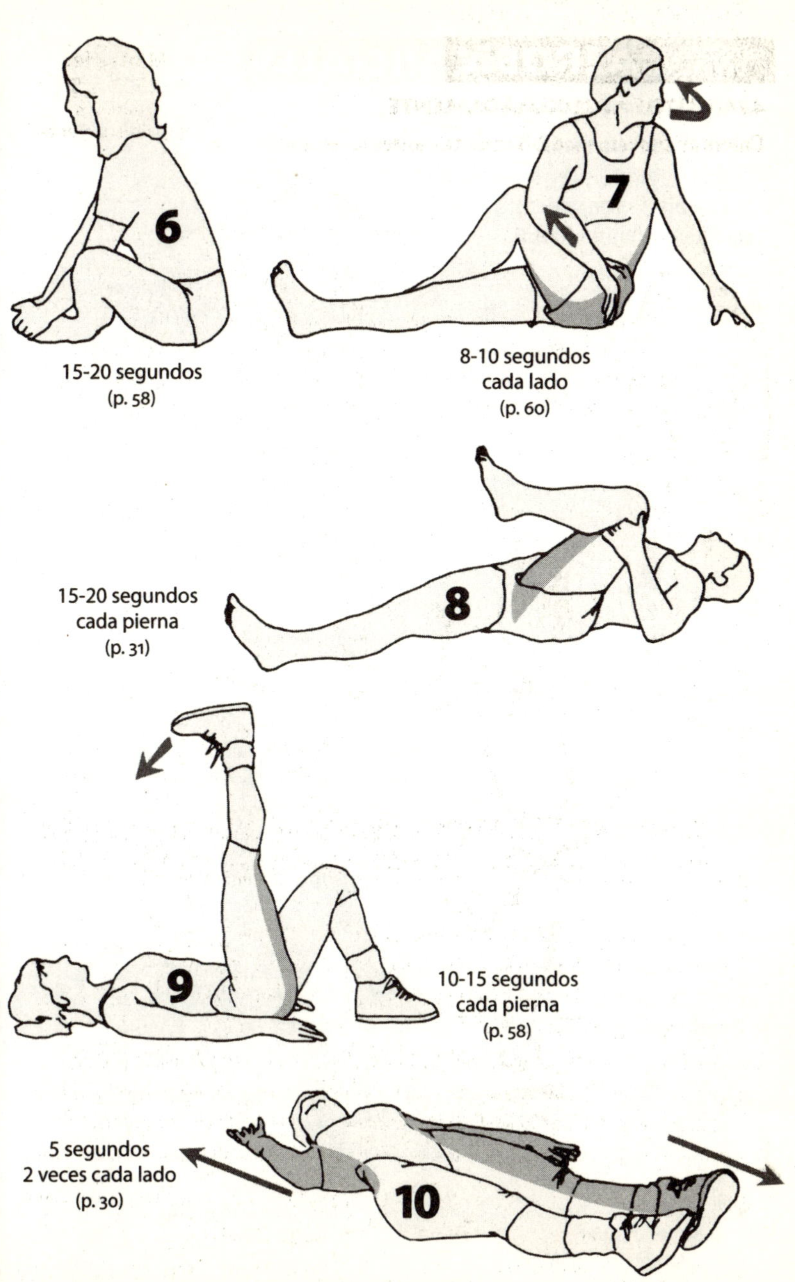

15-20 segundos
(p. 58)

8-10 segundos
cada lado
(p. 60)

15-20 segundos
cada pierna
(p. 31)

10-15 segundos
cada pierna
(p. 58)

5 segundos
2 veces cada lado
(p. 30)

4 MINUTOS APROXIMADAMENTE

Nota: Estos estiramientos no se indican para sustituir la
rutina habitual, pero se pueden realizar para mejorar
la flexibilidad en general. Antes debe realizarse
un buen calentamiento.

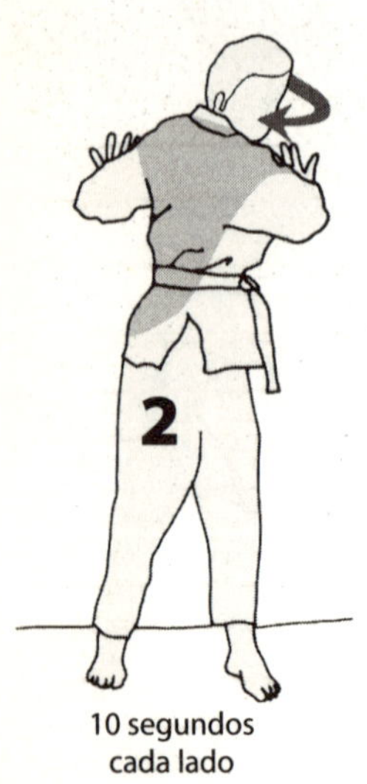

8-10 segundos
cada lado
(p. 44)

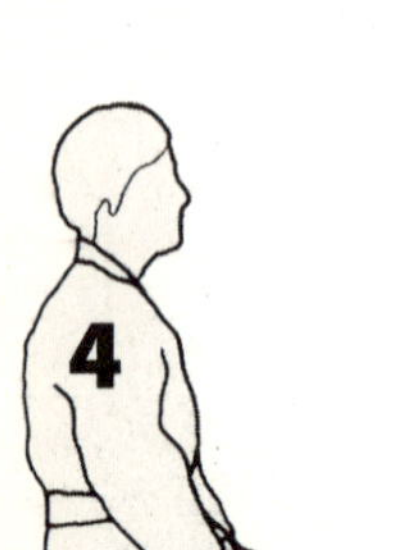

10 segundos
cada lado
(p. 80)

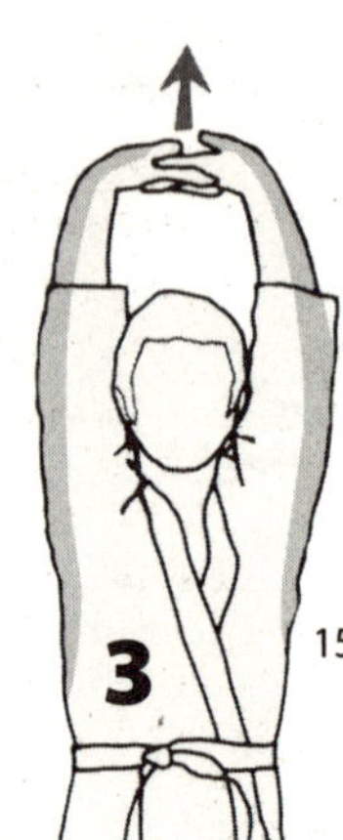

15-20 segundos
(p. 46)

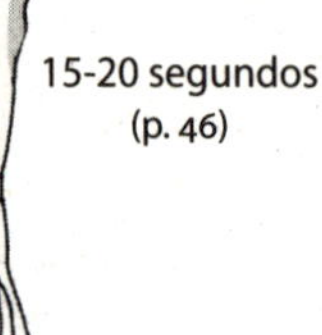

20-30 segundos
(p. 49)

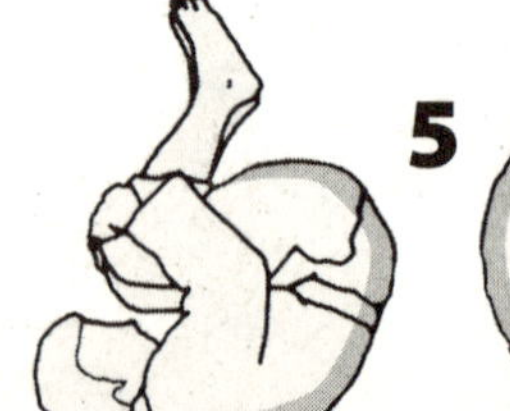

Rodar sobre
la espalda adelante y atrás
10-12 veces
(p. 63)

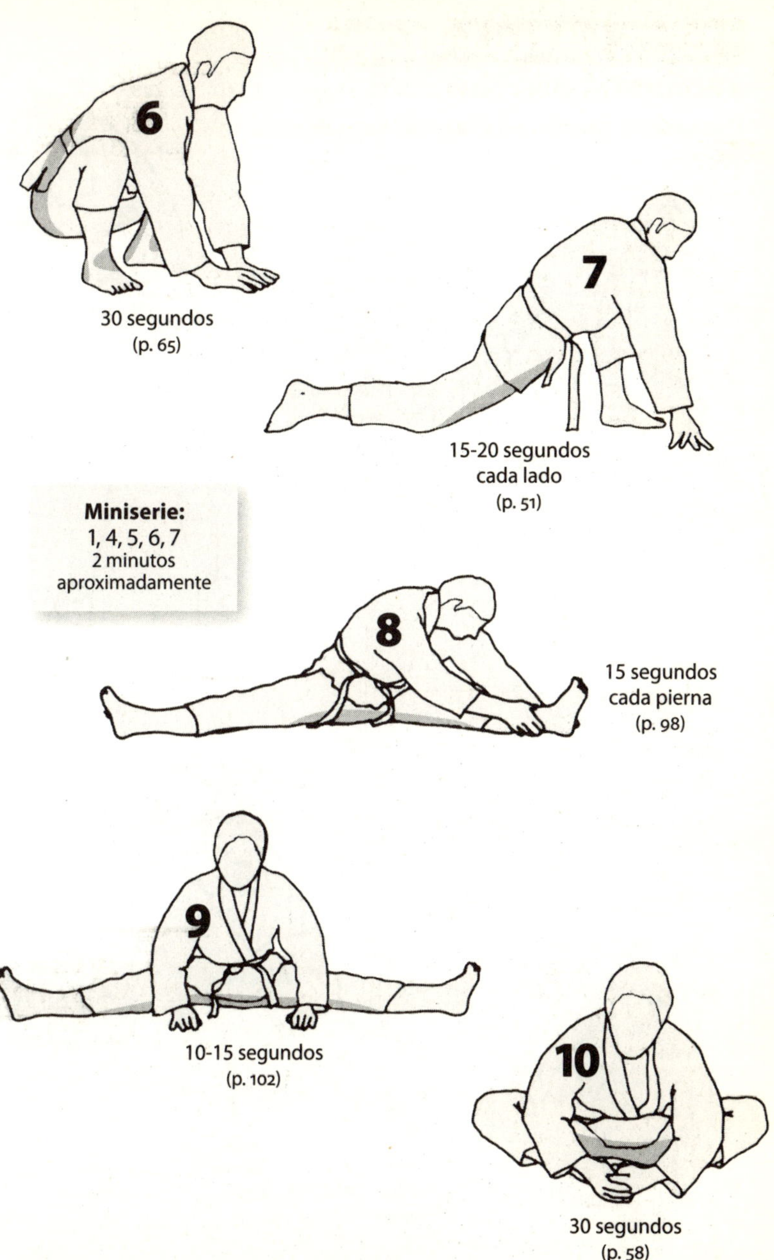

6
30 segundos
(p. 65)

7
15-20 segundos
cada lado
(p. 51)

Miniserie:
1, 4, 5, 6, 7
2 minutos
aproximadamente

8
15 segundos
cada pierna
(p. 98)

9
10-15 segundos
(p. 102)

10
30 segundos
(p. 58)

4 MINUTOS APROXIMADAMENTE

Caminar 2-3 minutos para calentar antes de estirar.

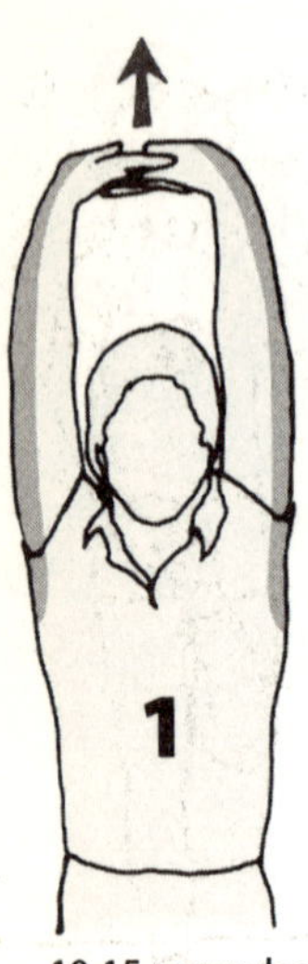

1

10-15 segundos
(p. 46)

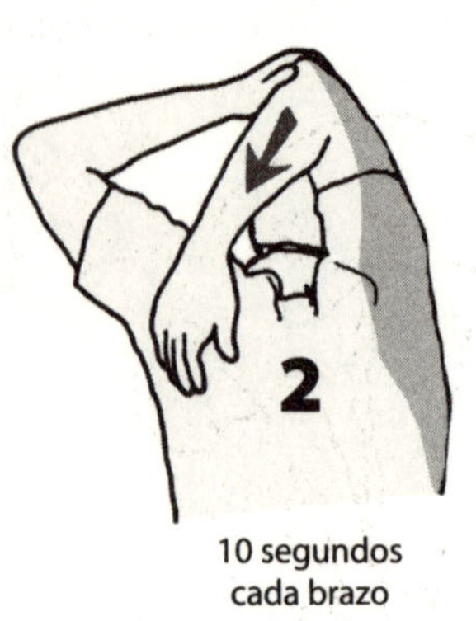

2

10 segundos
cada brazo
(p. 44)

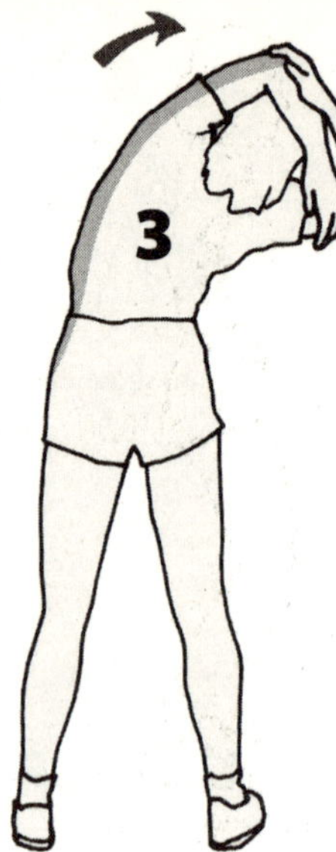

3

8-10 segundos
cada lado
(p. 44)

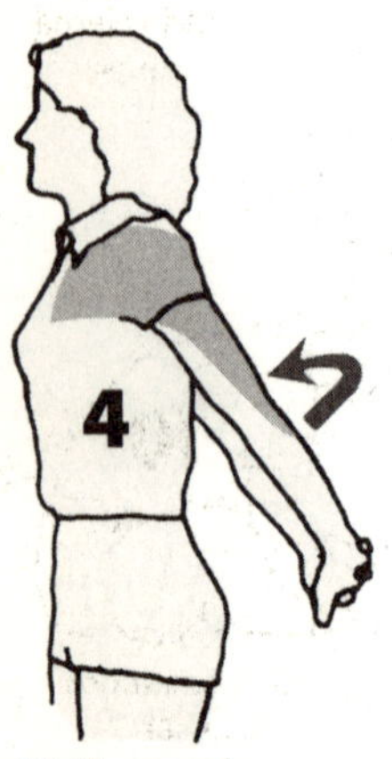

4

10-15 segundos
2 veces
(p. 47)

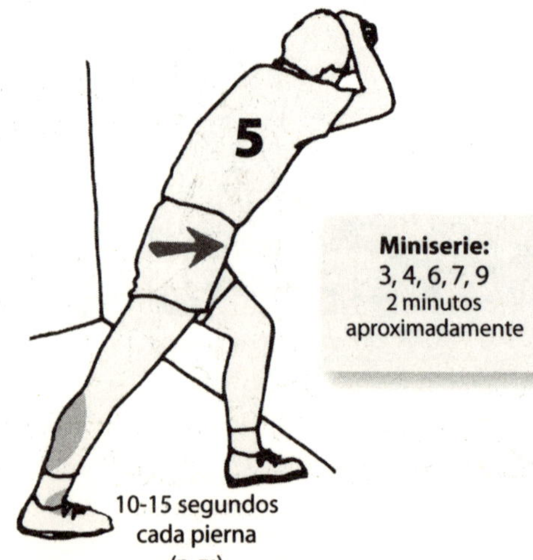

5

10-15 segundos
cada pierna
(p. 71)

Miniserie:
3, 4, 6, 7, 9
2 minutos
aproximadamente

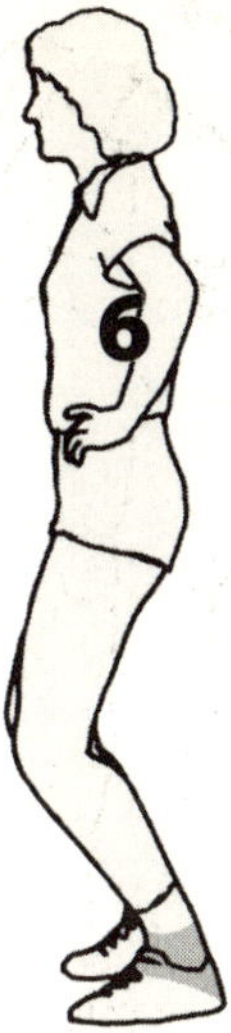

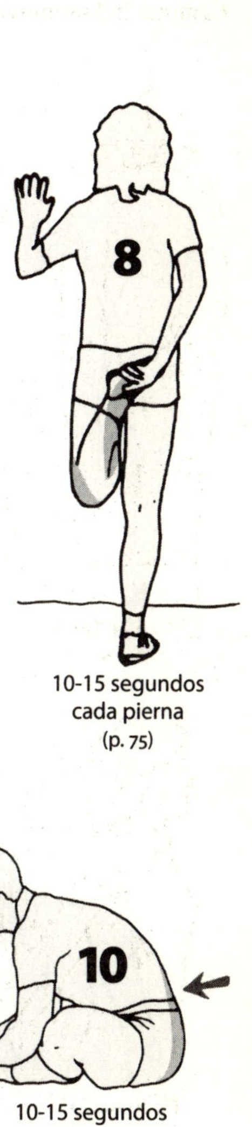

15-30 segundos
(p. 55)

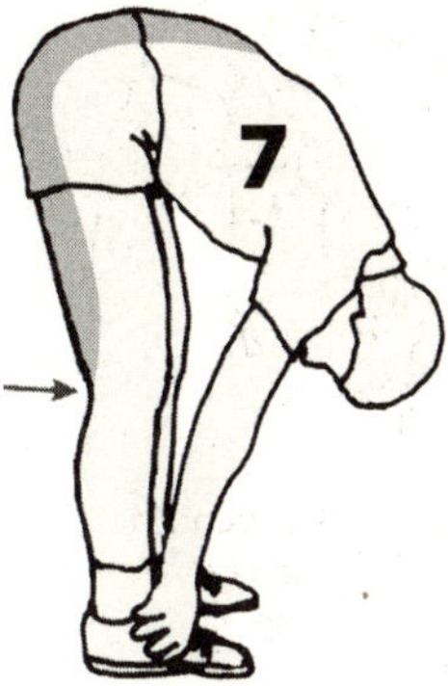

15-20 segundos
(p. 54)

10-15 segundos
cada pierna
(p. 75)

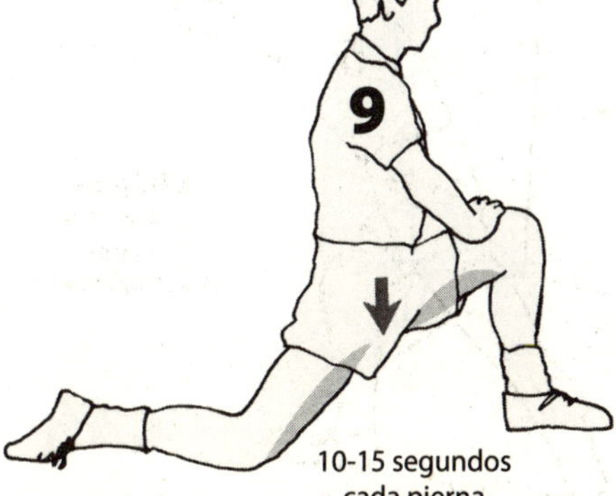

10-15 segundos
cada pierna
(p. 53)

10-15 segundos
(p. 58)

BALONCESTO

4 MINUTOS APROXIMADAMENTE

Correr despacio 3-5 minutos para calentar antes de estirar.

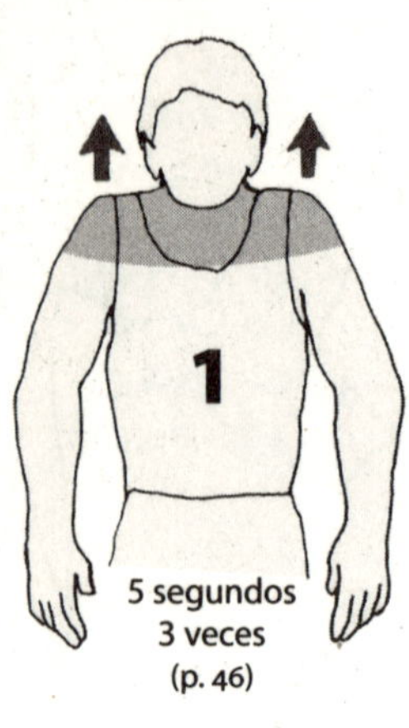

5 segundos
3 veces
(p. 46)

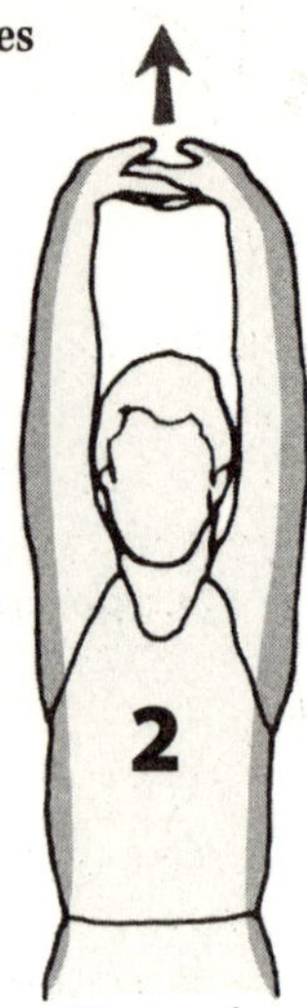

15 segundos
(p. 46)

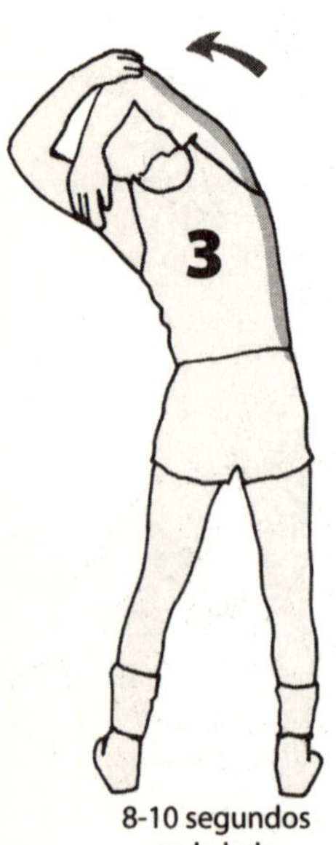

8-10 segundos
cada lado
(p. 44)

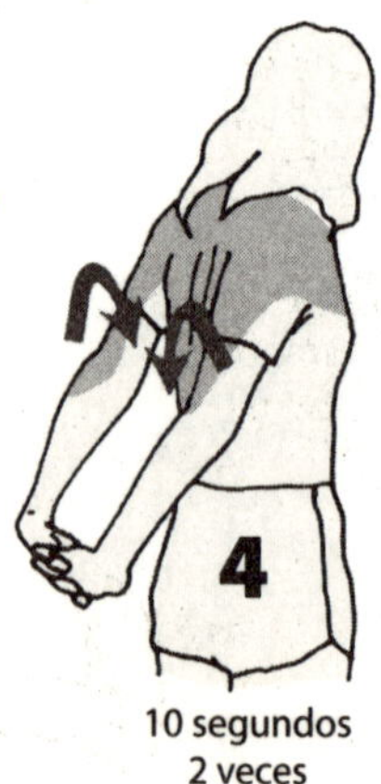

10 segundos
2 veces
(p. 47)

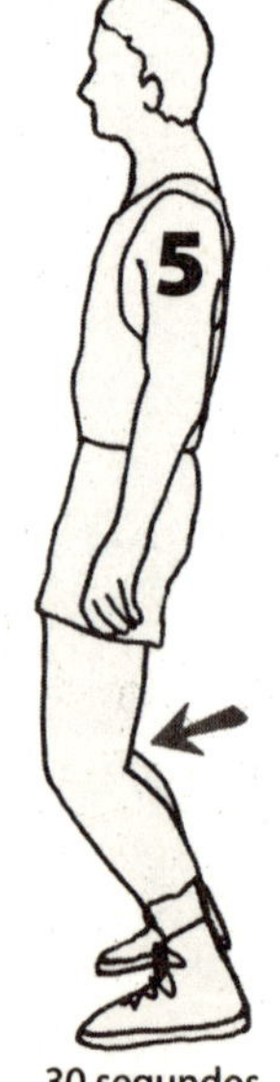

30 segundos
(p. 55)

Estirándose (edición bolsillo) © 2015 Bob y Jean Anderson. Shelter Publications, Inc.

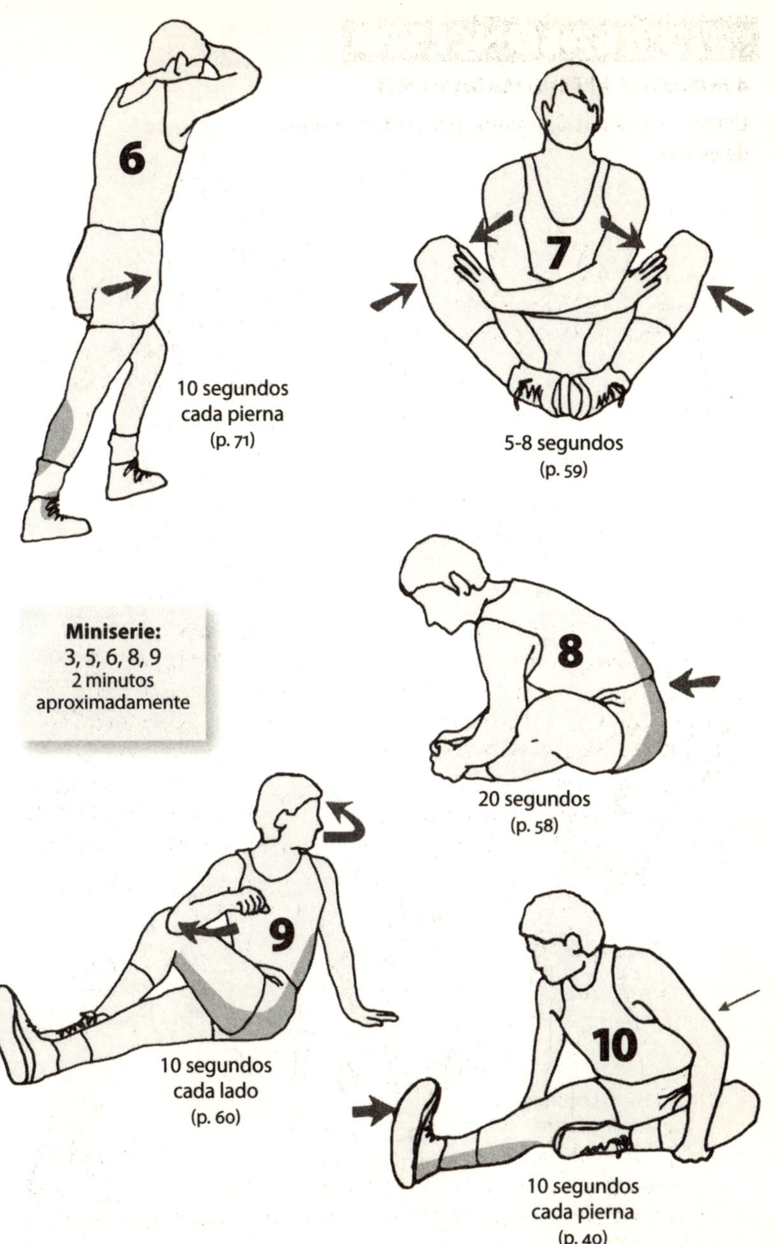

6
10 segundos
cada pierna
(p. 71)

7
5-8 segundos
(p. 59)

Miniserie:
3, 5, 6, 8, 9
2 minutos
aproximadamente

8
20 segundos
(p. 58)

9
10 segundos
cada lado
(p. 60)

10
10 segundos
cada pierna
(p. 40)

5 MINUTOS APROXIMADAMENTE

Dar una vuelta al campo de beisbol corriendo despacio antes de estirar.

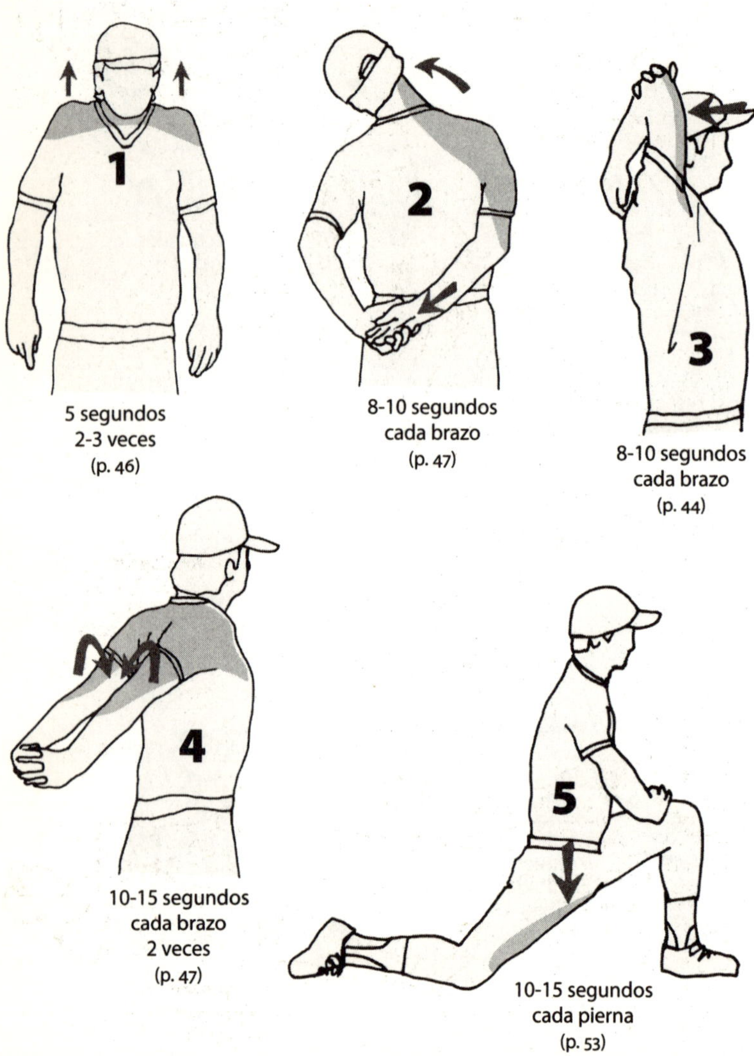

5 segundos
2-3 veces
(p. 46)

8-10 segundos
cada brazo
(p. 47)

8-10 segundos
cada brazo
(p. 44)

10-15 segundos
cada brazo
2 veces
(p. 47)

10-15 segundos
cada pierna
(p. 53)

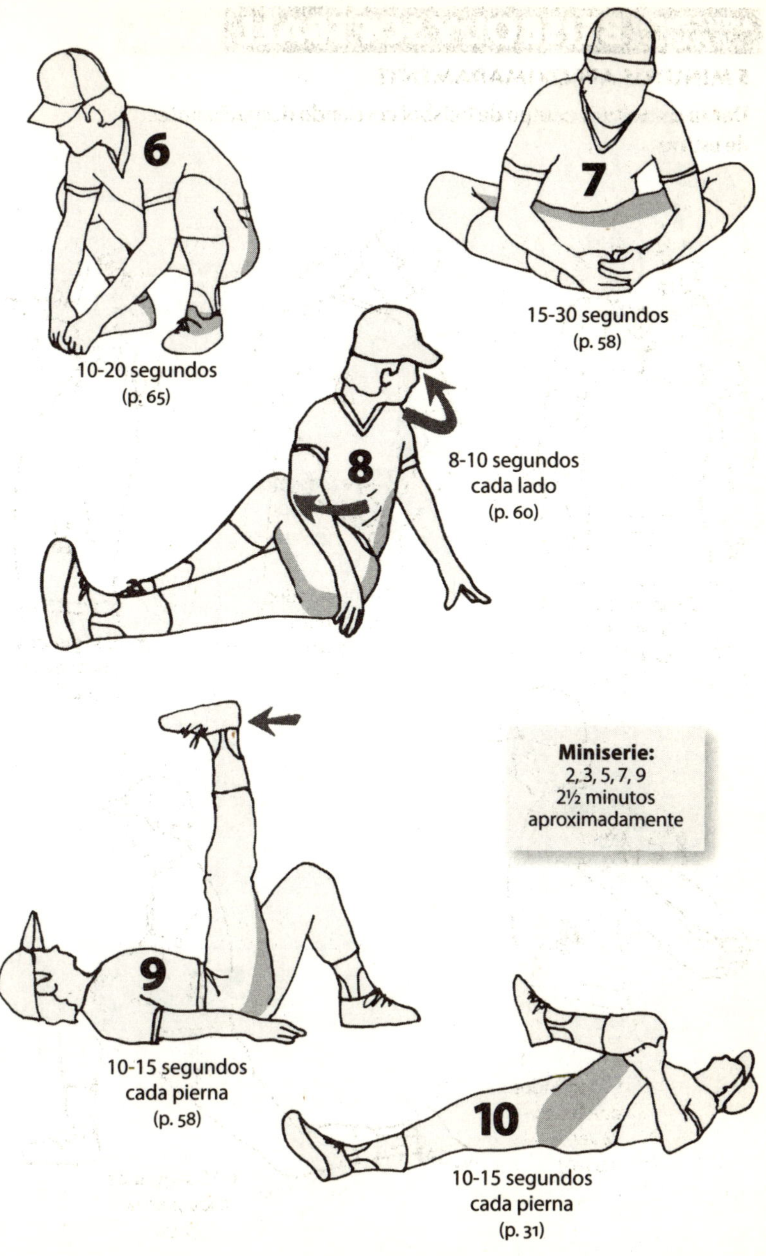

6
10-20 segundos
(p. 65)
7
15-30 segundos
(p. 58)
8
8-10 segundos
cada lado
(p. 60)
Miniserie:
2, 3, 5, 7, 9
2½ minutos
aproximadamente
9
10-15 segundos
cada pierna
(p. 58)
10
10-15 segundos
cada pierna
(p. 31)

BICICLETA DE MONTAÑA

4 MINUTOS APROXIMADAMENTE

Andar en bicicleta o caminar 3-5 minutos antes de estirar.

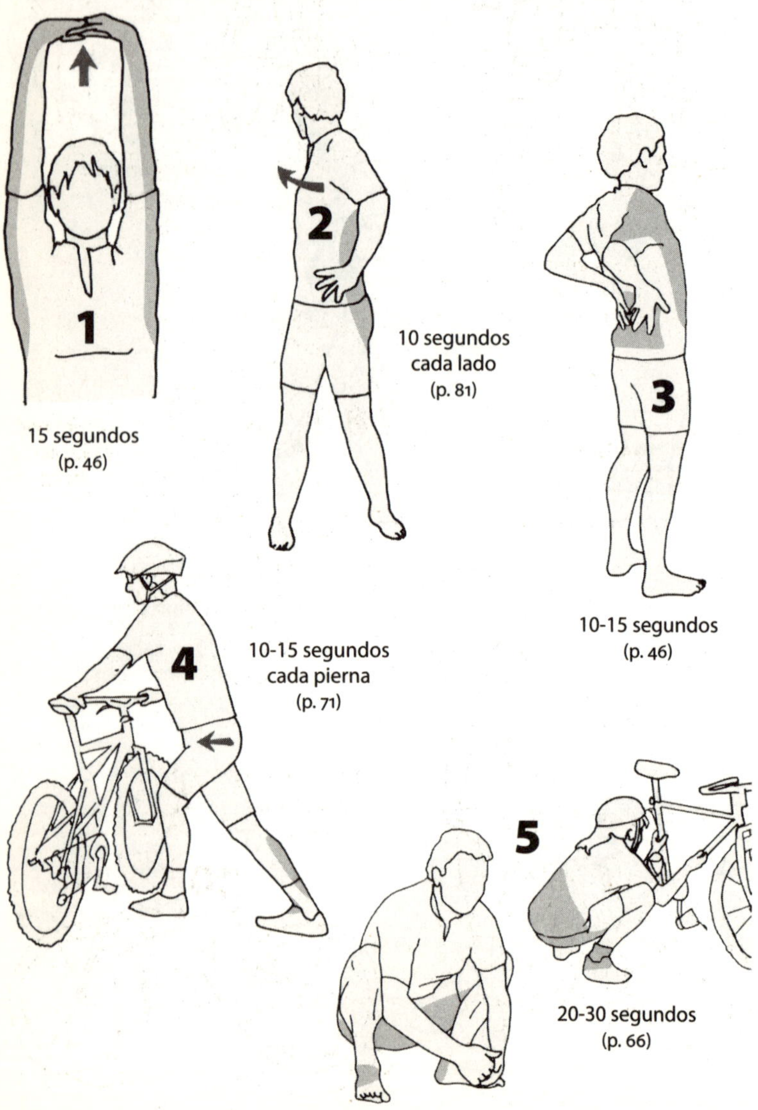

Estirándose (edición bolsillo) © 2015 Bob y Jean Anderson. Shelter Publications, Inc.

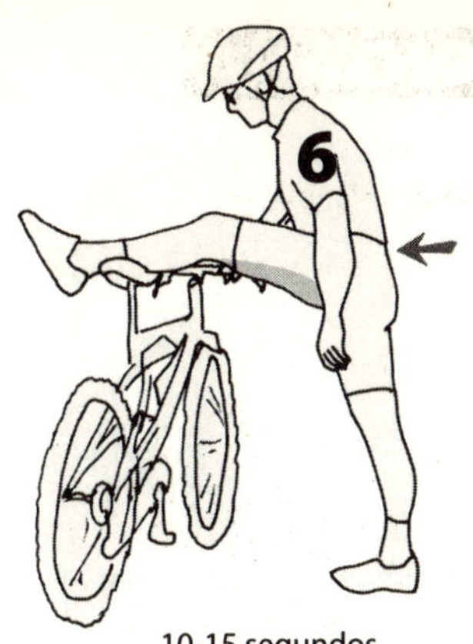

10-15 segundos
cada pierna
(p. 75)

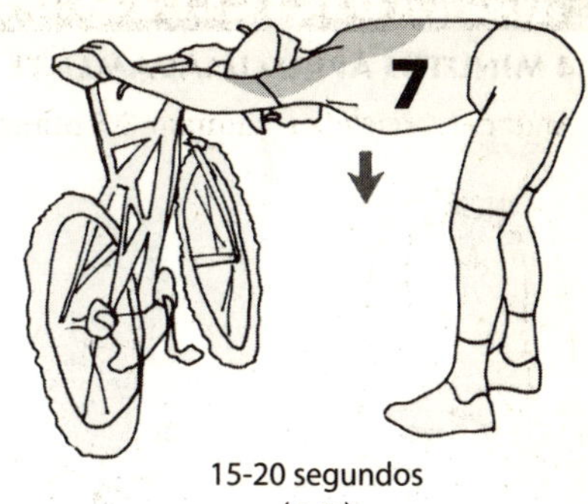

15-20 segundos
(p. 81)

Miniserie:
4, 5, 6, 7, 10
2 minutos
aproximadamente

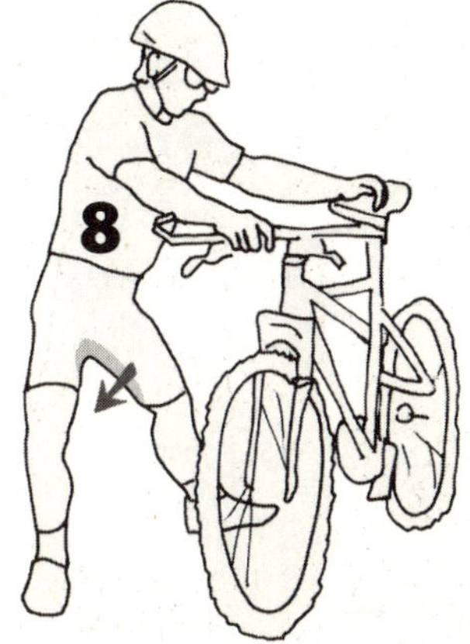

10 segundos
cada pierna
(p. 73)

10-15 segundos
cada pierna
(p. 75)

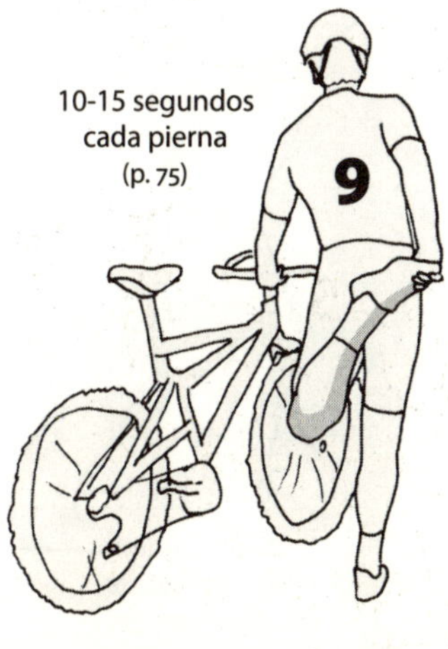

10-15 segundos
cada pierna
(p. 53)

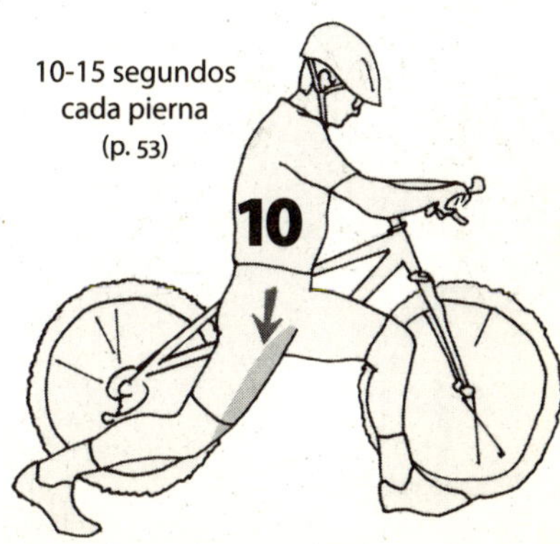

3 MINUTOS APROXIMADAMENTE

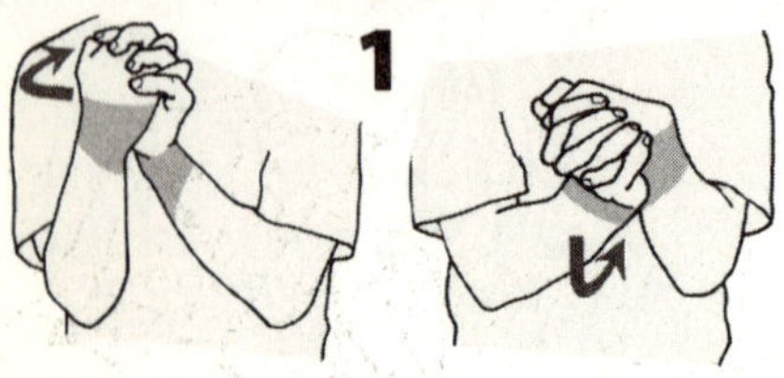

1

Girar 10 veces
en cada sentido
(p. 88)

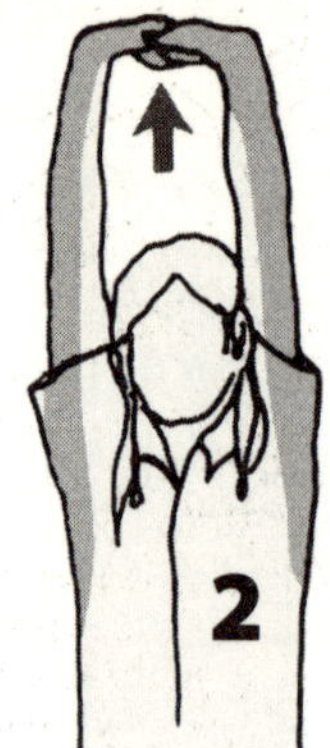

2

15 segundos
(p. 46)

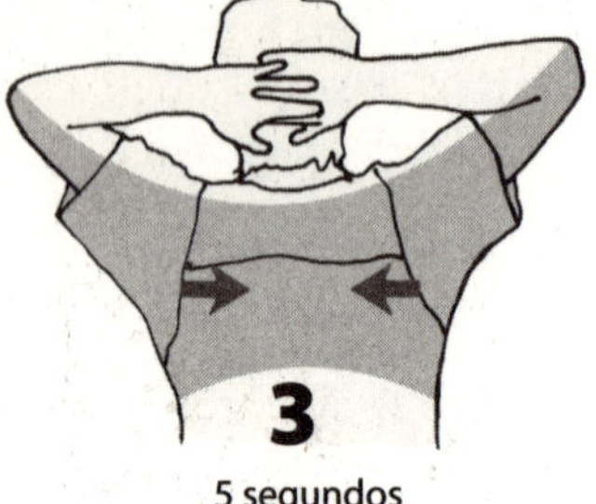

3

5 segundos
2 veces
(p. 91)

4

15-20 segundos
(p. 55)

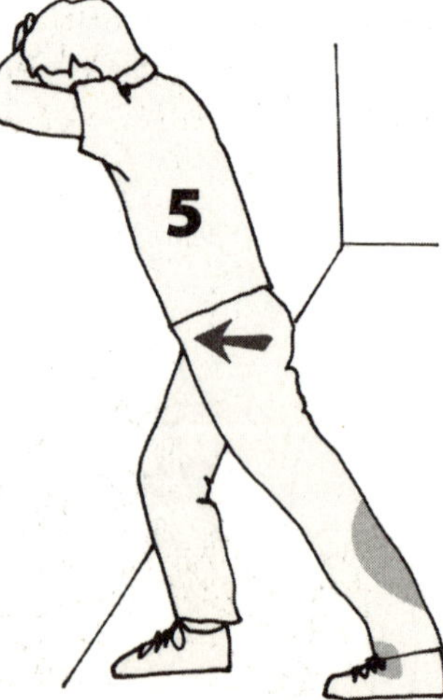

5

10-15 segundos
cada pierna
(p. 71)

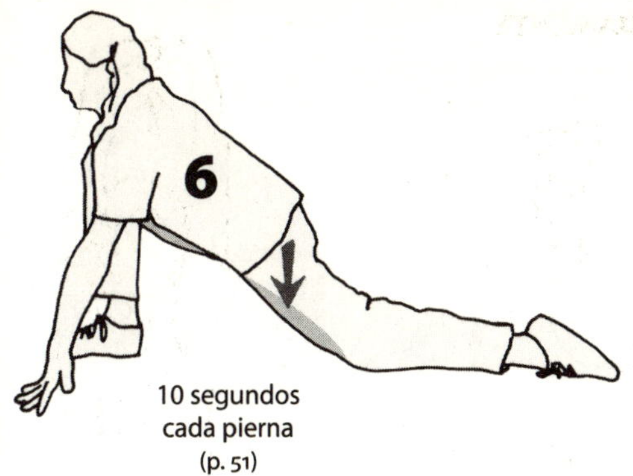

10 segundos
cada pierna
(p. 51)

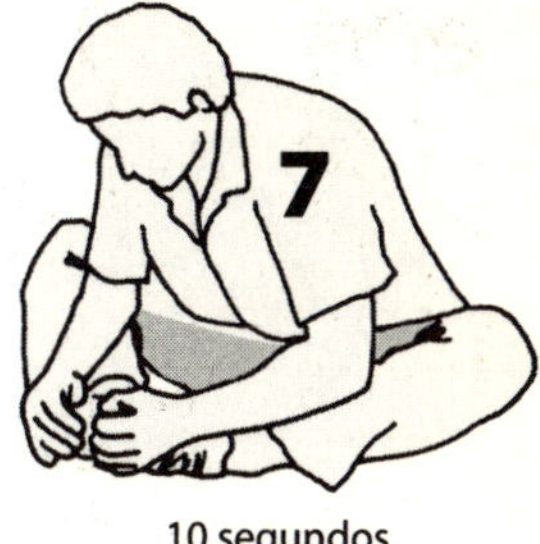

10 segundos
(p. 58)

Miniserie:
2, 6, 7, 9, 10
1½ minutos
aproximadamente

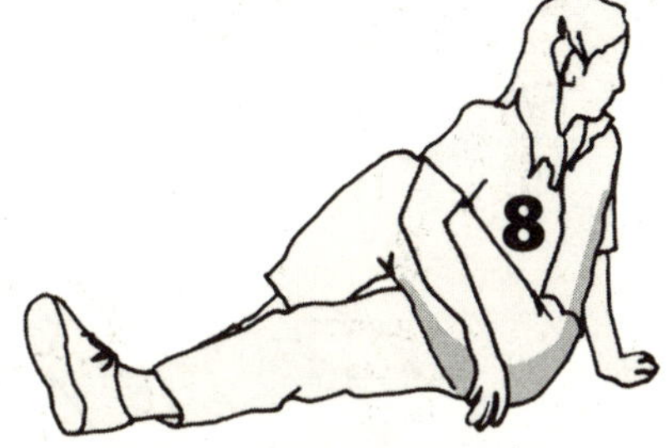

8-10 segundos
cada lado
(p. 60)

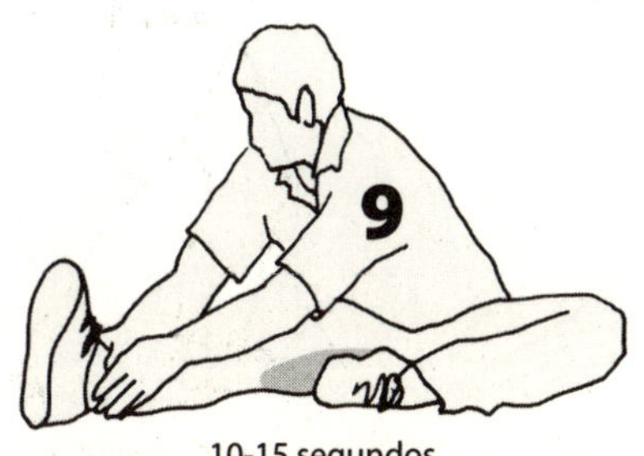

10-15 segundos
cada pierna
(p. 39)

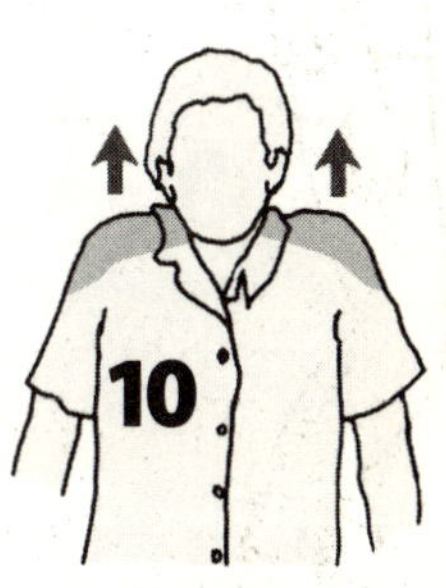

5 segundos
3 veces
(p. 46)

5 MINUTOS APROXIMADAMENTE

Caminar durante unos minutos antes de practicar los estiramientos.

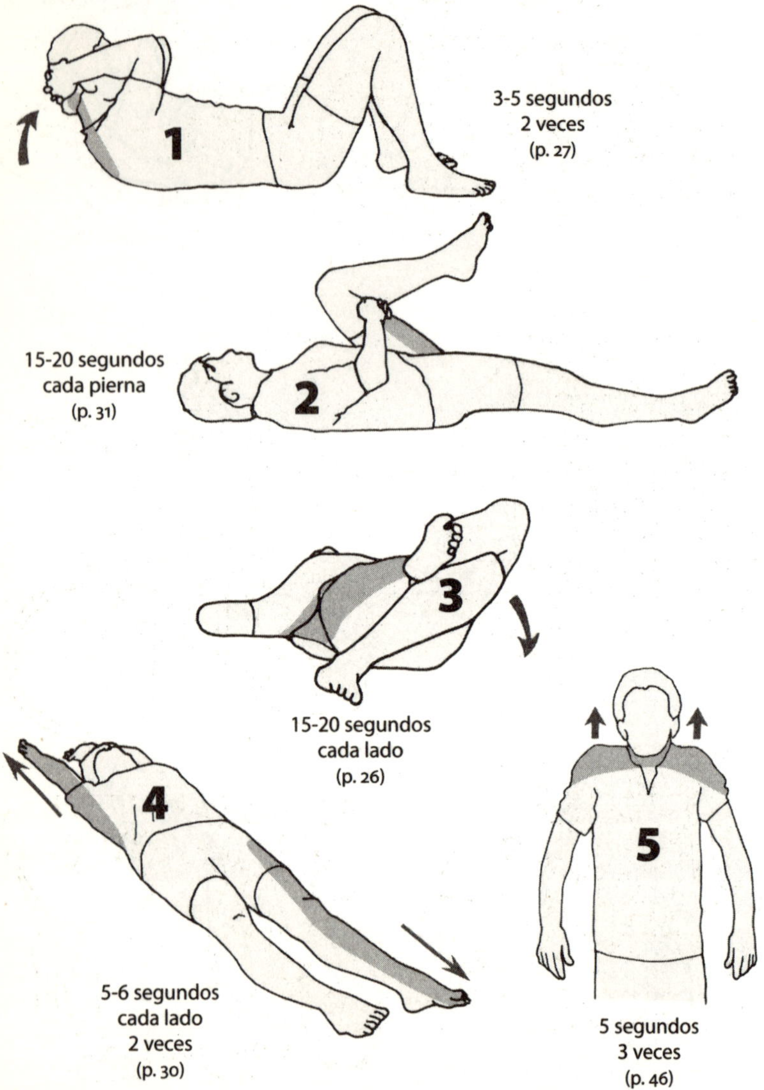

Estirándose (edición bolsillo) © 2015 Bob y Jean Anderson. Shelter Publications, Inc.

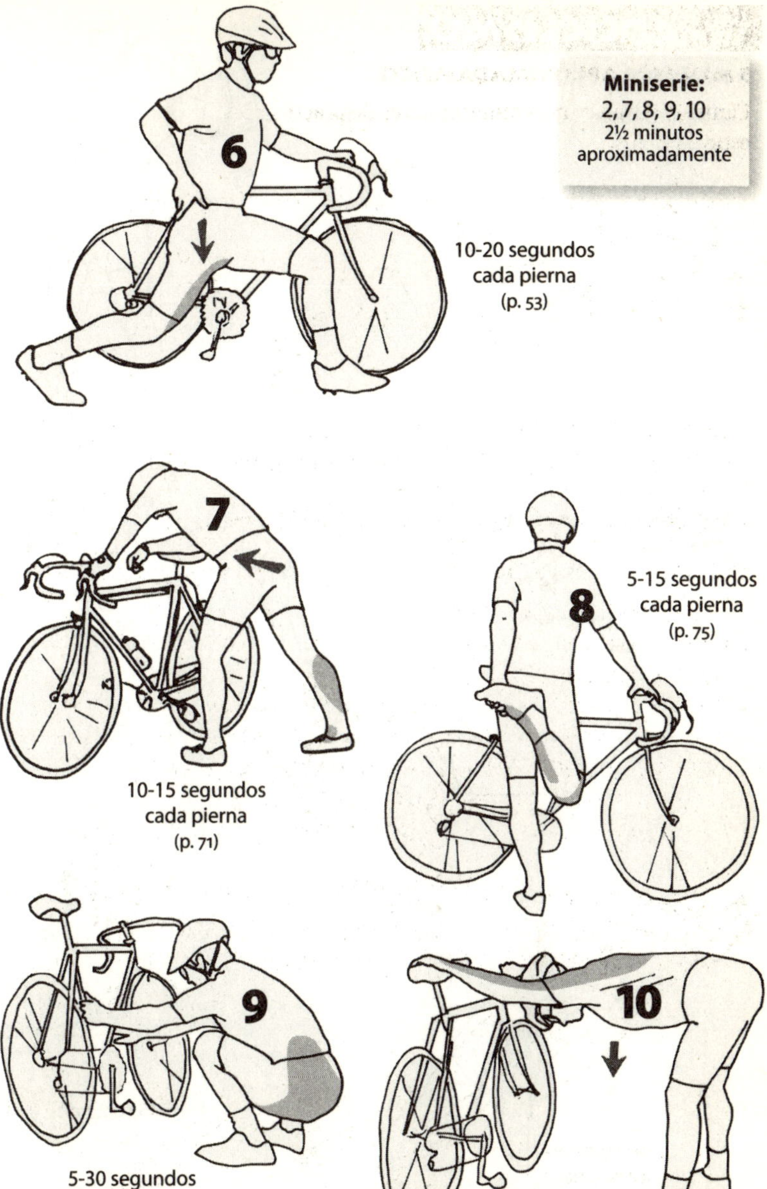

6
10-20 segundos
cada pierna
(p. 53)
Miniserie:
2, 7, 8, 9, 10
2½ minutos
aproximadamente
7
10-15 segundos
cada pierna
(p. 71)
8
5-15 segundos
cada pierna
(p. 75)
9
5-30 segundos
(p. 66)
10
5-20 segundos
(p. 81)

3 MINUTOS APROXIMADAMENTE

Correr despacio 3-5 minutos antes de estirar.

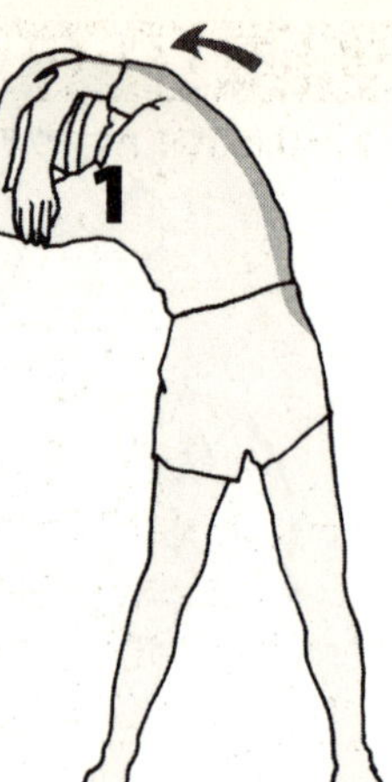

8-10 segundos
cada lado
(p. 44)

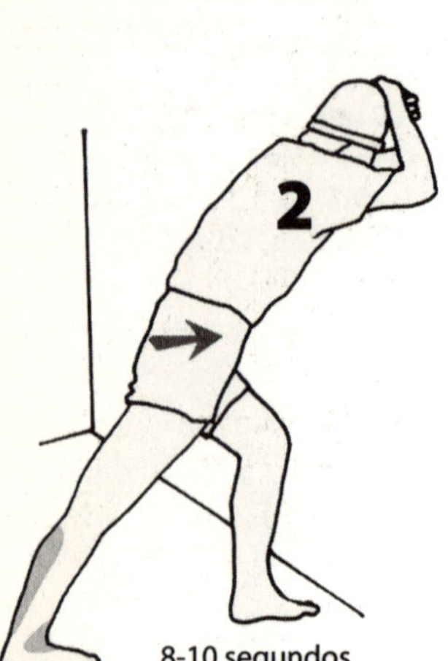

8-10 segundos
cada pierna
(p. 71)

10-15 segundos
cada pierna
(p. 75)

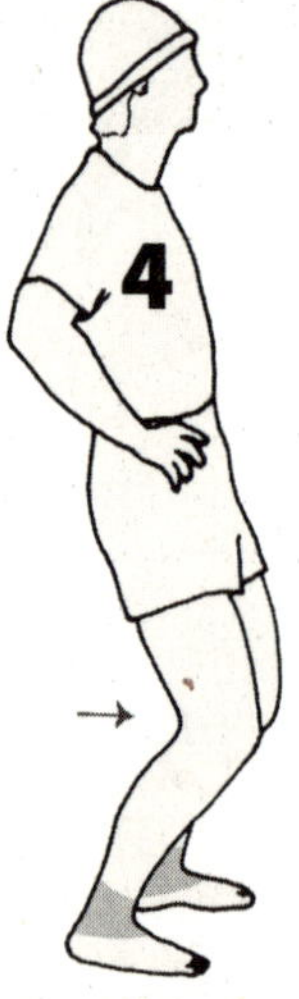

15-30 segundos
(p. 55)

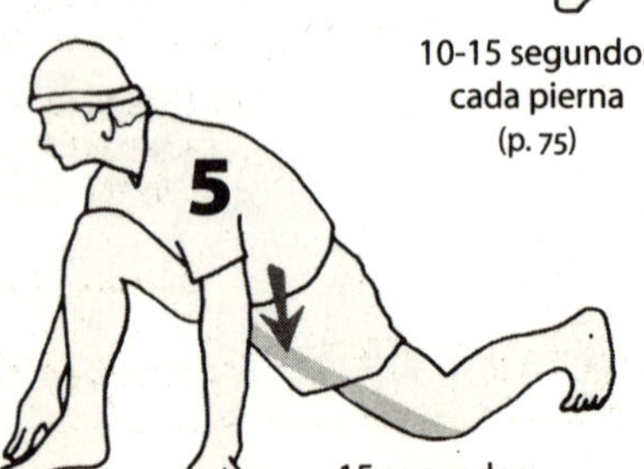

15 segundos
cada pierna
(p. 51)

2 MINUTOS APROXIMADAMENTE

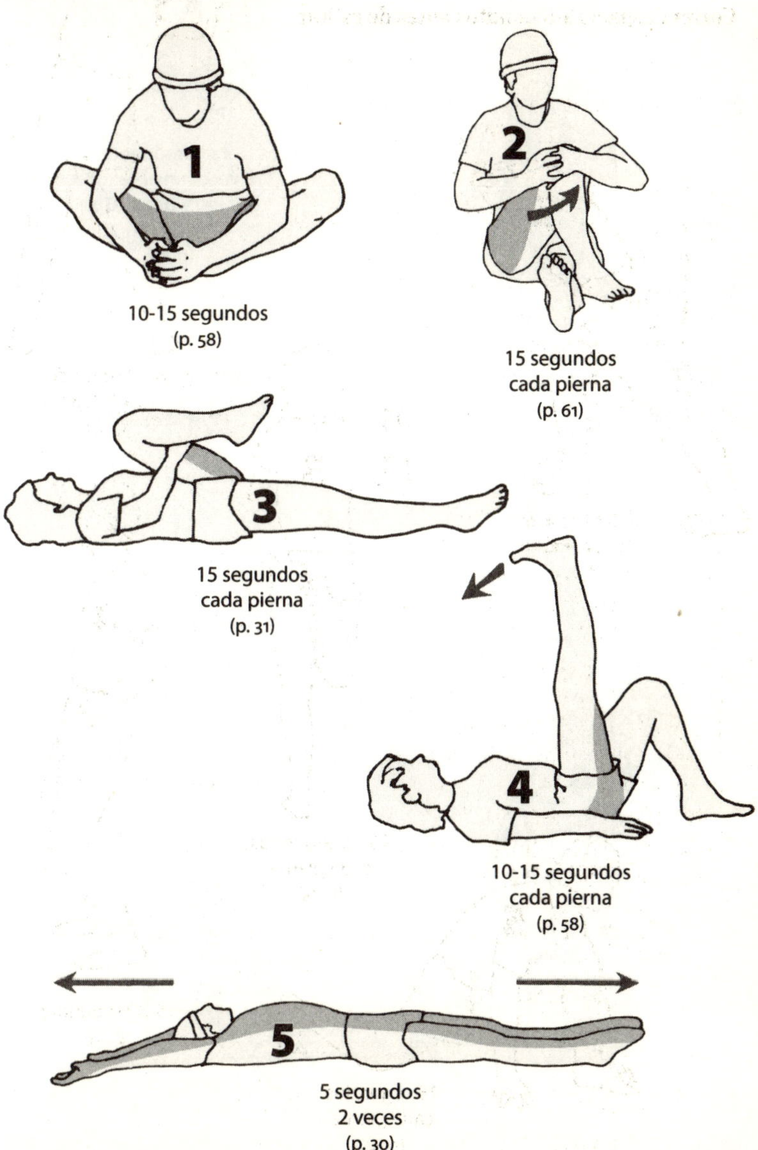

Estirándose (edición bolsillo) © 2015 Bob y Jean Anderson. Shelter Publications, Inc.

4 MINUTOS APROXIMADAMENTE

Caminar unos minutos antes de estirar..

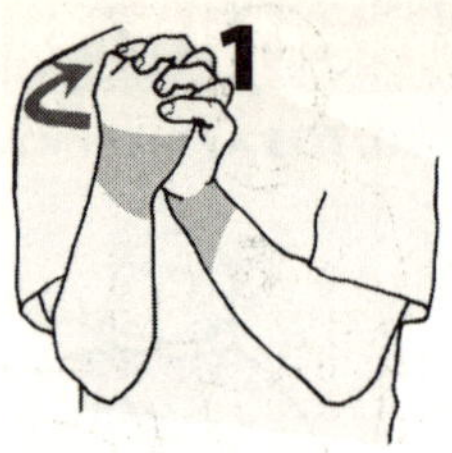

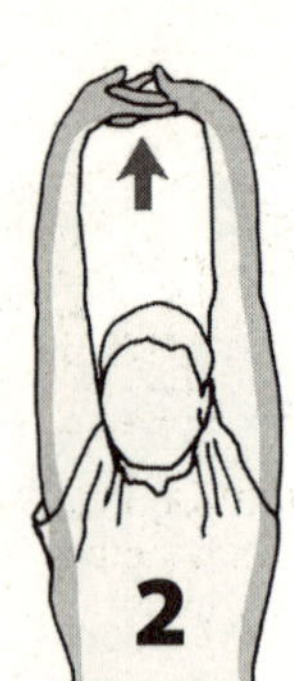

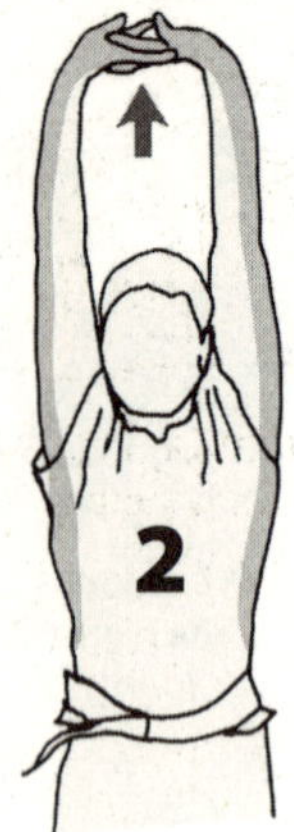

Girar las muñecas
10 veces en el sentido
horario y otras 10 en
sentido antihorario
(p. 88)

15 segundos
(p. 46)

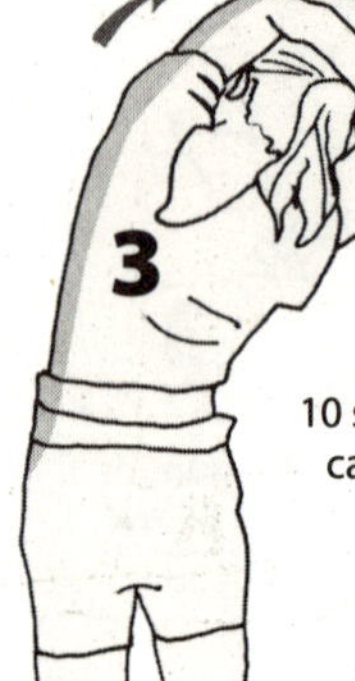

10 segundos
cada lado
(p. 44)

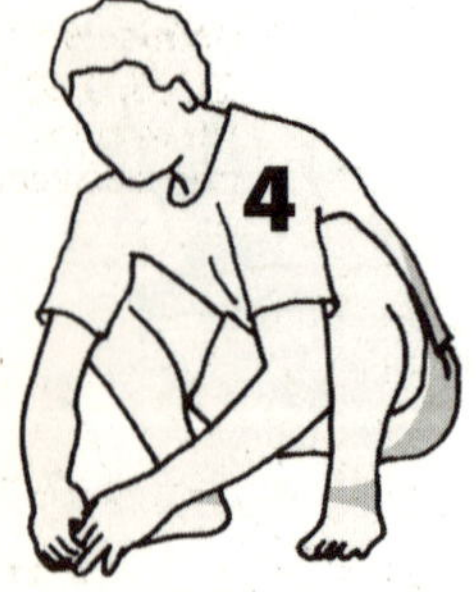

15-30 segundos
(p. 65)

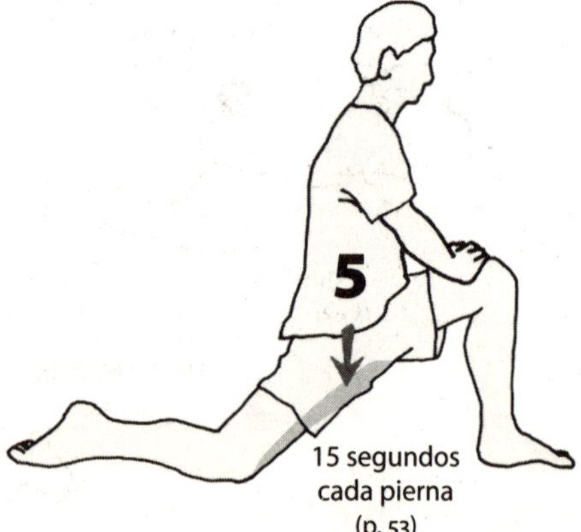

15 segundos
cada pierna
(p. 53)

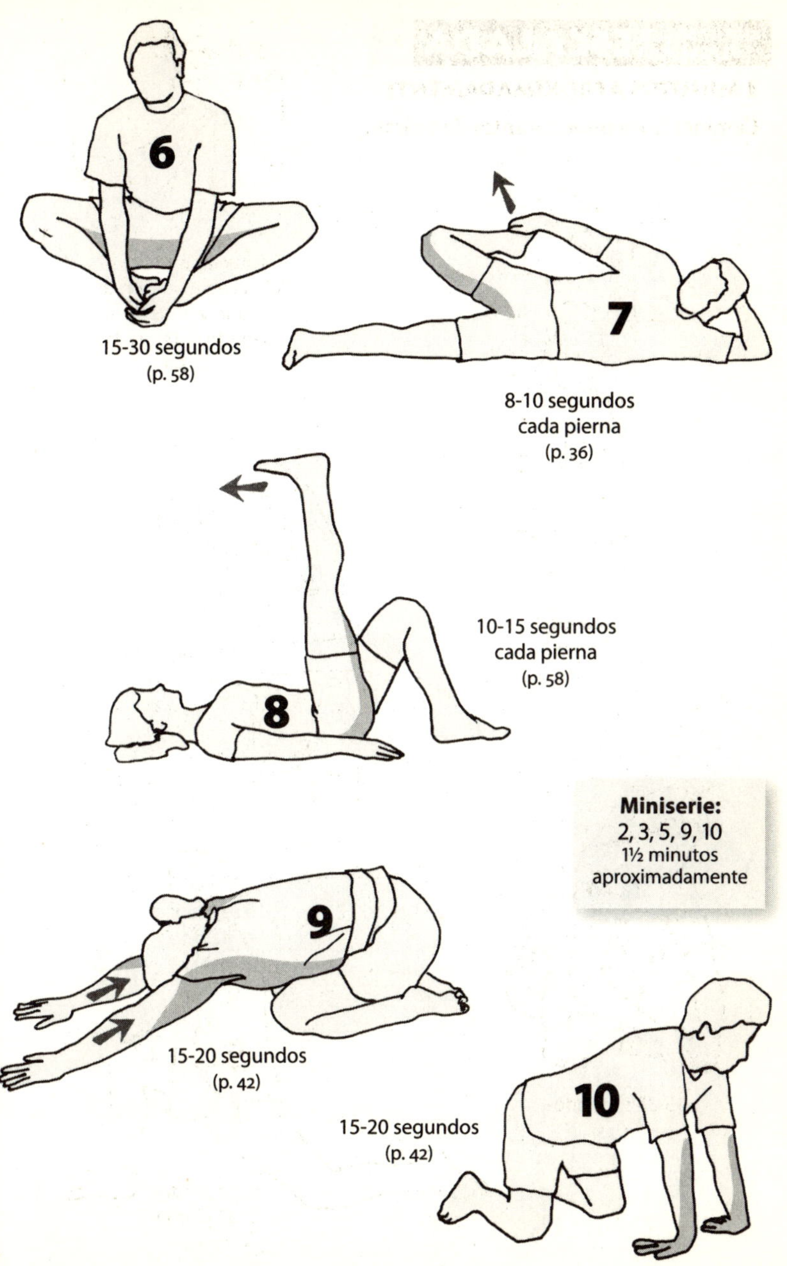
6
15-30 segundos
(p. 58)

7
8-10 segundos
cada pierna
(p. 36)

8
10-15 segundos
cada pierna
(p. 58)

Miniserie:
2, 3, 5, 9, 10
1½ minutos
aproximadamente

9
15-20 segundos
(p. 42)

10
15-20 segundos
(p. 42)

2 MINUTOS APROXIMADAMENTE

Caminar 2-3 minutos.

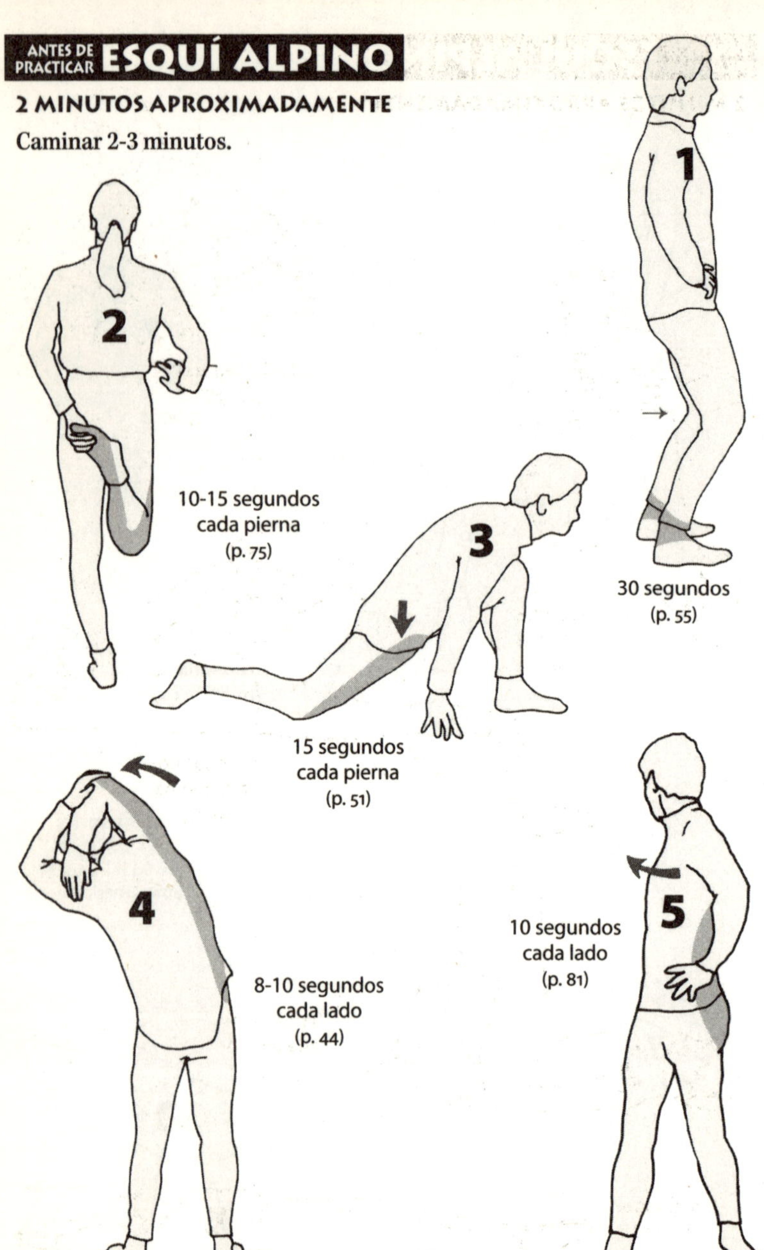

2 MINUTOS APROXIMADAMENTE

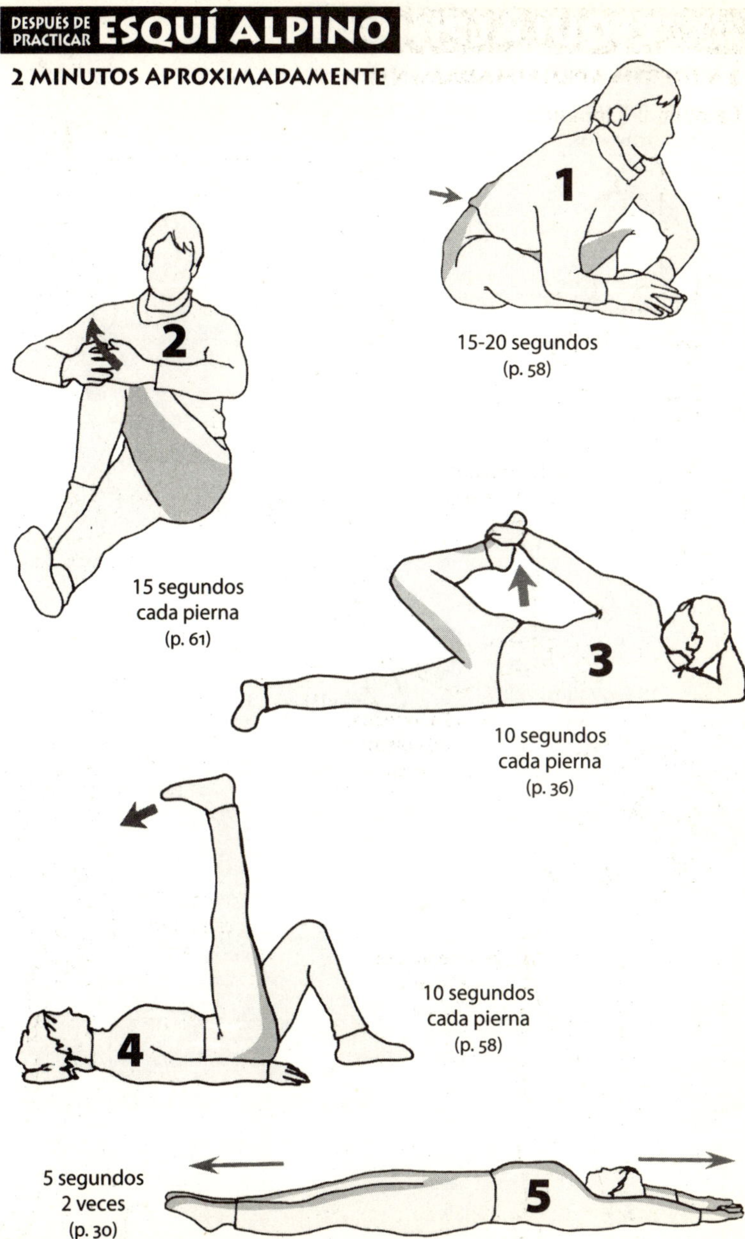

2 MINUTOS APROXIMADAMENTE

Caminar durante varios minutos y mover los brazos arriba y abajo antes de los estiramientos.

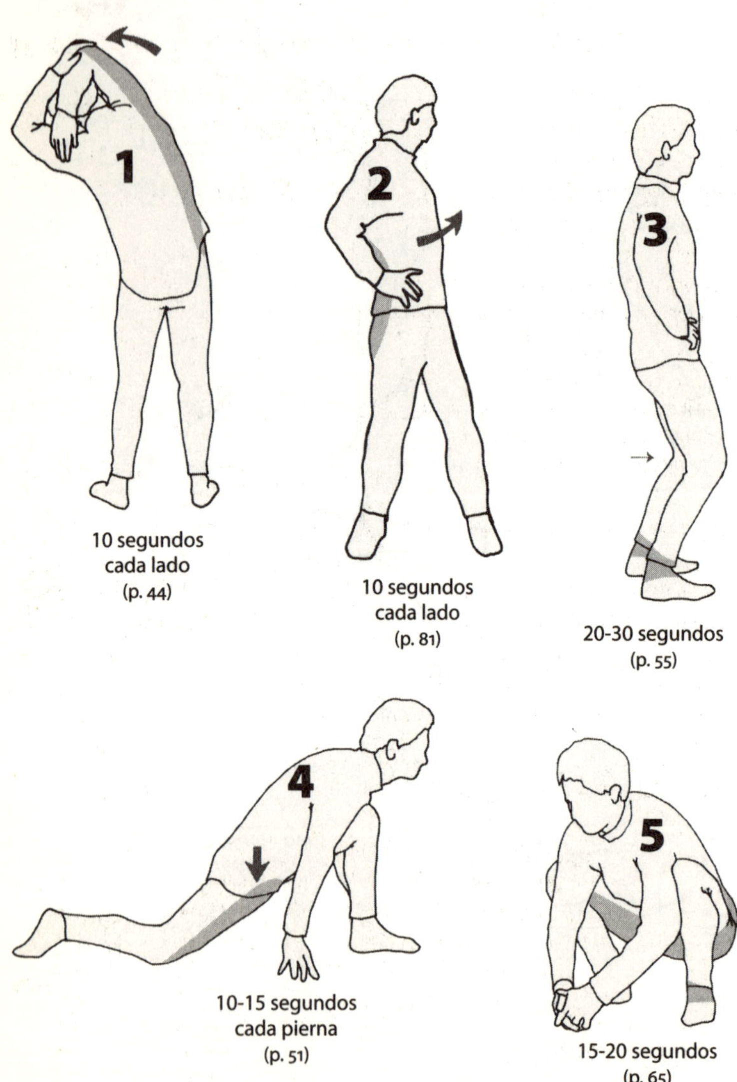

10 segundos
cada lado
(p. 44)

10 segundos
cada lado
(p. 81)

20-30 segundos
(p. 55)

10-15 segundos
cada pierna
(p. 51)

15-20 segundos
(p. 65)

ESQUÍ DE FONDO

2 MINUTOS APROXIMADAMENTE

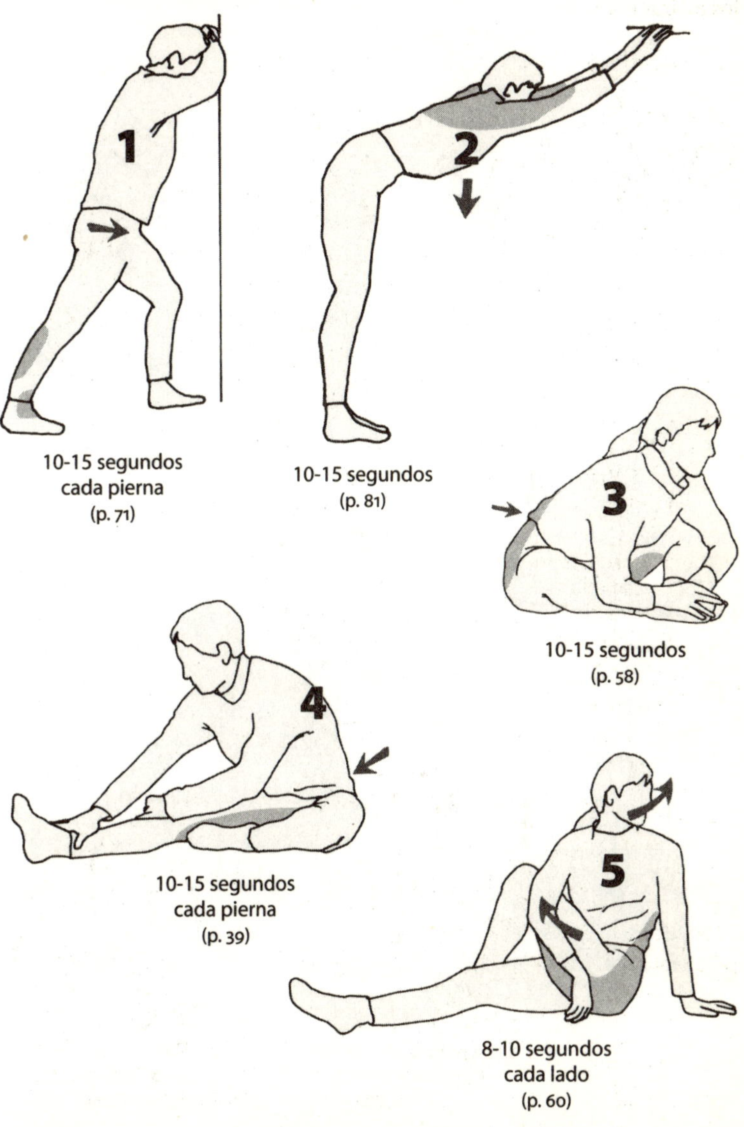

10-15 segundos
cada pierna
(p. 71)

10-15 segundos
(p. 81)

10-15 segundos
(p. 58)

10-15 segundos
cada pierna
(p. 39)

8-10 segundos
cada lado
(p. 60)

5 MINUTOS APROXIMADAMENTE

Calentar 2-4 minutos antes de estirar.

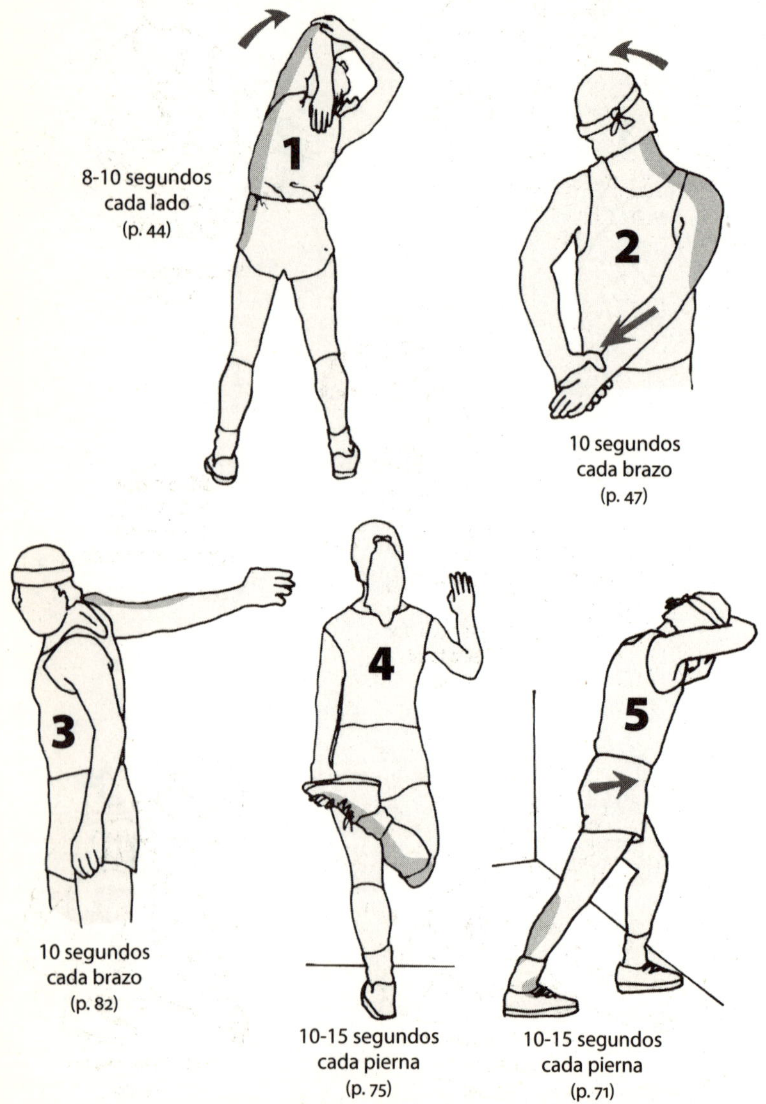

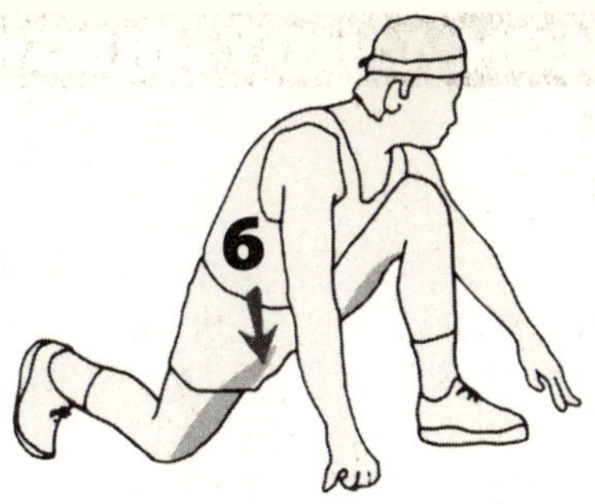

10-20 segundos
cada pierna
(p. 51)

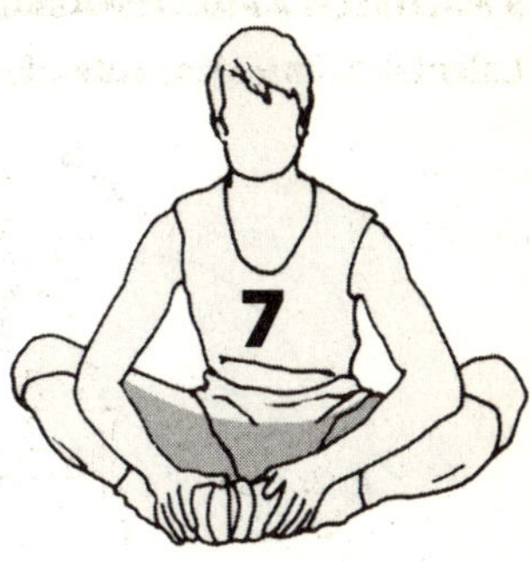

15-20 segundos
(p. 58)

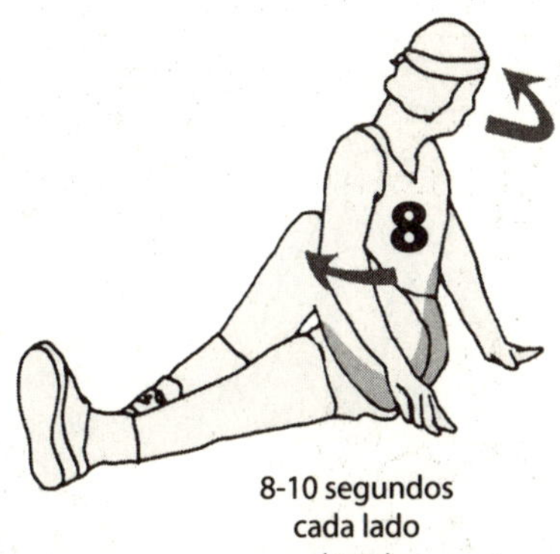

8-10 segundos
cada lado
(p. 60)

Miniserie:
2, 3, 5, 6, 10
2½ minutos
aproximadamente

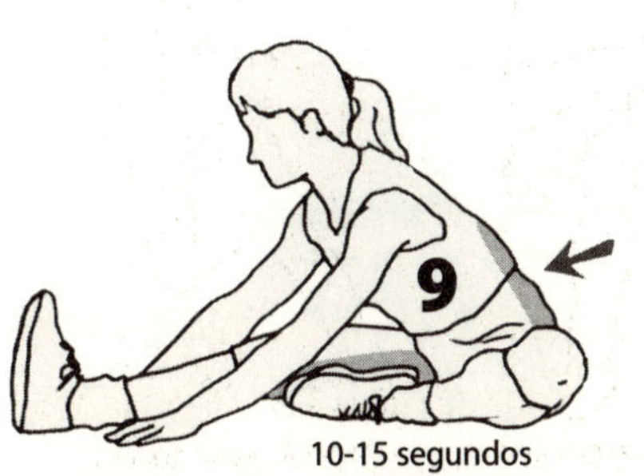

10-15 segundos
cada pierna
(p. 39)

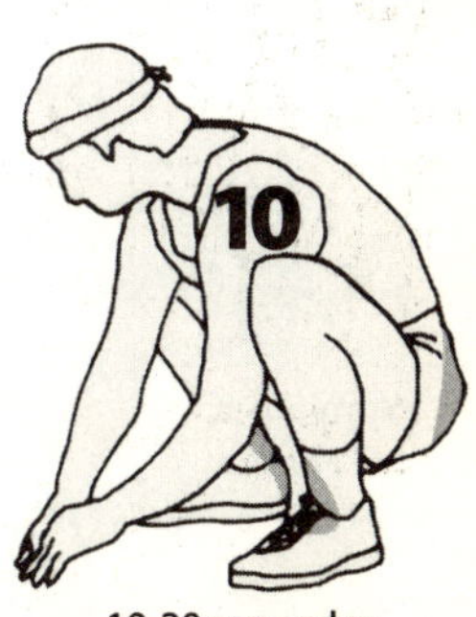

10-20 segundos
(p. 65)

4 MINUTOS APROXIMADAMENTE

Correr despacio alrededor del campo de fútbol antes de estirar.

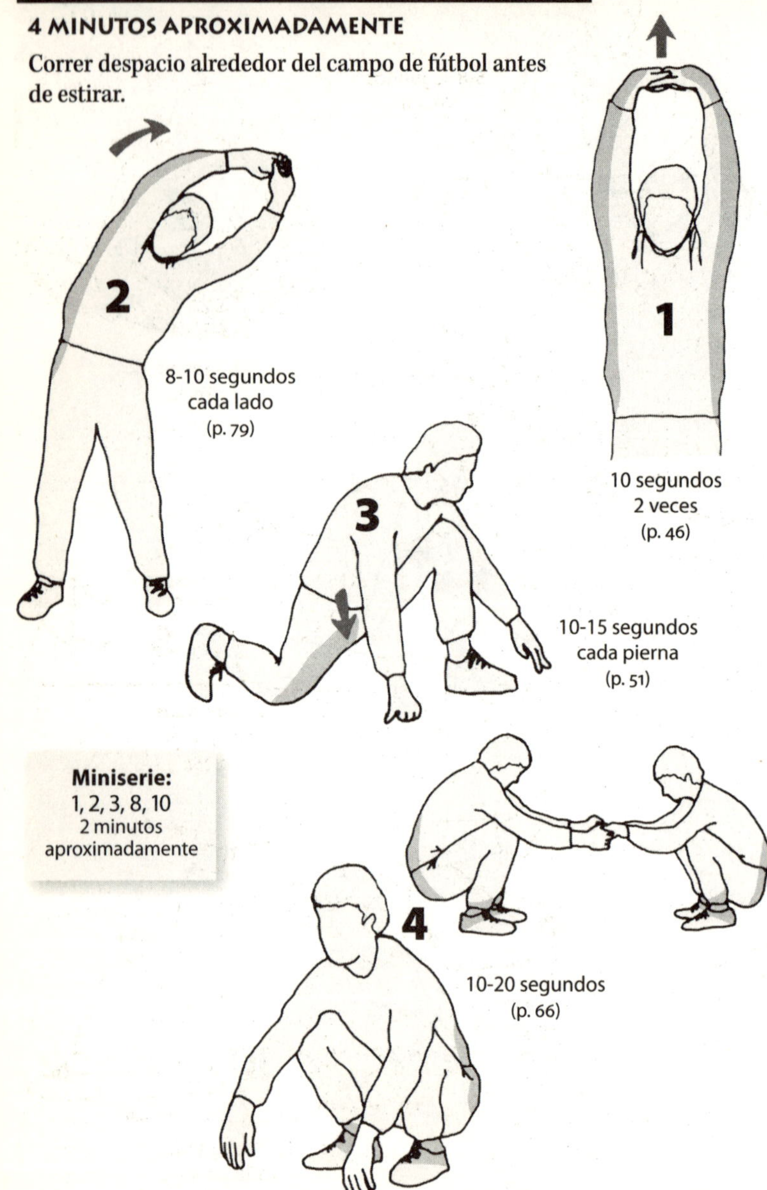

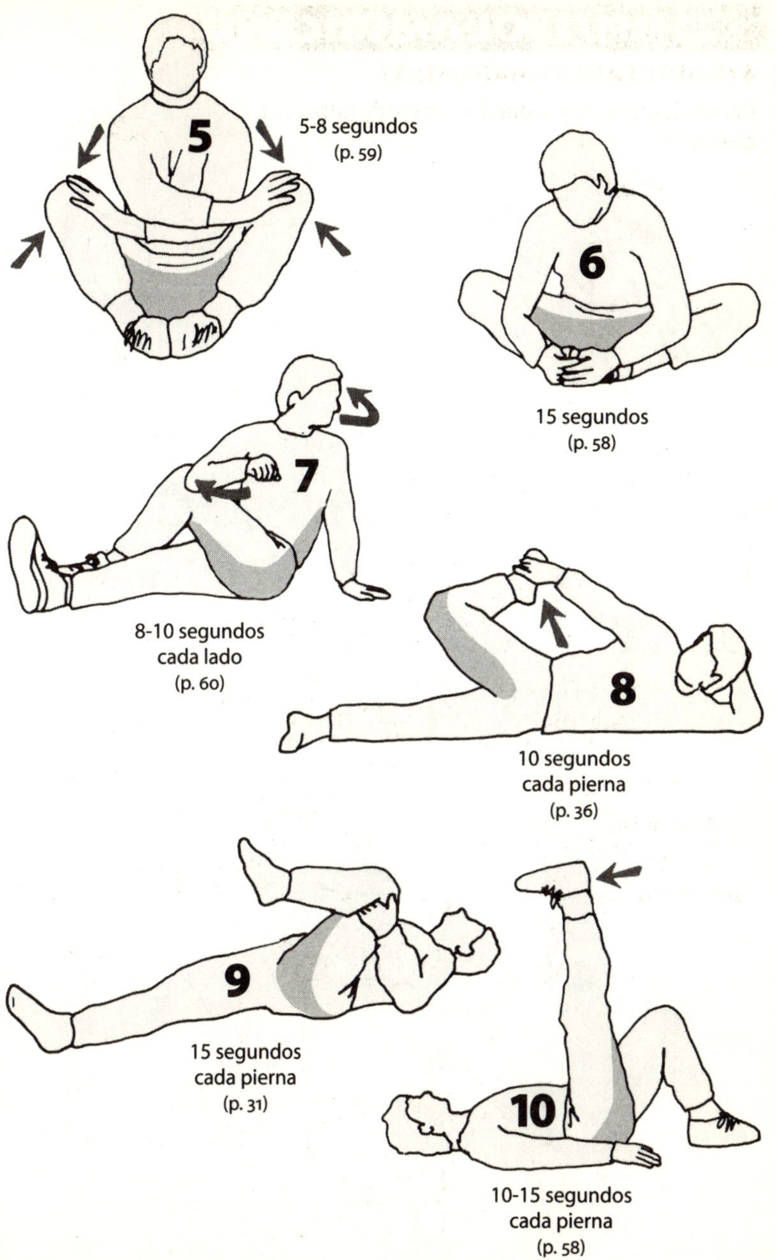

5
5-8 segundos
(p. 59)

6
15 segundos
(p. 58)

7
8-10 segundos
cada lado
(p. 60)

8
10 segundos
cada pierna
(p. 36)

9
15 segundos
cada pierna
(p. 31)

10
10-15 segundos
cada pierna
(p. 58)

FÚTBOL EUROPEO

2 MINUTOS APROXIMADAMENTE

Correr alrededor del campo de fútbol antes de estirar.

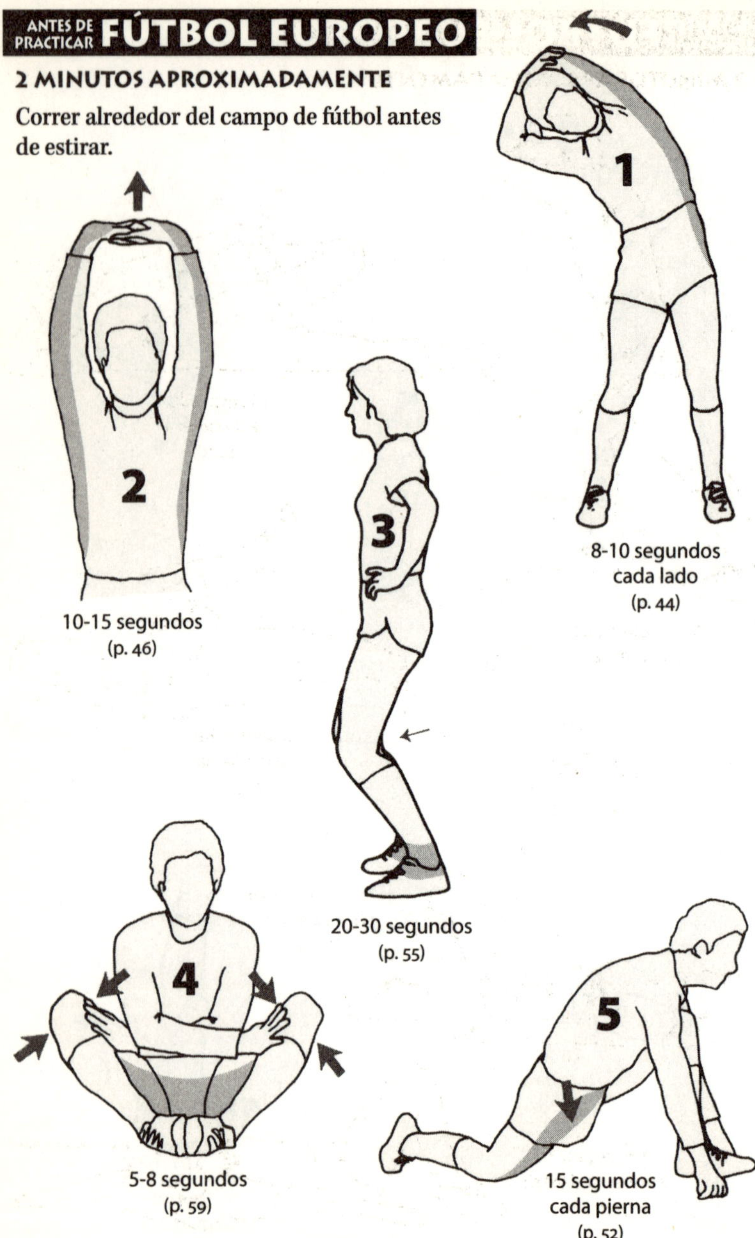

2 MINUTOS APROXIMADAMENTE

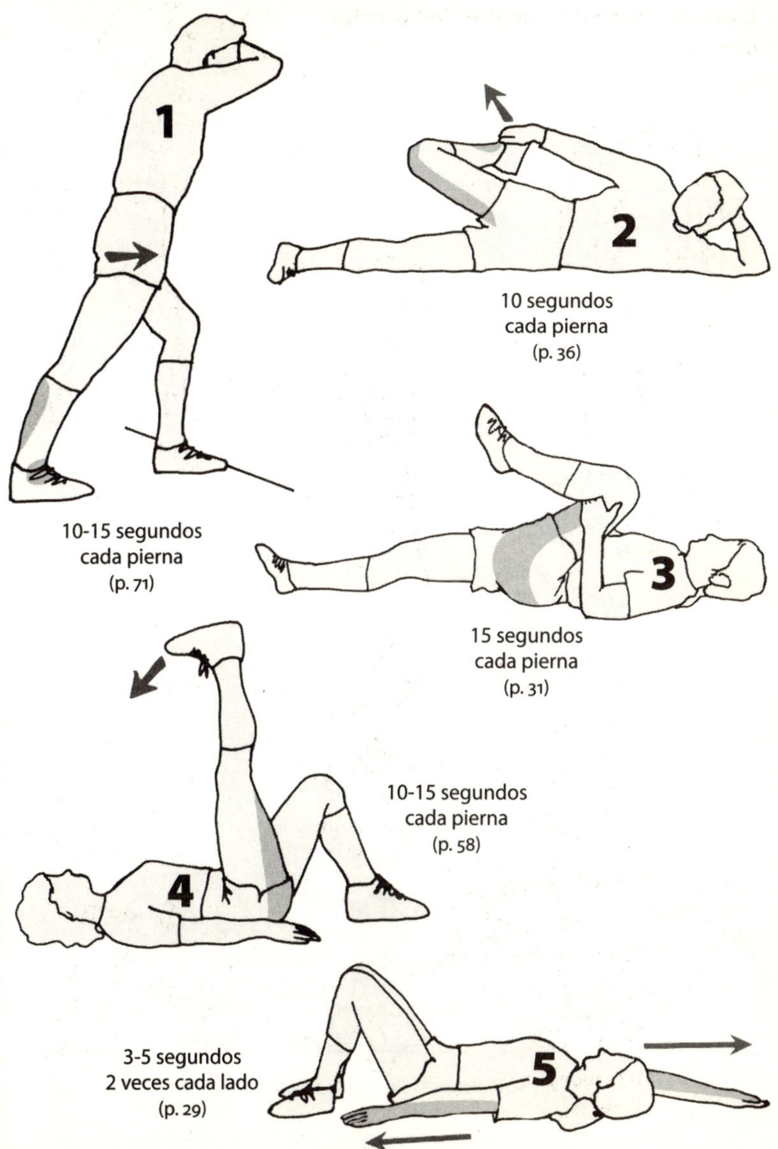

6 MINUTOS APROXIMADAMENTE

Correr despacio o caminar durante 4-5 minutos antes de estirar.

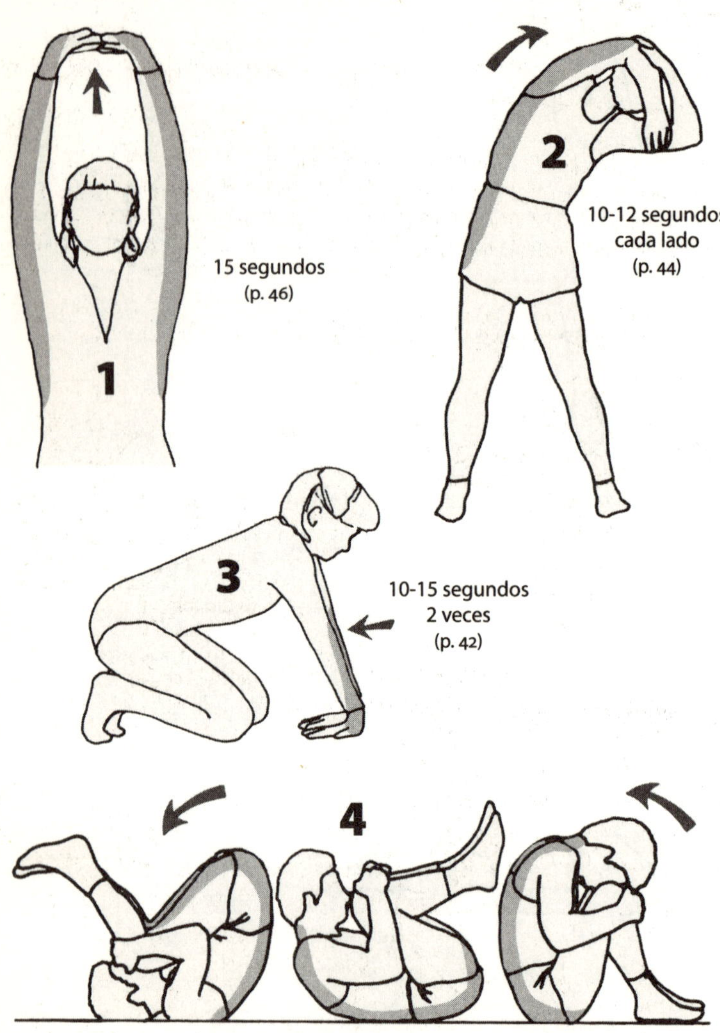

Rodar sobre la espalda suavemente
6-12 veces
(p. 63)

Estirándose (edición bolsillo) © 2015 Bob y Jean Anderson. Shelter Publications, Inc.

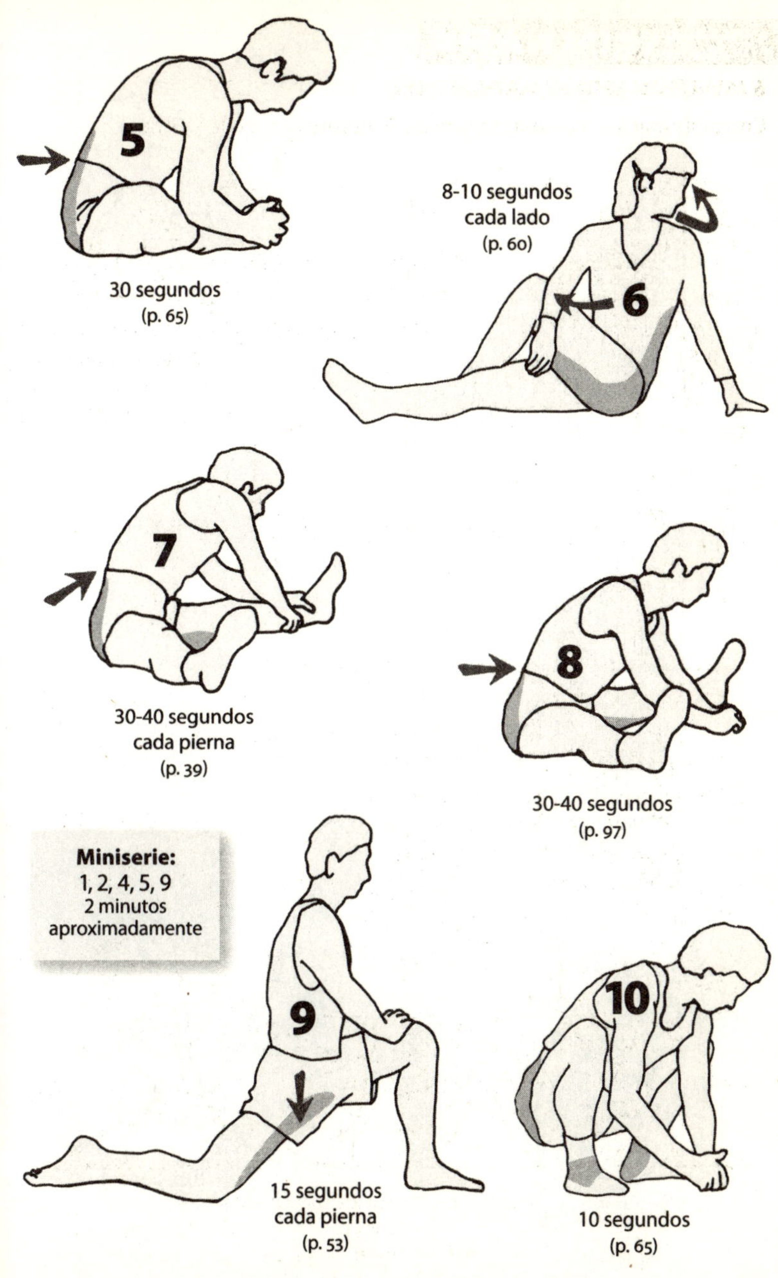
5
30 segundos
(p. 65)

8-10 segundos
cada lado
(p. 60)
6

7
30-40 segundos
cada pierna
(p. 39)

8
30-40 segundos
(p. 97)

Miniserie:
1, 2, 4, 5, 9
2 minutos
aproximadamente

9
15 segundos
cada pierna
(p. 53)

10
10 segundos
(p. 65)

4 MINUTOS APROXIMADAMENTE

Caminar durante varios minutos antes de estirar.

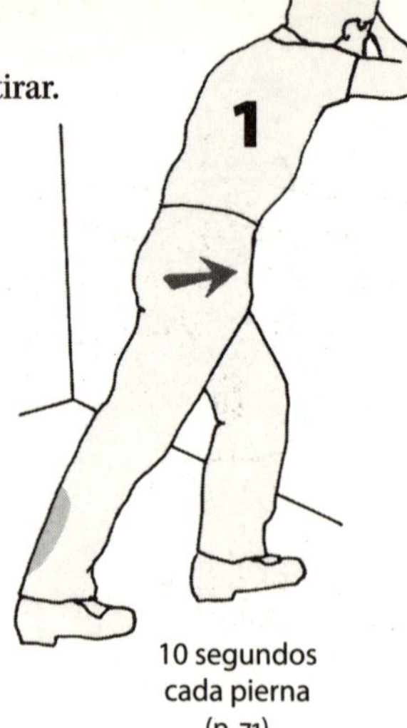

10 segundos
cada pierna
(p. 71)

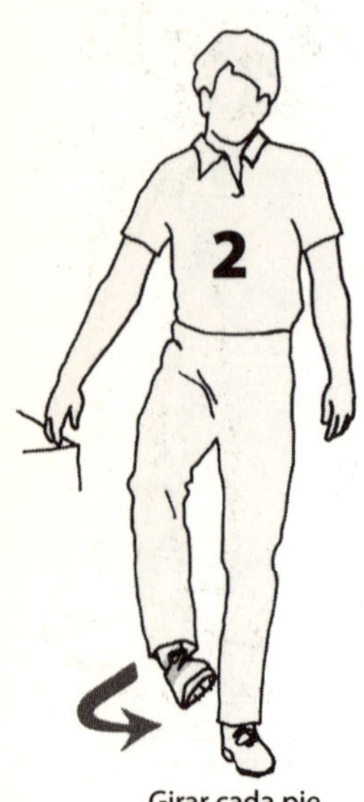

Girar cada pie
10-15 veces
(p. 71)

15-20 segundos
(p. 55)

Miniserie:
1, 3, 8, 9, 10
2 minutos
aproximadamente

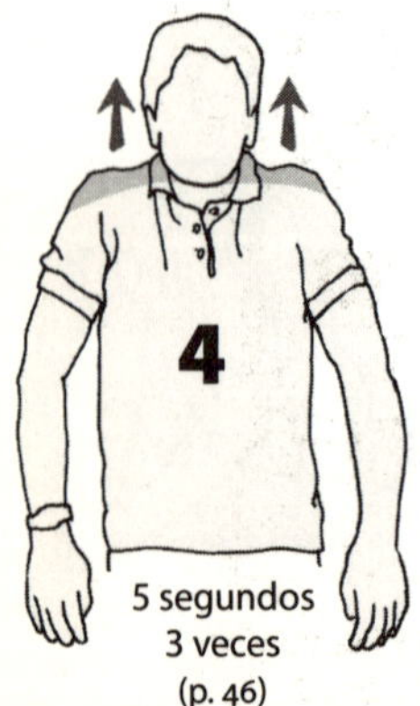

5 segundos
3 veces
(p. 46)

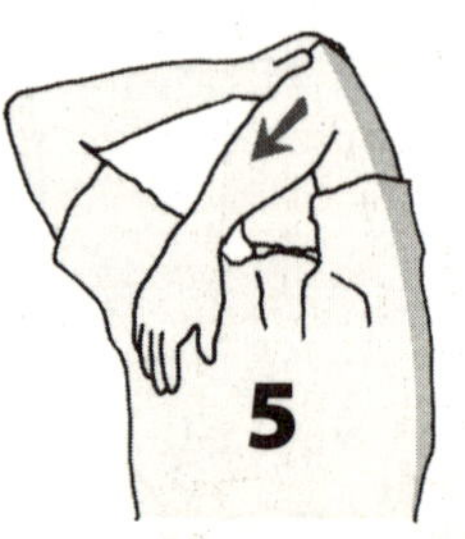

10 segundos
cada brazo
2 veces
(p. 44)

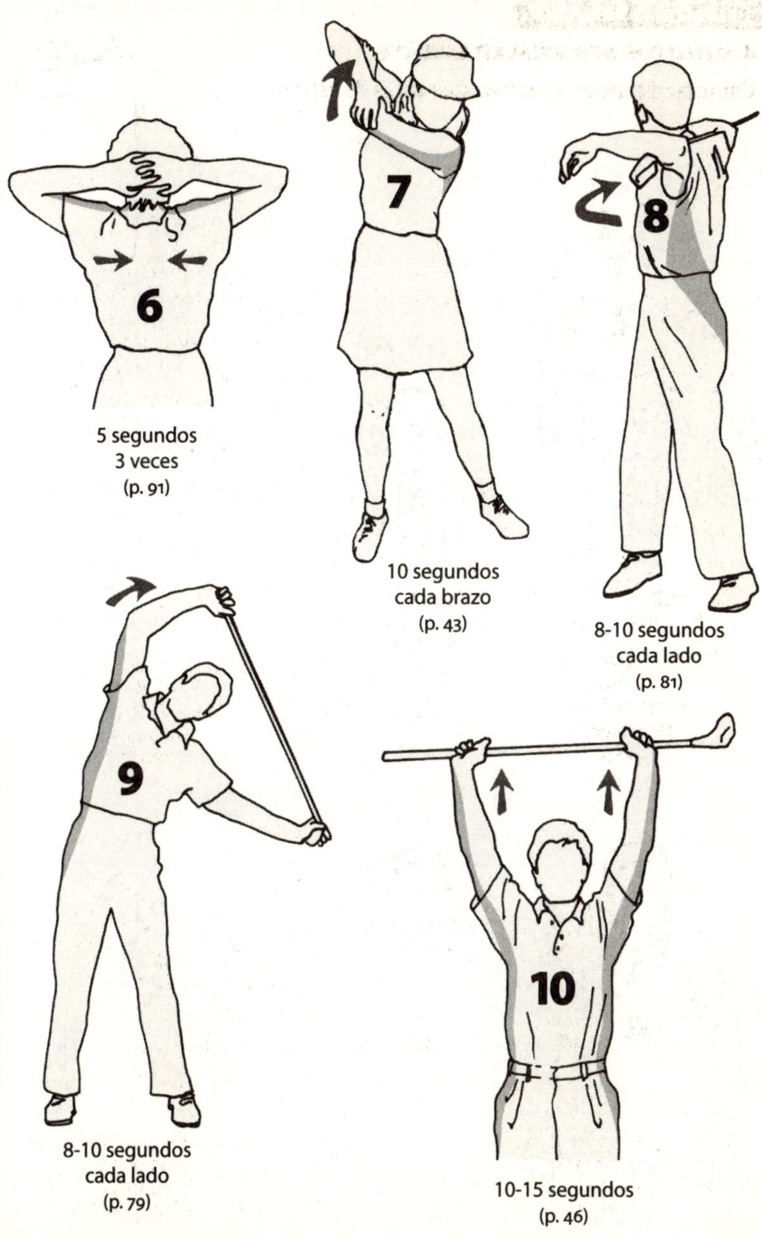

6
5 segundos
3 veces
(p. 91)

7
10 segundos
cada brazo
(p. 43)

8
8-10 segundos
cada lado
(p. 81)

9
8-10 segundos
cada lado
(p. 79)

10
10-15 segundos
(p. 46)

4 MINUTOS APROXIMADAMENTE

Caminar 2-3 antes de estirar.

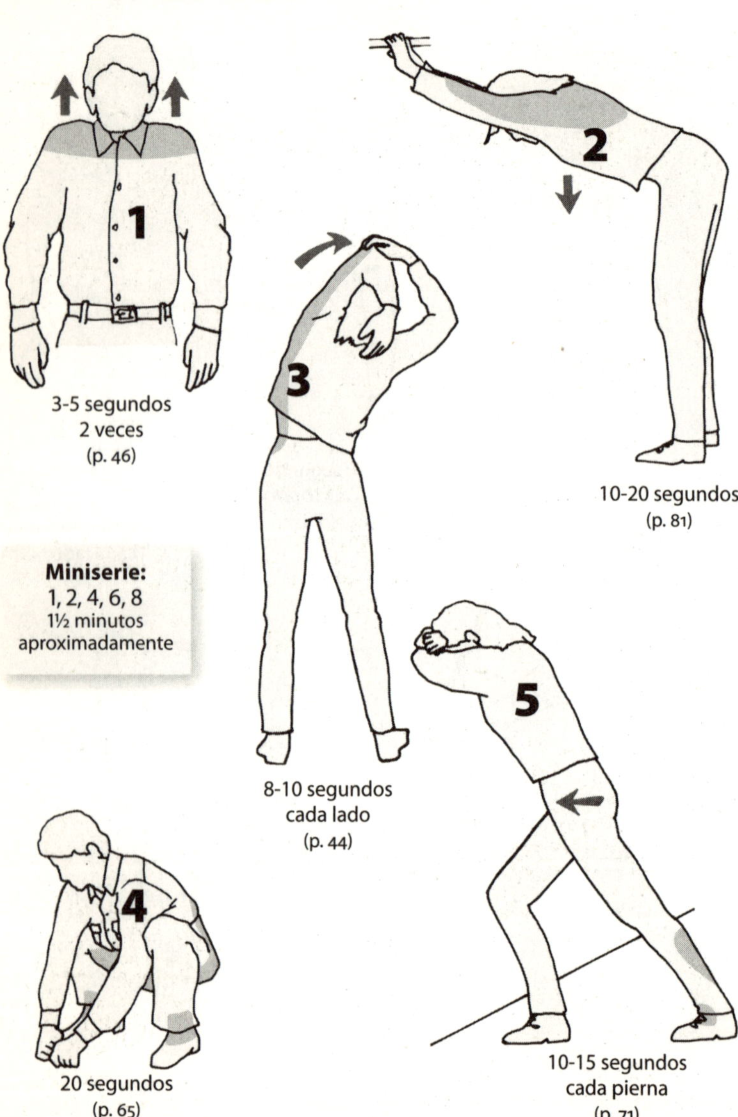

1

3-5 segundos
2 veces
(p. 46)

Miniserie:
1, 2, 4, 6, 8
1½ minutos
aproximadamente

2

10-20 segundos
(p. 81)

3

8-10 segundos
cada lado
(p. 44)

4

20 segundos
(p. 65)

5

10-15 segundos
cada pierna
(p. 71)

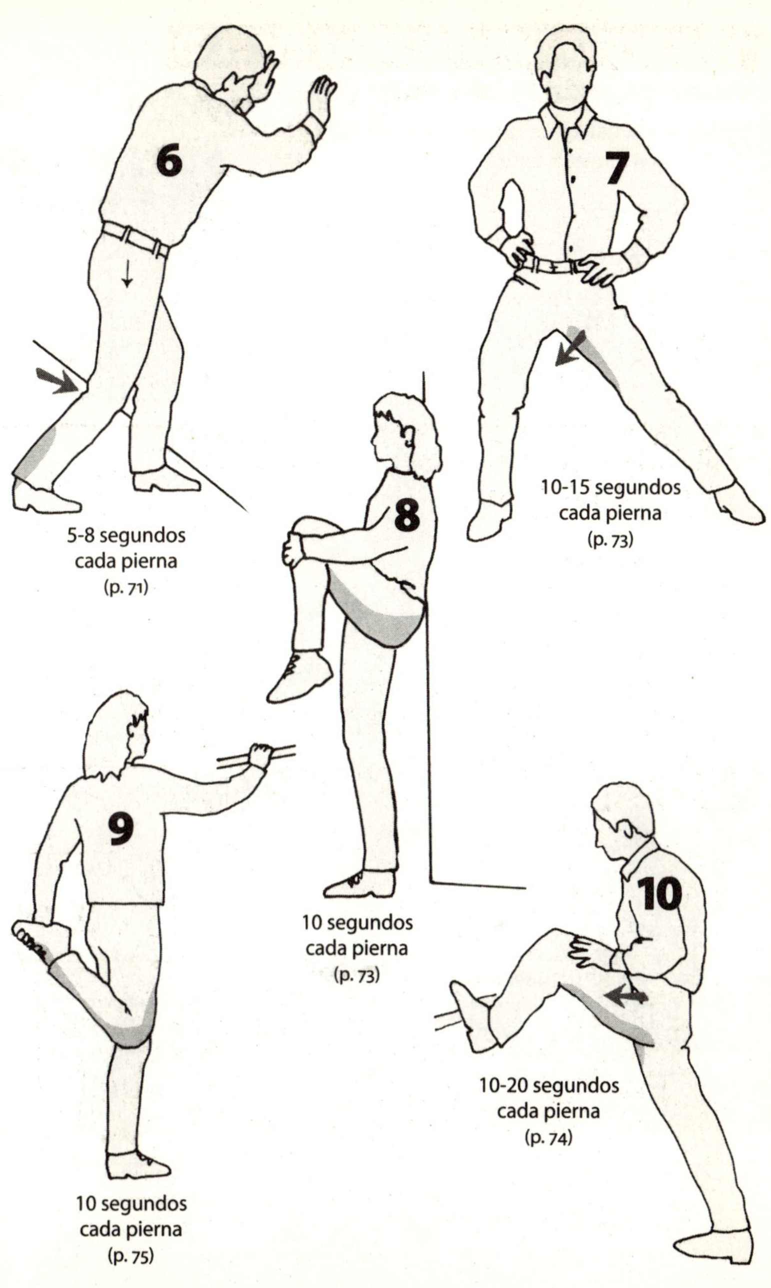

6

5-8 segundos
cada pierna
(p. 71)

7

10-15 segundos
cada pierna
(p. 73)

8

10 segundos
cada pierna
(p. 73)

9

10 segundos
cada pierna
(p. 75)

10

10-20 segundos
cada pierna
(p. 74)

HOCKEY SOBRE HIELO

4 MINUTOS APROXIMADAMENTE

Caminar o pedalear en una bicicleta estática
2-4 minutos antes de estirar.

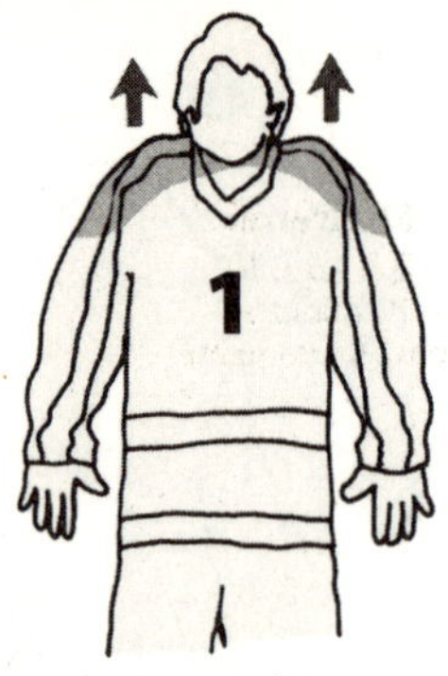

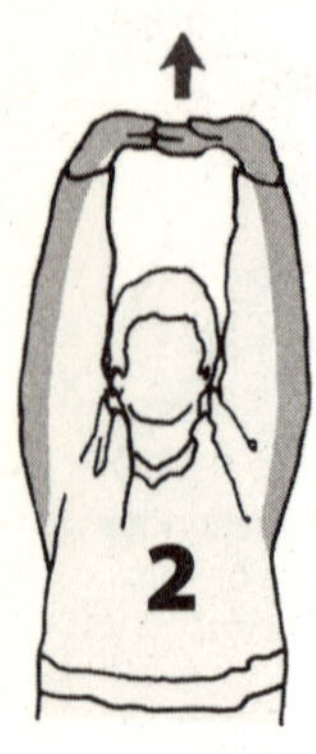

5 segundos
3 veces
(p. 46)

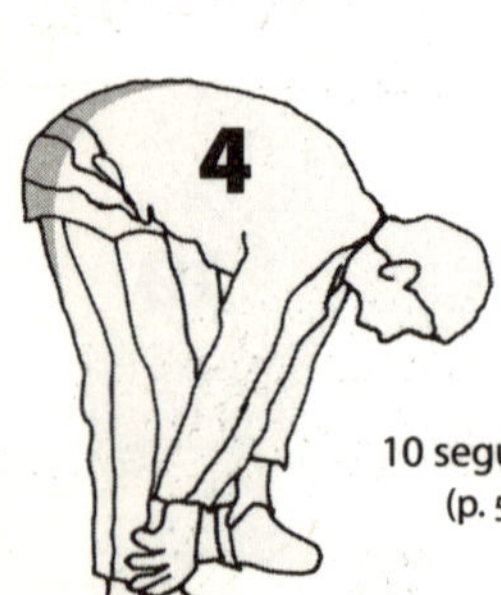

5-10 segundos
(p. 46)

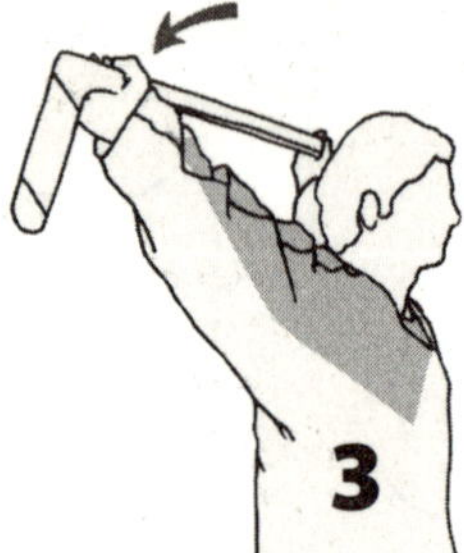

10-15 segundos
(p. 87)

10 segundos
(p. 54)

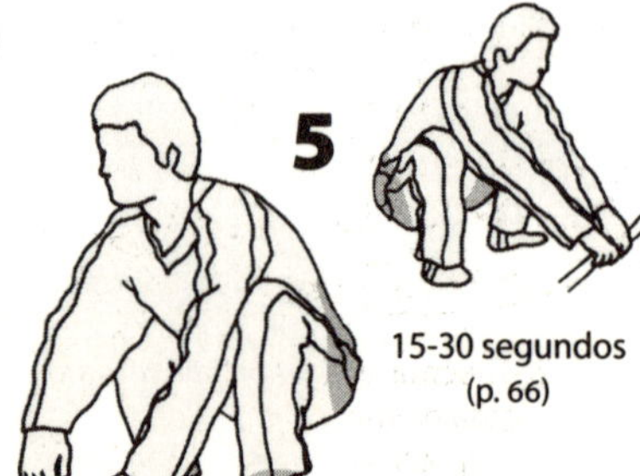

15-30 segundos
(p. 66)

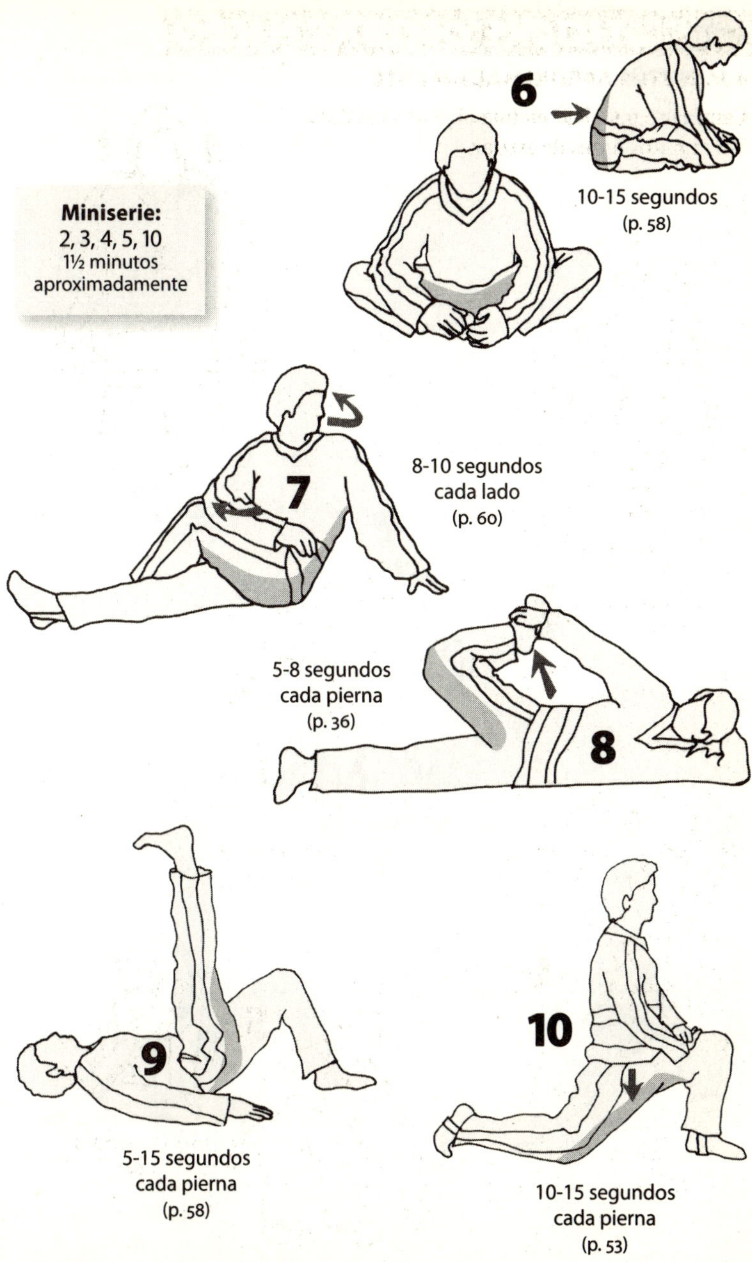

Miniserie:
2, 3, 4, 5, 10
1½ minutos
aproximadamente

6
10-15 segundos
(p. 58)

7
8-10 segundos
cada lado
(p. 60)

5-8 segundos
cada pierna
(p. 36)

8

9
5-15 segundos
cada pierna
(p. 58)

10
10-15 segundos
cada pierna
(p. 53)

4 MINUTOS APROXIMADAMENTE

Correr despacio 2-3 minutos antes de estirar.

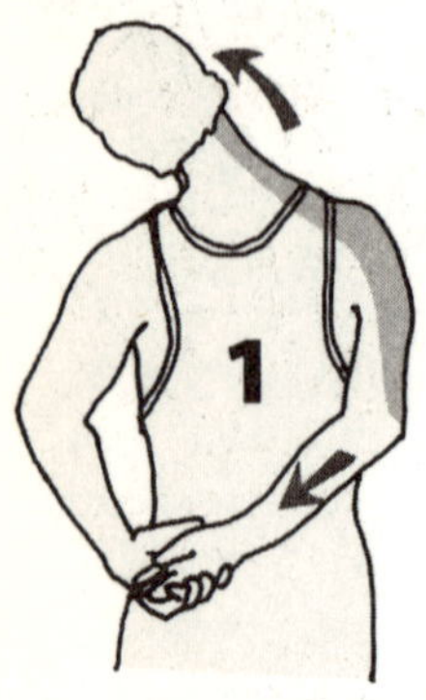

10 segundos
cada brazo
(p. 47)

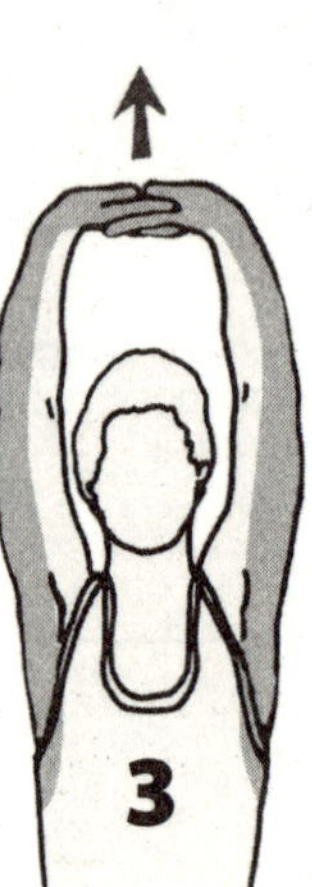

8-10 segundos
cada lado
(p. 44)

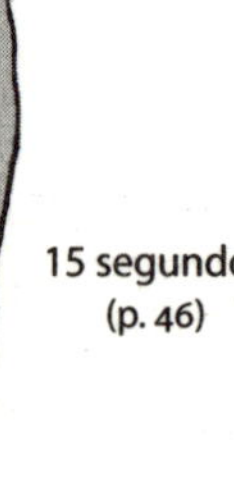

15 segundos
(p. 46)

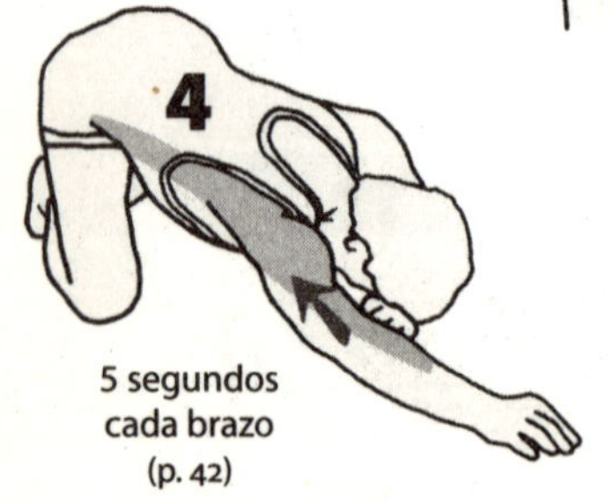

5 segundos
cada brazo
(p. 42)

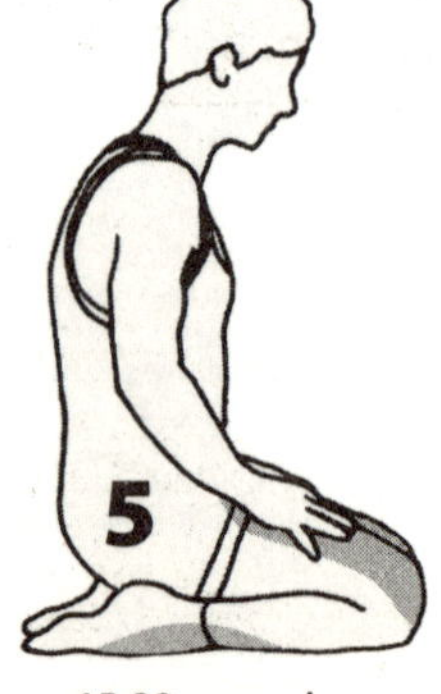

15-20 segundos
(p. 49)

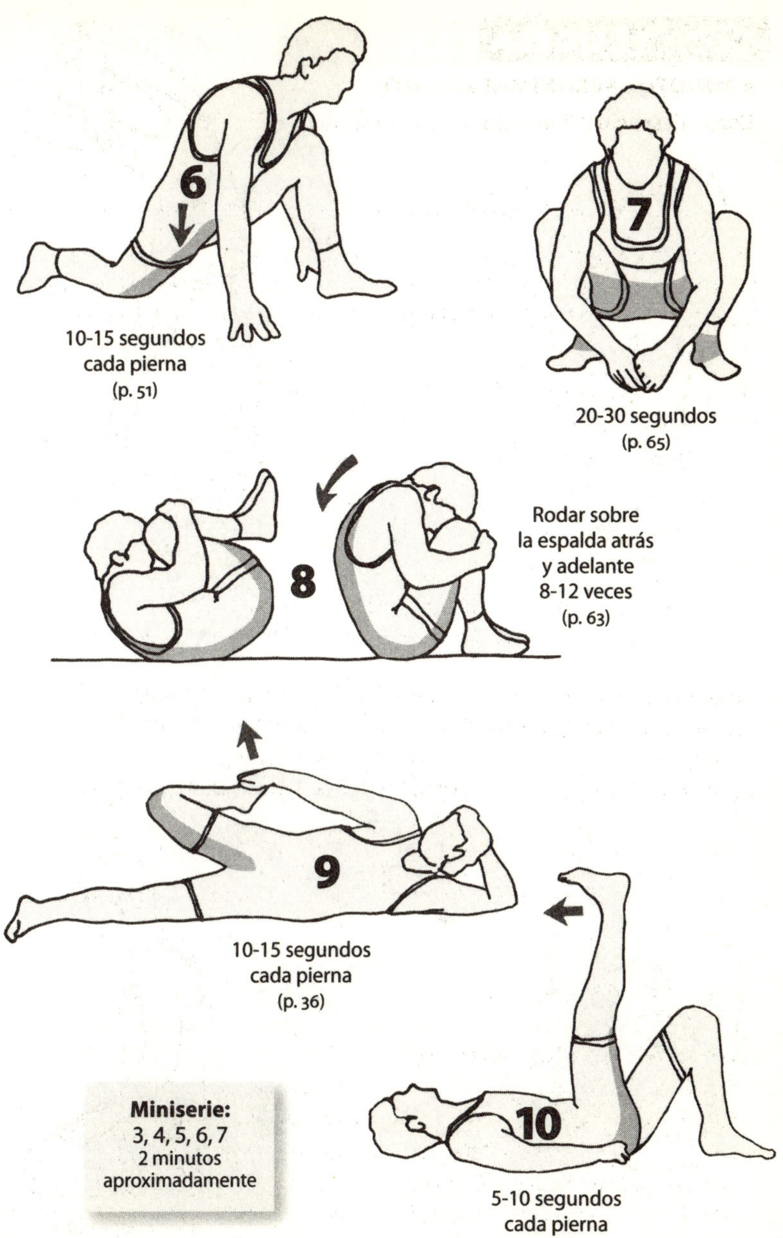

6
10-15 segundos
cada pierna
(p. 51)

7
20-30 segundos
(p. 65)

8
Rodar sobre
la espalda atrás
y adelante
8-12 veces
(p. 63)

9
10-15 segundos
cada pierna
(p. 36)

Miniserie:
3, 4, 5, 6, 7
2 minutos
aproximadamente

10
5-10 segundos
cada pierna
(p. 58)

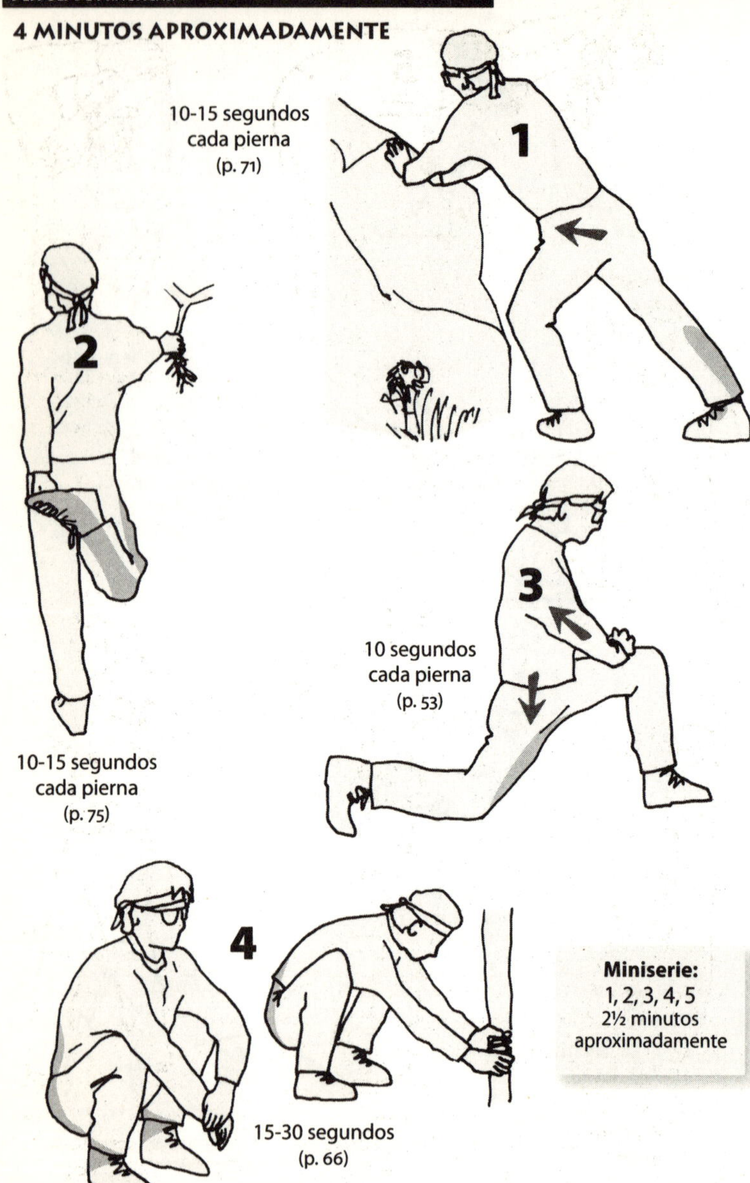

ANTES, DURANTE Y DESPUÉS DE PRACTICAR MONTAÑISMO
4 MINUTOS APROXIMADAMENTE
10-15 segundos
cada pierna
(p. 71)
1
2
10-15 segundos
cada pierna
(p. 75)
10 segundos
cada pierna
(p. 53)
3
4
15-30 segundos
(p. 66)
Miniserie:
1, 2, 3, 4, 5
2½ minutos
aproximadamente

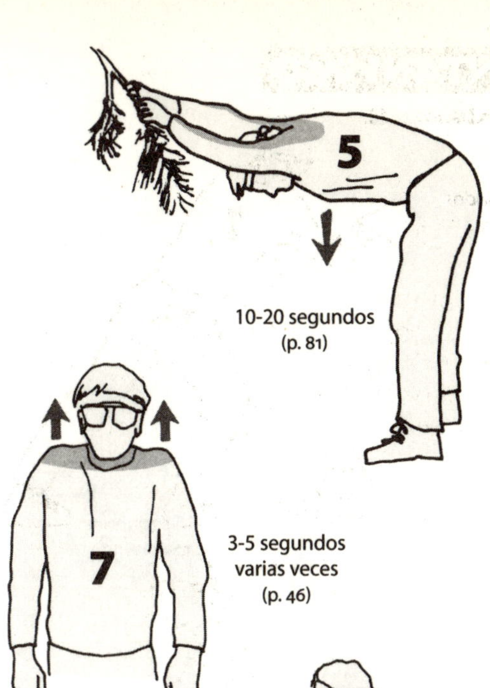

5

10-20 segundos
(p. 81)

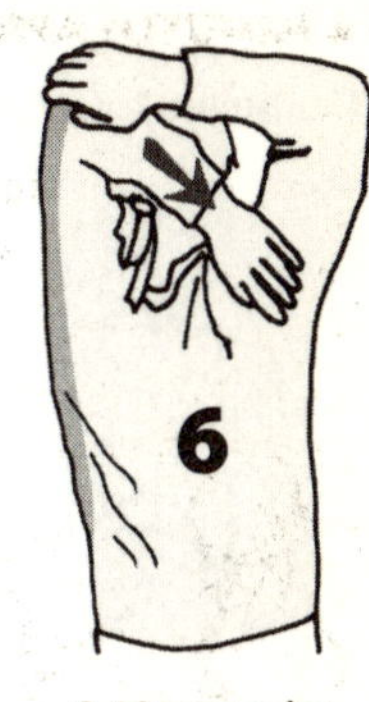

6

8-10 segundos
cada brazo
(p. 44)

7

3-5 segundos
varias veces
(p. 46)

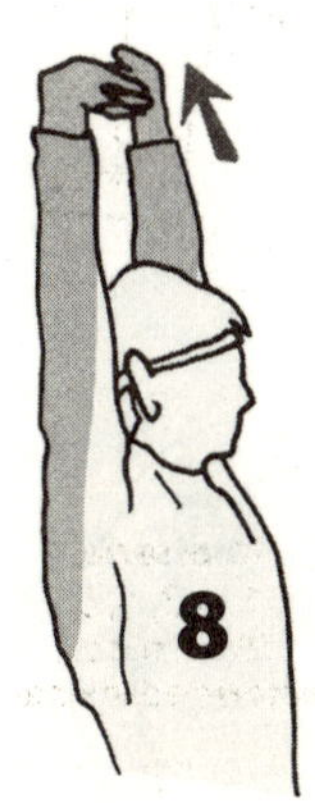

8

15 segundos
(p. 46)

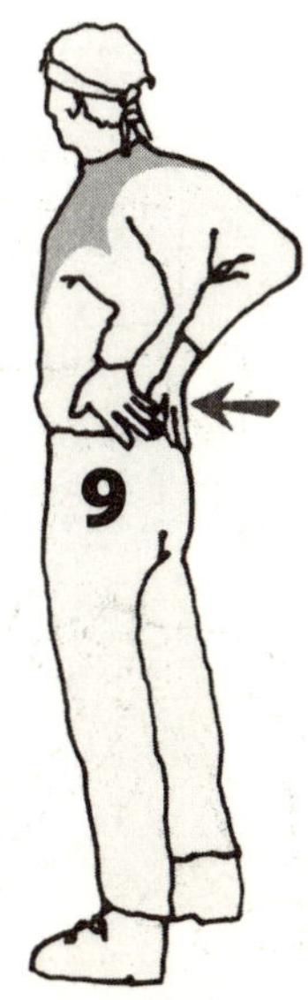

9

10 segundos
2 veces
(p. 46)

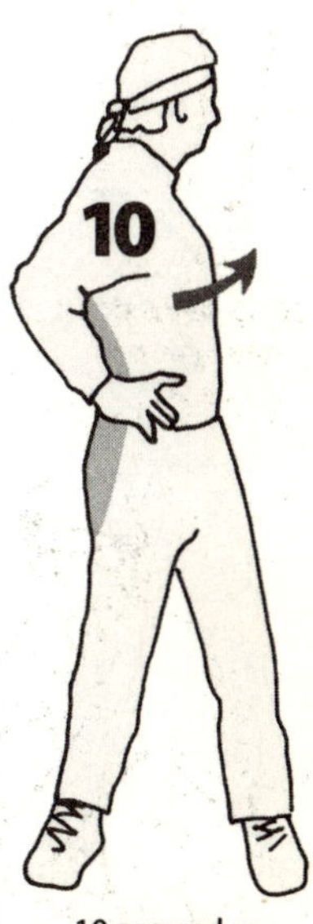

10

10 segundos
cada lado
(p. 81)

4 MINUTOS APROXIMADAMENTE

Caminar unos minutos antes de estirar.

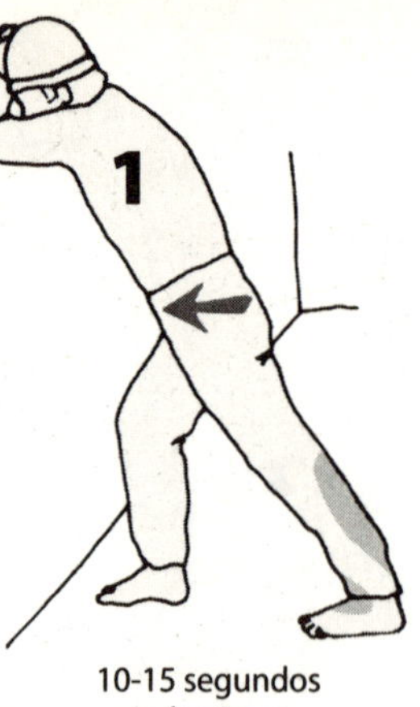

10-15 segundos
cada pierna
(p. 71)

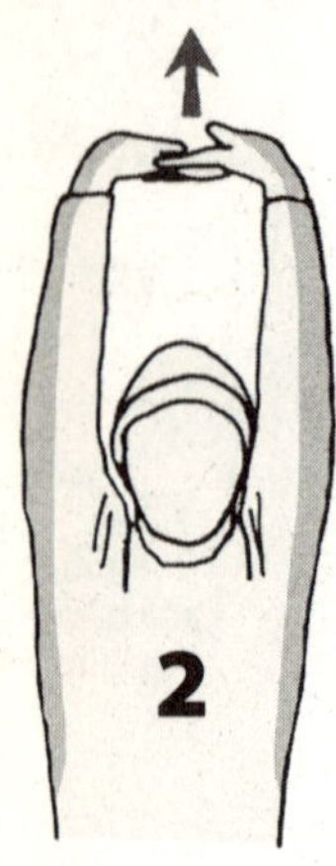

15 segundos
(p. 46)

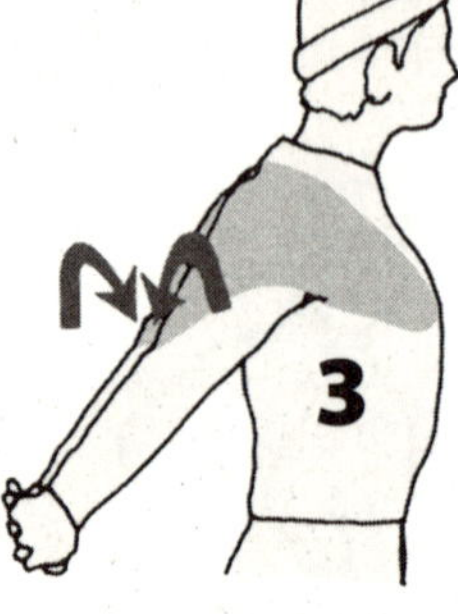

10 segundos
(p. 47)

Miniserie:
1, 3, 4, 5, 6
2 minutos
aproximadamente

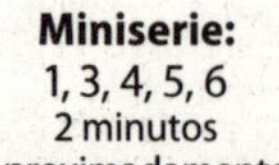

8-10 segundos
cada lado
(p. 44)

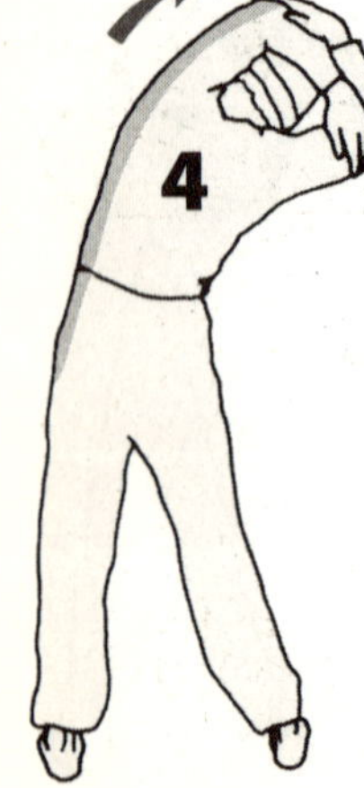

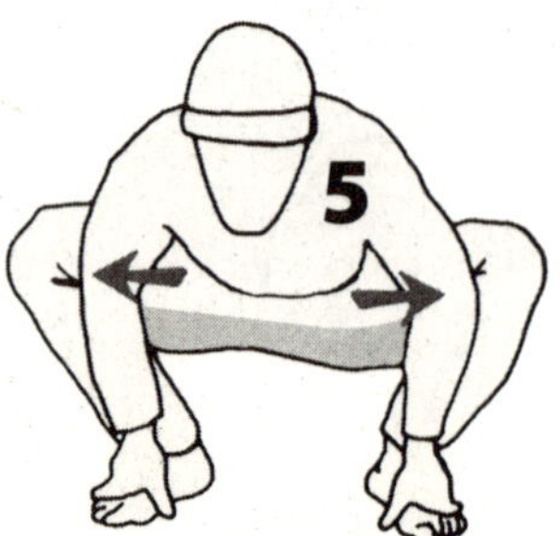

10 segundos
(p. 66)

Estirándose (edición bolsillo) © 2015 Bob y Jean Anderson. Shelter Publications, Inc.

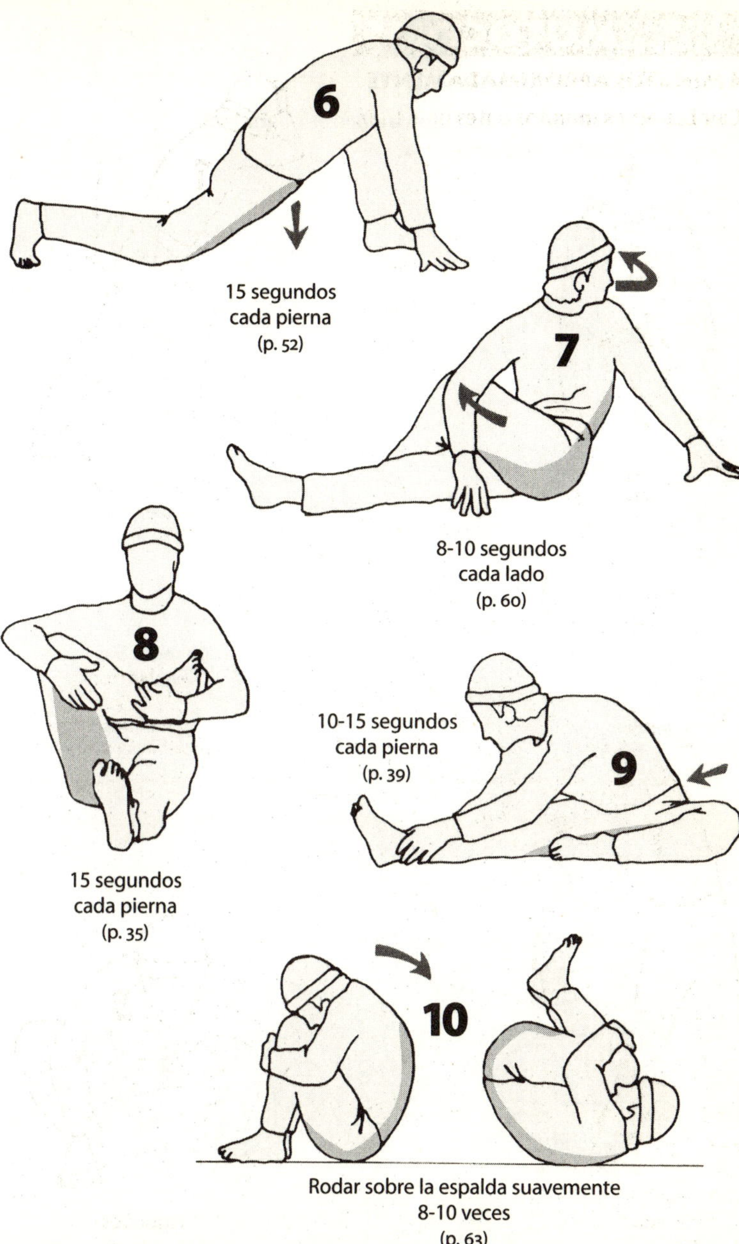

6
15 segundos
cada pierna
(p. 52)

7
8-10 segundos
cada lado
(p. 60)

8
15 segundos
cada pierna
(p. 35)

10-15 segundos
cada pierna
(p. 39)
9

10
Rodar sobre la espalda suavemente
8-10 veces
(p. 63)

3 MINUTOS APROXIMADAMENTE

Caminar y mover los brazos vigorosamente 2-3 minutos antes de realizar los estiramientos.

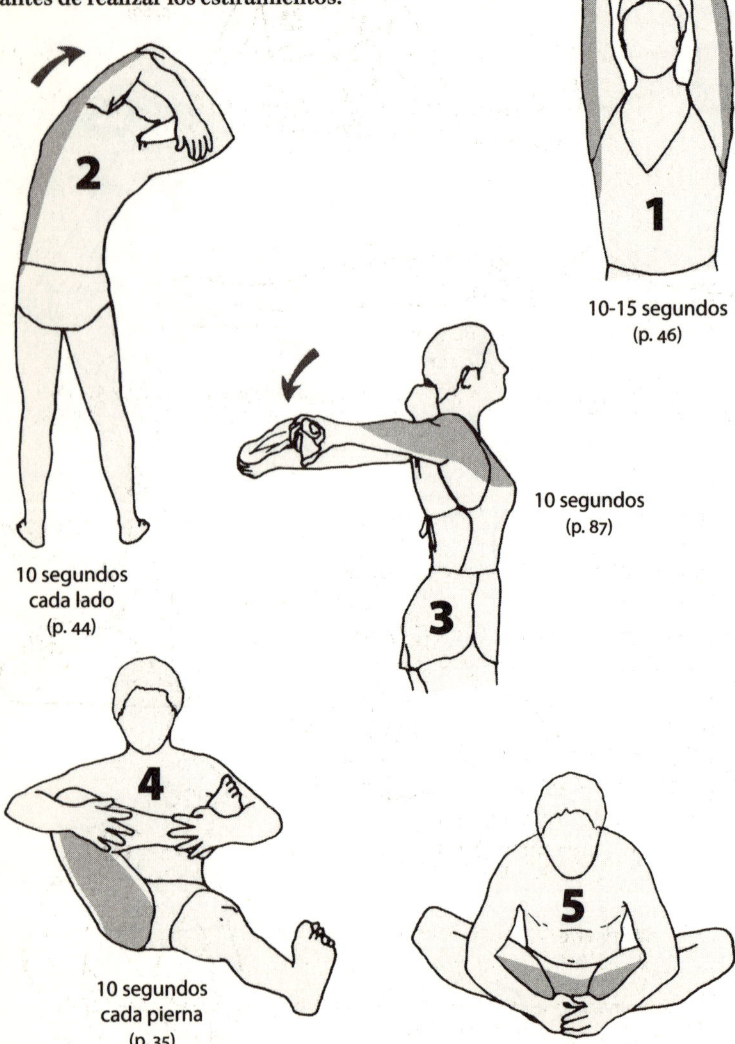

10-15 segundos
(p. 46)

10 segundos
cada lado
(p. 44)

10 segundos
(p. 87)

10 segundos
cada pierna
(p. 35)

15 segundos
(p. 58)

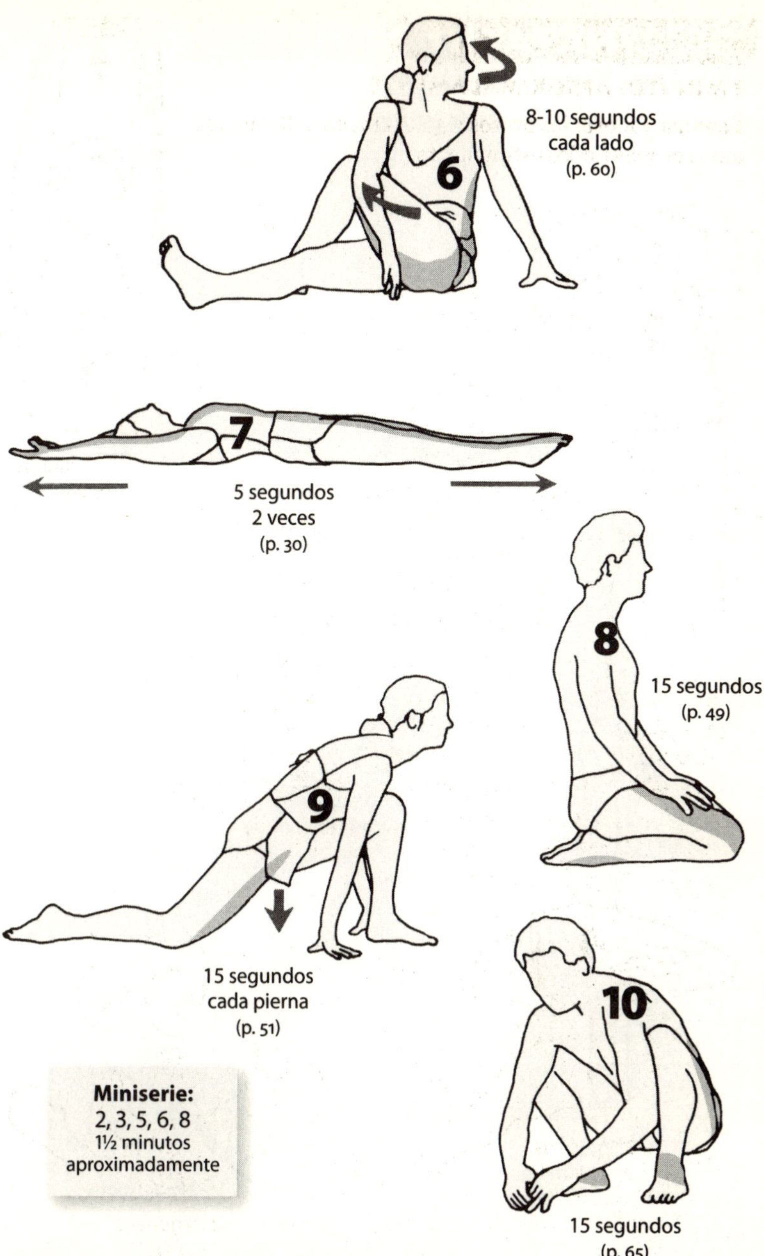

8-10 segundos
cada lado
(p. 60)

6

5 segundos
2 veces
(p. 30)

7

15 segundos
(p. 49)

8

15 segundos
cada pierna
(p. 51)

9

15 segundos
(p. 65)

10

Miniserie:
2, 3, 5, 6, 8
1½ minutos
aproximadamente

5 MINUTOS APROXIMADAMENTE

Calentar 4-5 minutos antes de estirar.

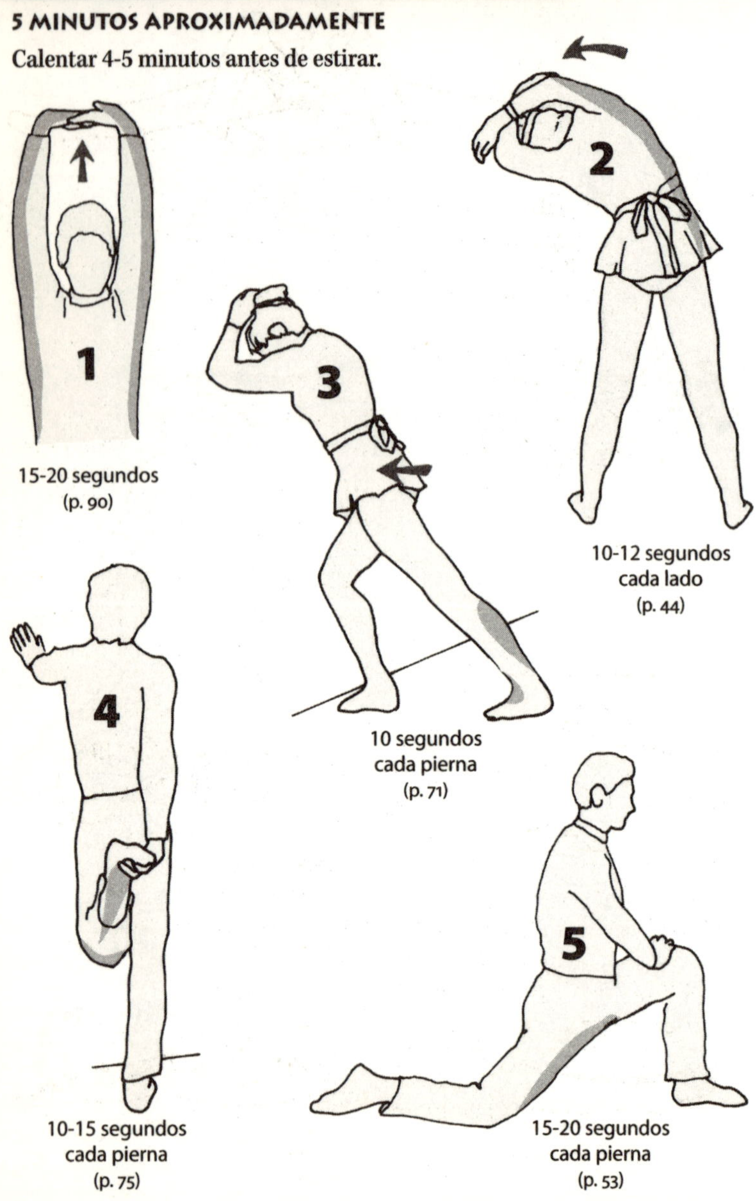

15-20 segundos
(p. 90)

10-12 segundos
cada lado
(p. 44)

10 segundos
cada pierna
(p. 71)

10-15 segundos
cada pierna
(p. 75)

15-20 segundos
cada pierna
(p. 53)

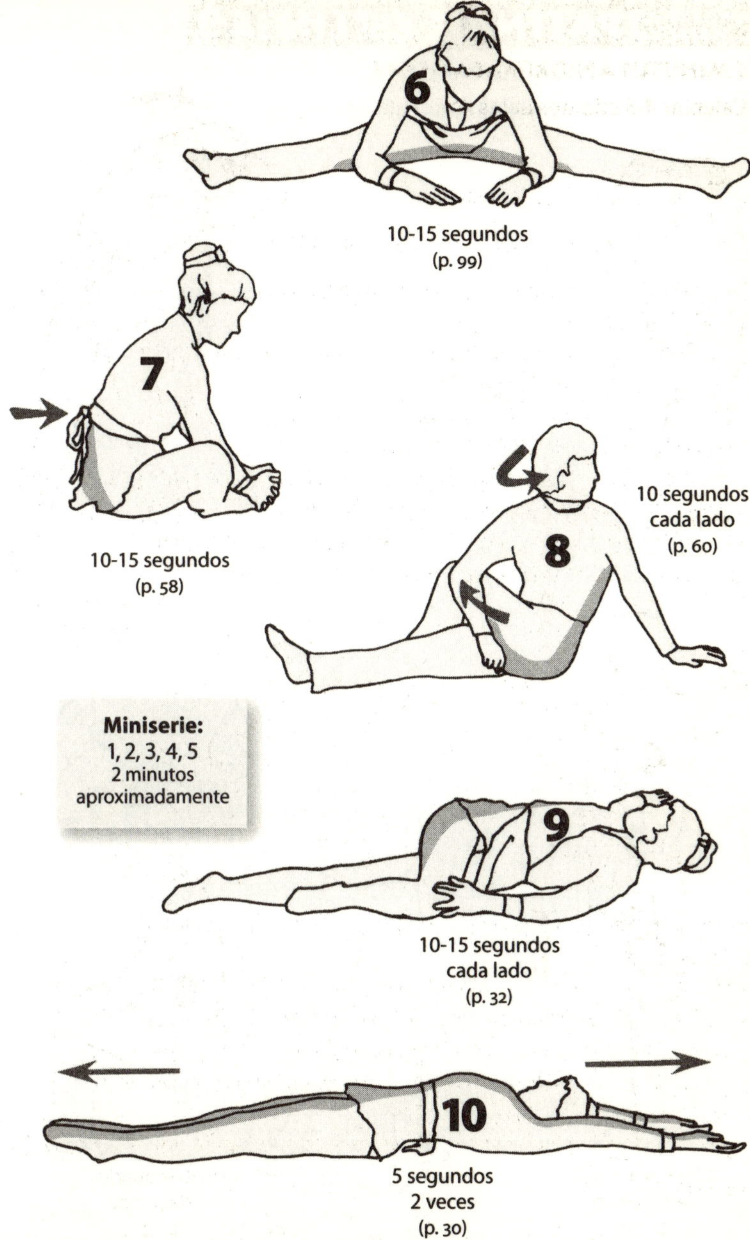

6
10-15 segundos
(p. 99)
7
10-15 segundos
(p. 58)
8
10 segundos
cada lado
(p. 60)
Miniserie:
1, 2, 3, 4, 5
2 minutos
aproximadamente
9
10-15 segundos
cada lado
(p. 32)
10
5 segundos
2 veces
(p. 30)

PATINAJE EN LÍNEA

4 MINUTOS APROXIMADAMENTE

Caminar durante varios minutos antes de estirar.

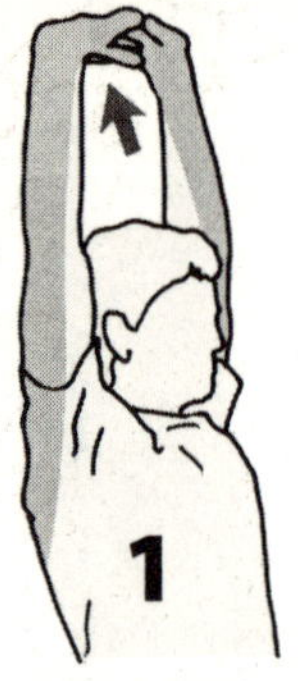

1

10 segundos
(p. 46)

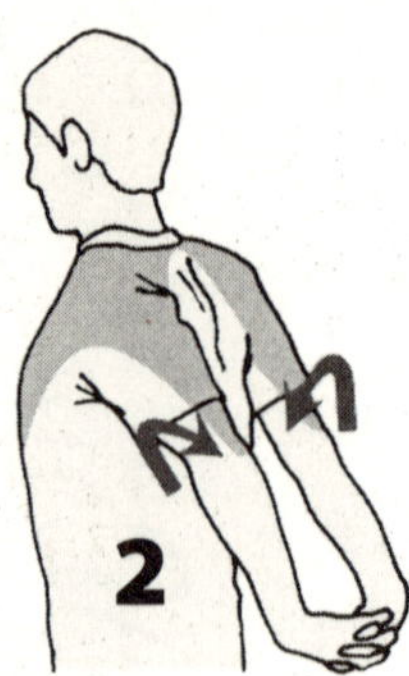

2

15 segundos
(p. 47)

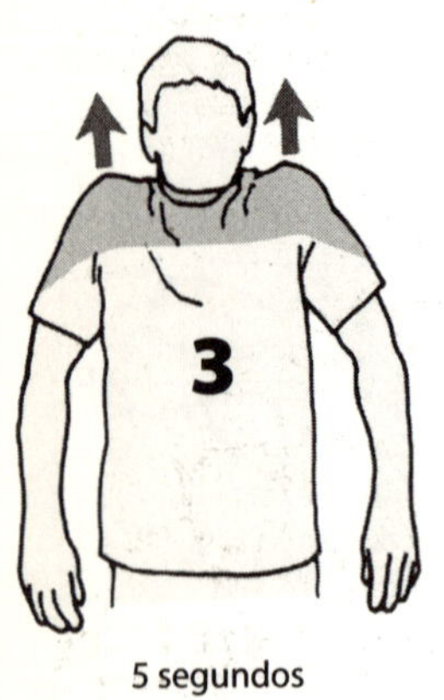

3

5 segundos
2 veces
(p. 46)

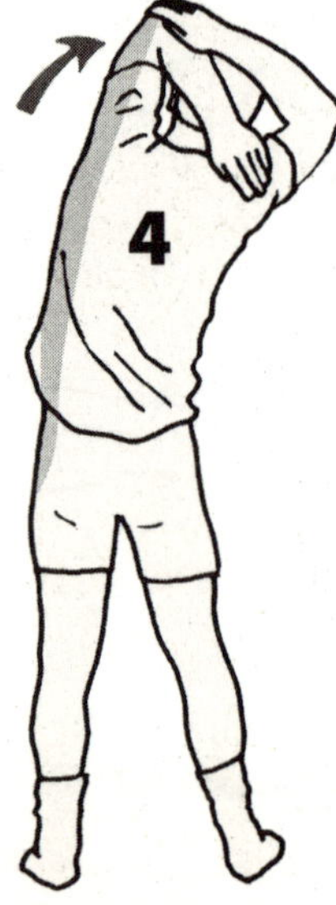

4

10 segundos
cada lado
(p. 44)

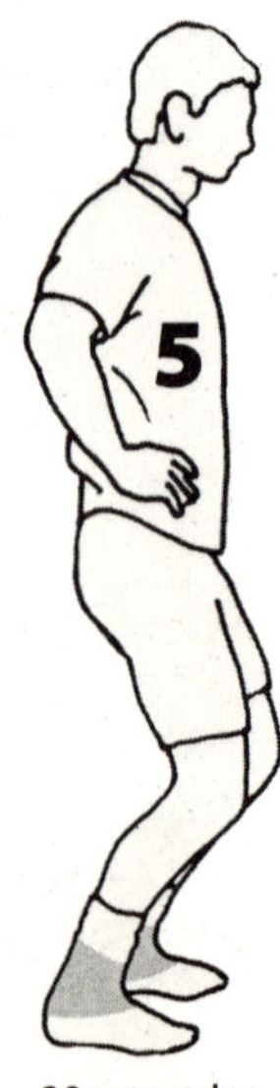

5

30 segundos
(p. 55)

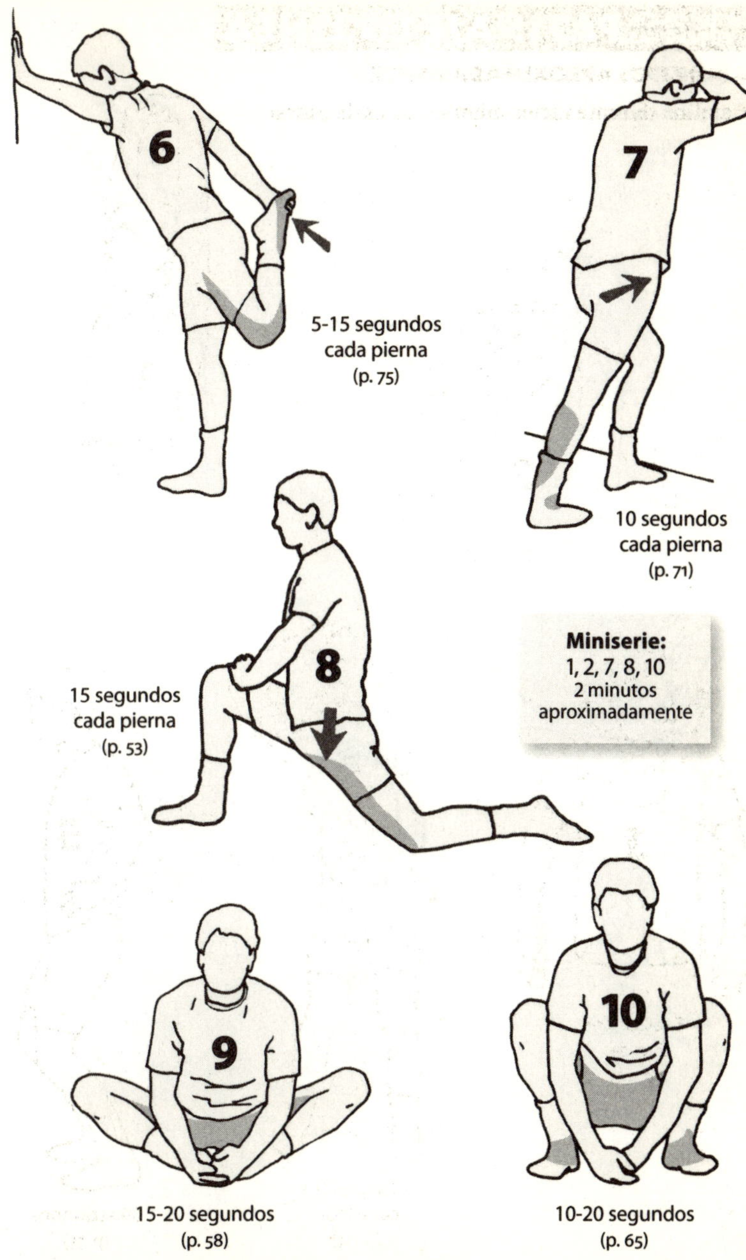

6
7
5-15 segundos
cada pierna
(p. 75)
10 segundos
cada pierna
(p. 71)
Miniserie:
1, 2, 7, 8, 10
2 minutos
aproximadamente
8
15 segundos
cada pierna
(p. 53)
9
10
15-20 segundos
(p. 58)
10-20 segundos
(p. 65)

4 MINUTOS APROXIMADAMENTE

Pedalear en una bicicleta estática 3-5 minutos antes de estirar.

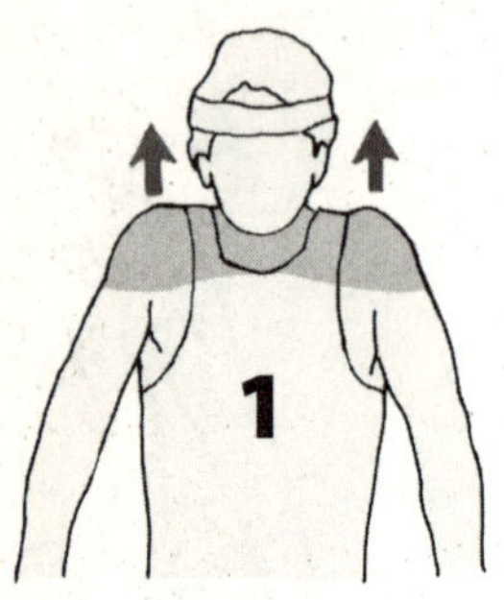

5 segundos
2 veces
(p. 46)

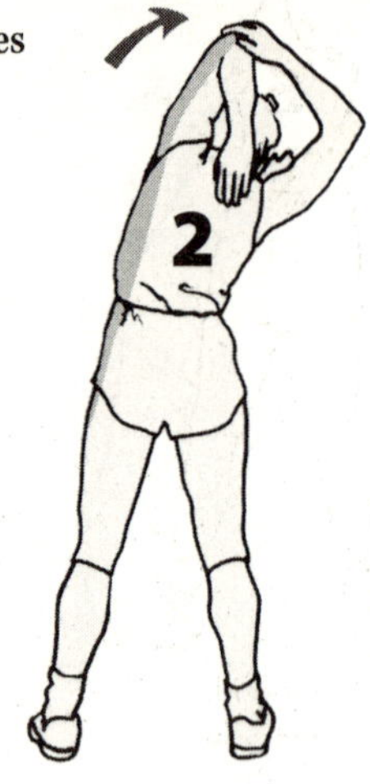

8-10 segundos
cada lado
(p. 44)

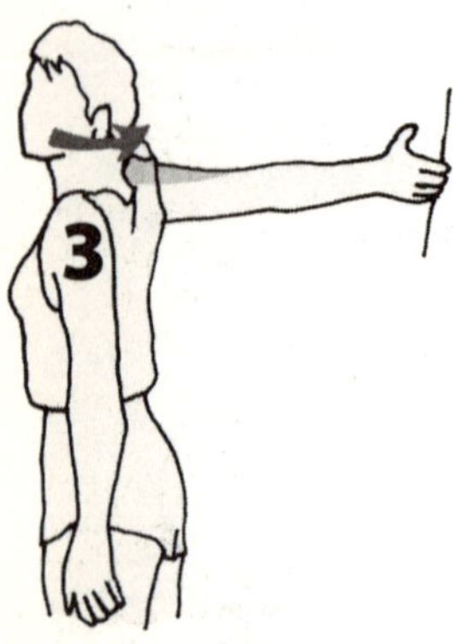

10 segundos
cada brazo
(p. 82)

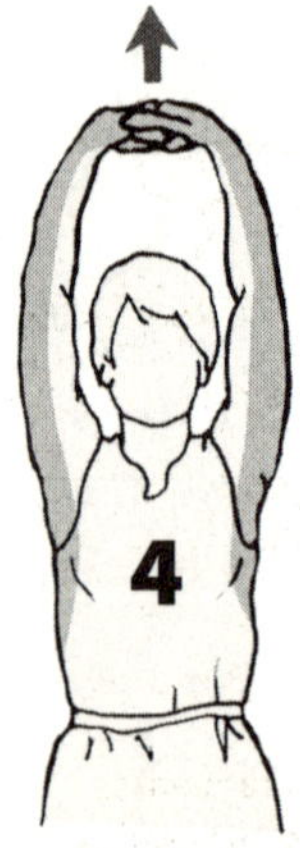

15 segundos
(p. 46)

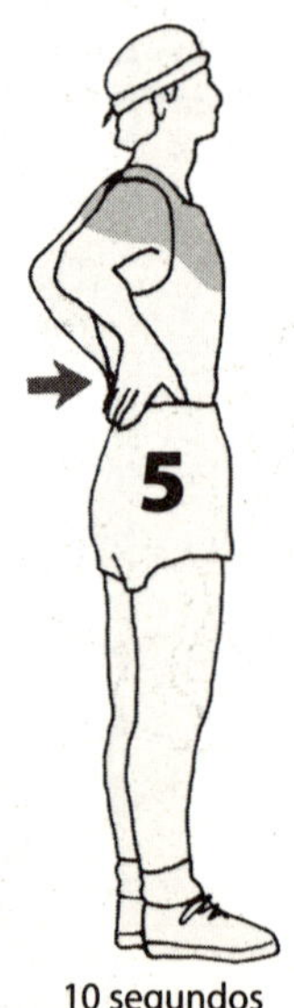

10 segundos
(p. 46)

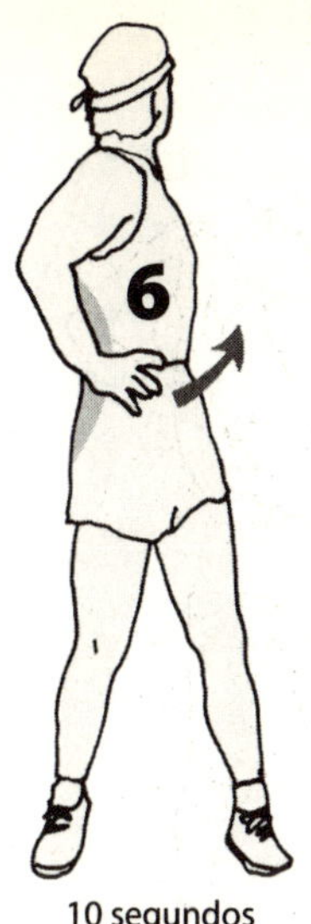

10 segundos
cada lado

(p. 81)

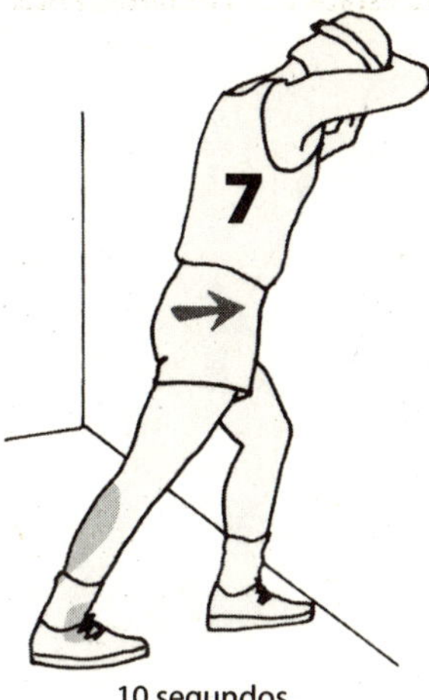

10 segundos
cada pierna

(p. 71)

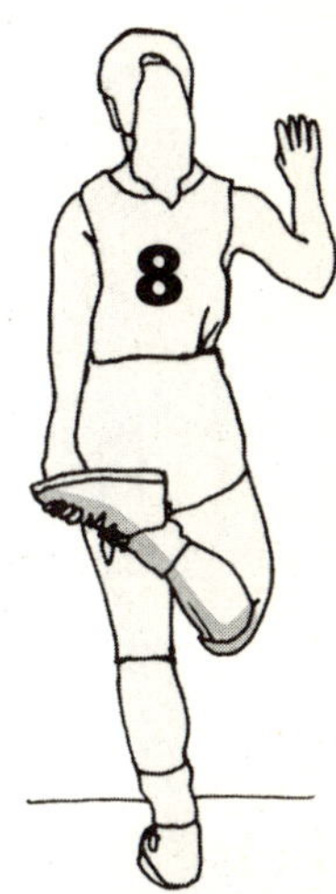

10-15 segundos
cada pierna

(p. 75)

Miniserie:
4, 5, 8, 9, 10
1½ minutos
aproximadamente

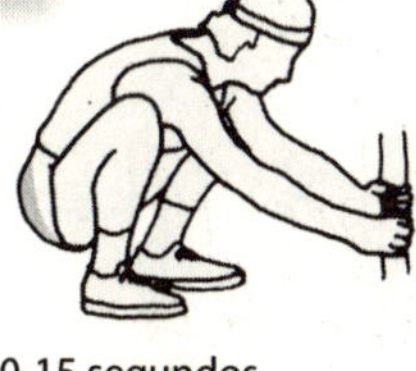

10-15 segundos

(p. 66)

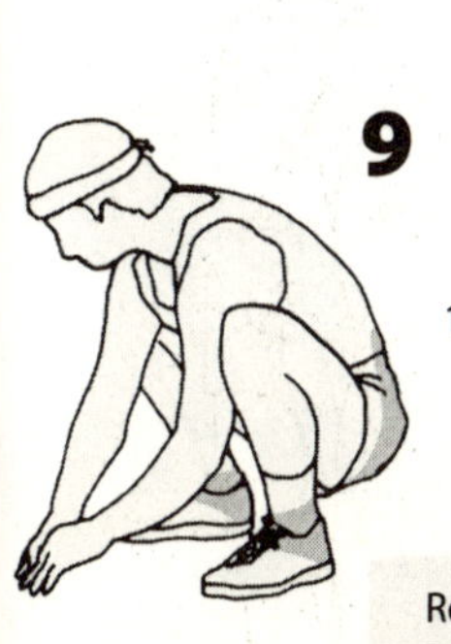

Realizar estiramientos
entre las distintas series
de pesas para procurar
un descanso activo y
mantener la circulación
de la sangre constante.

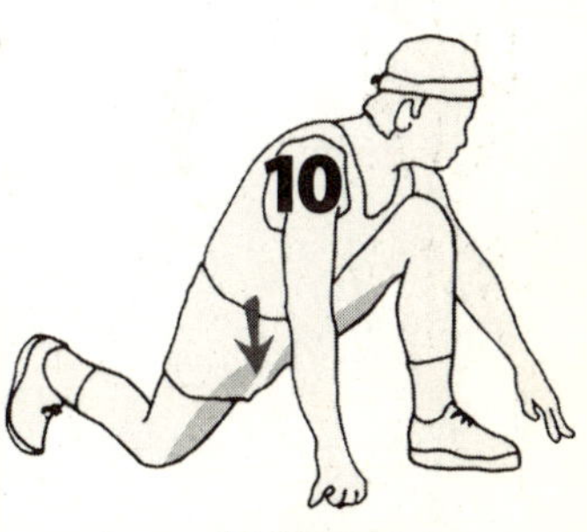

15-20 segundos
cada pierna

(p. 51)

3 MINUTOS APROXIMADAMENTE

Caminar durante varios minutos antes de realizar los estiramientos.

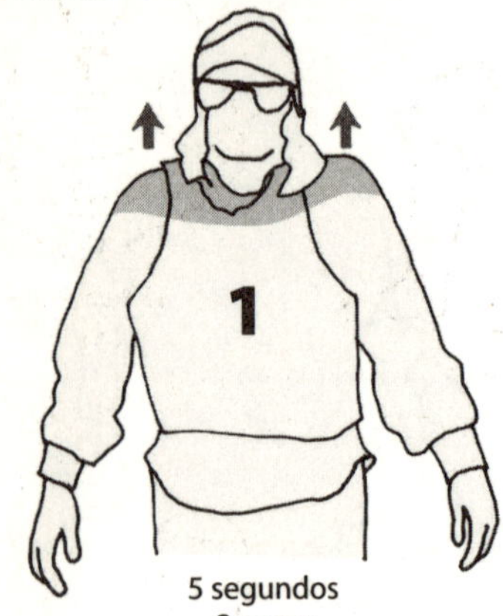

5 segundos
3 veces
(p. 46)

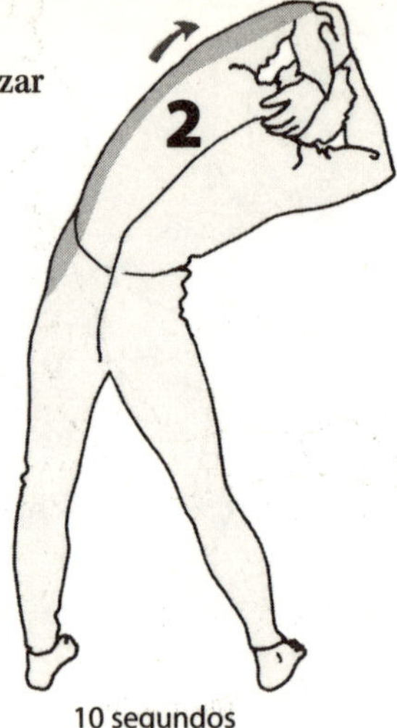

10 segundos
cada lado
(p. 44)

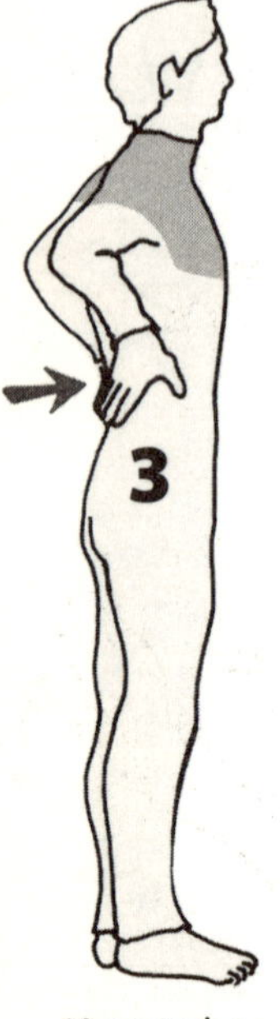

10 segundos
(p. 46)

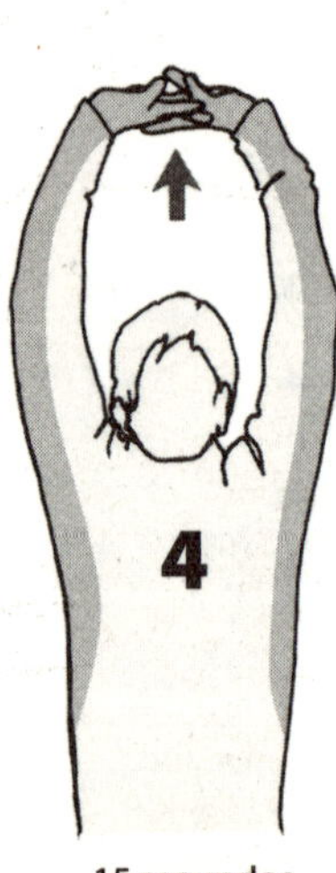

15 segundos
(p. 46)

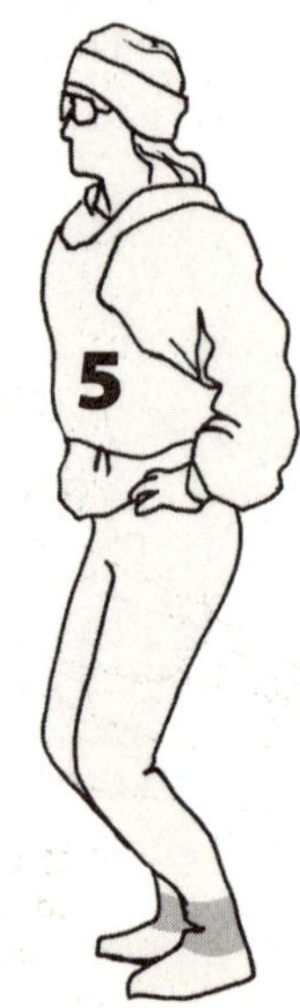

30 segundos
(p. 55)

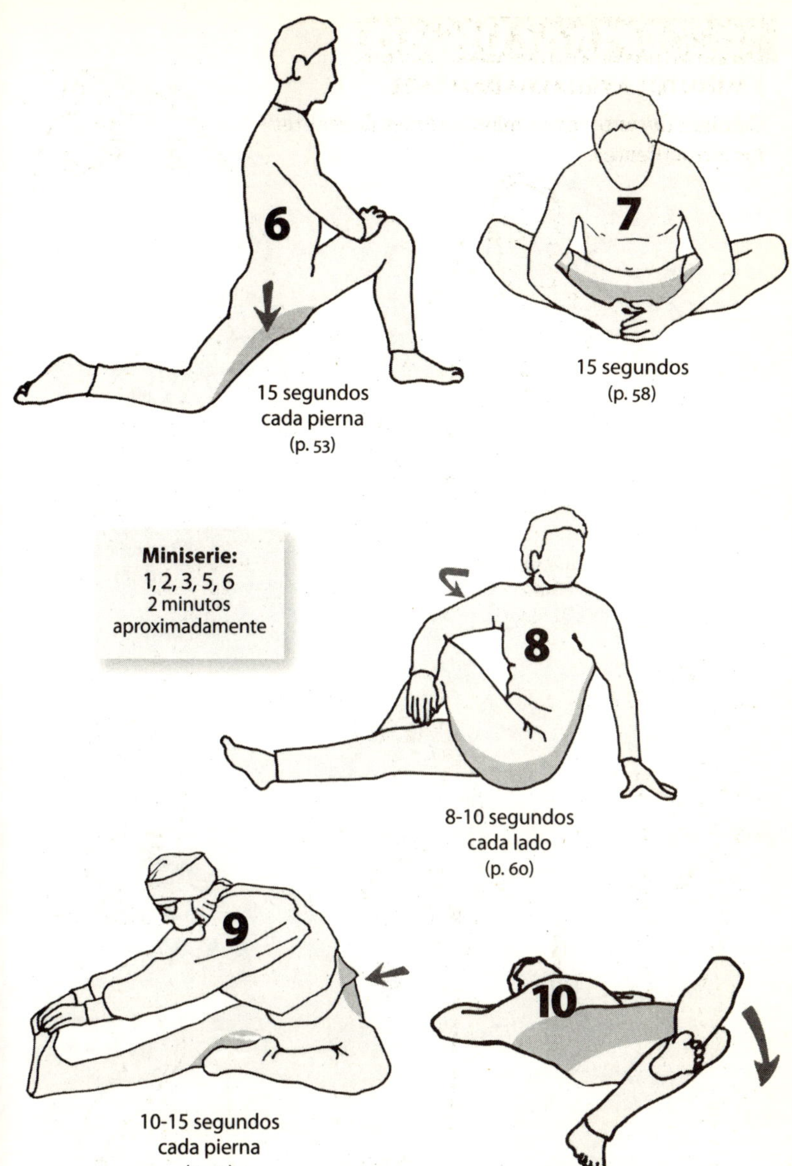

6
15 segundos
cada pierna
(p. 53)
7
15 segundos
(p. 58)
Miniserie:
1, 2, 3, 5, 6
2 minutos
aproximadamente
8
8-10 segundos
cada lado
(p. 60)
9
10-15 segundos
cada pierna
(p. 40)
10
15-20 segundos
cada lado
(p. 27)

2 MINUTOS APROXIMADAMENTE

Calentar con movimientos durante 3-5 minutos antes de estirar.

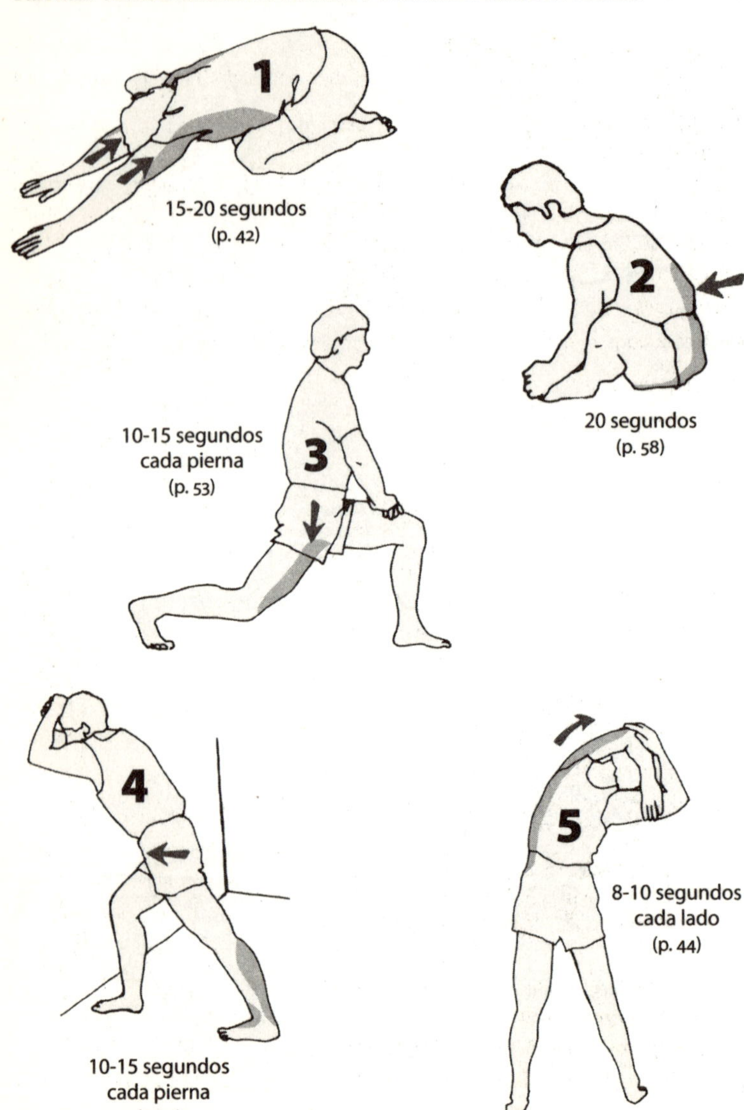

2 MINUTOS APROXIMADAMENTE

Caminar durante varios minutos antes de estirar.

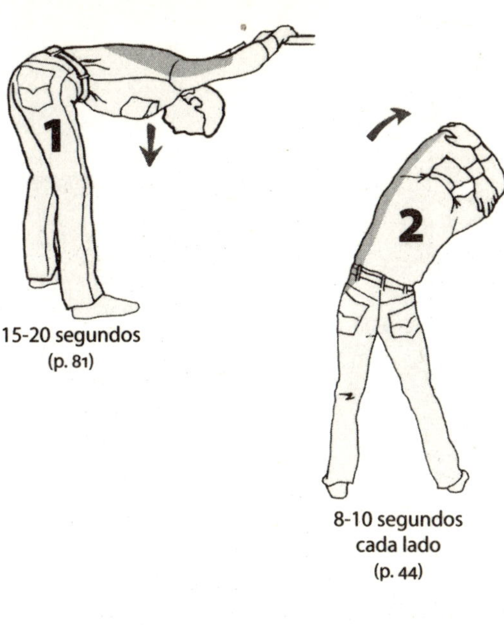

15-20 segundos
(p. 81)

8-10 segundos
cada lado
(p. 44)

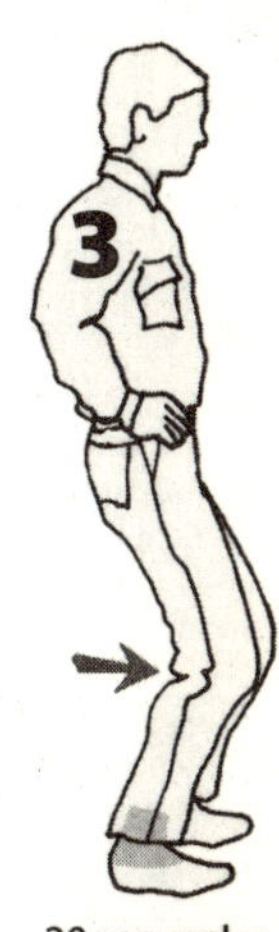

20 segundos
(p. 55)

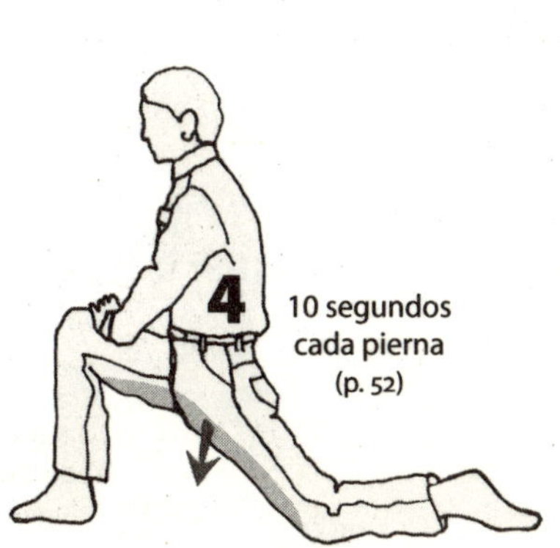

10 segundos
cada pierna
(p. 52)

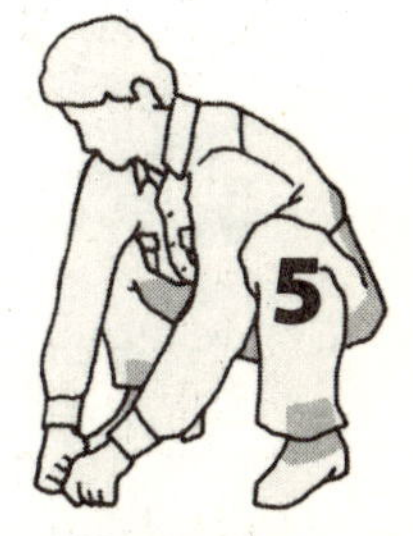

20 segundos
(p. 65)

4 MINUTOS APROXIMADAMENTE

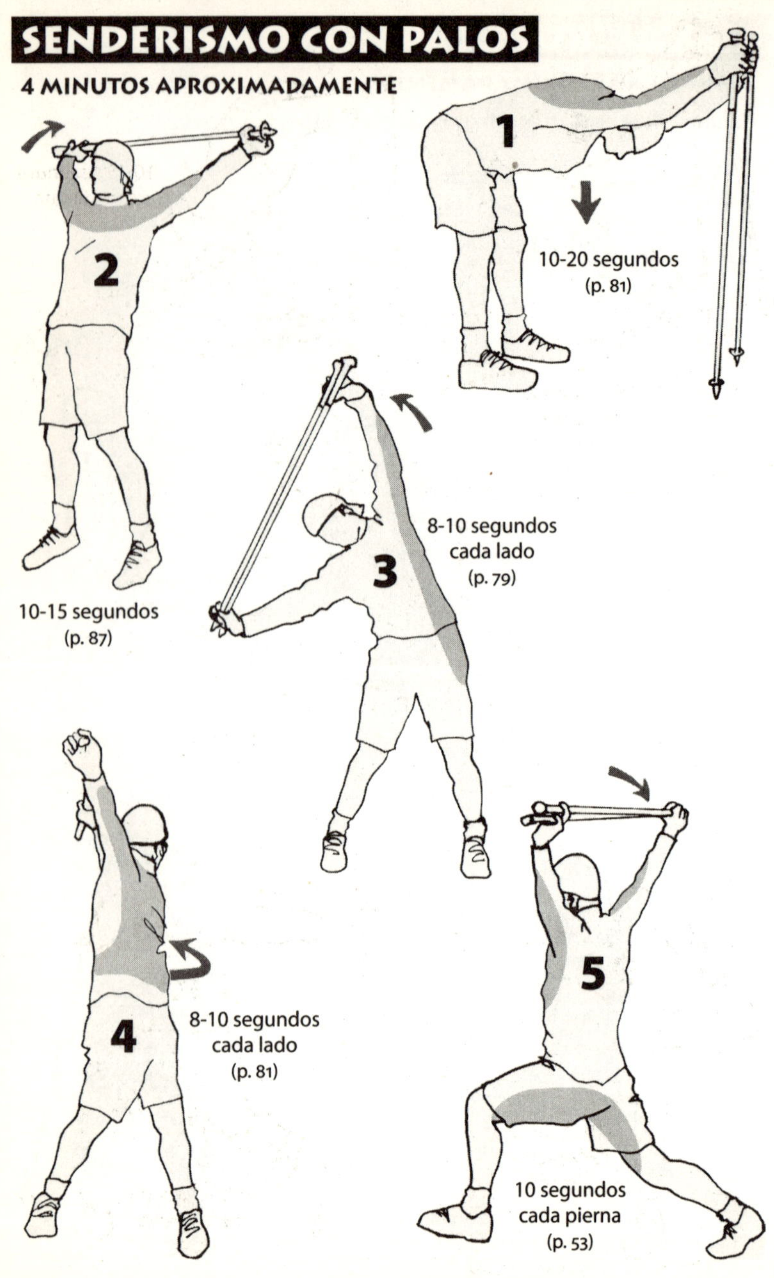

Estirándose (edición bolsillo) © 2015 Bob y Jean Anderson. Shelter Publications, Inc.

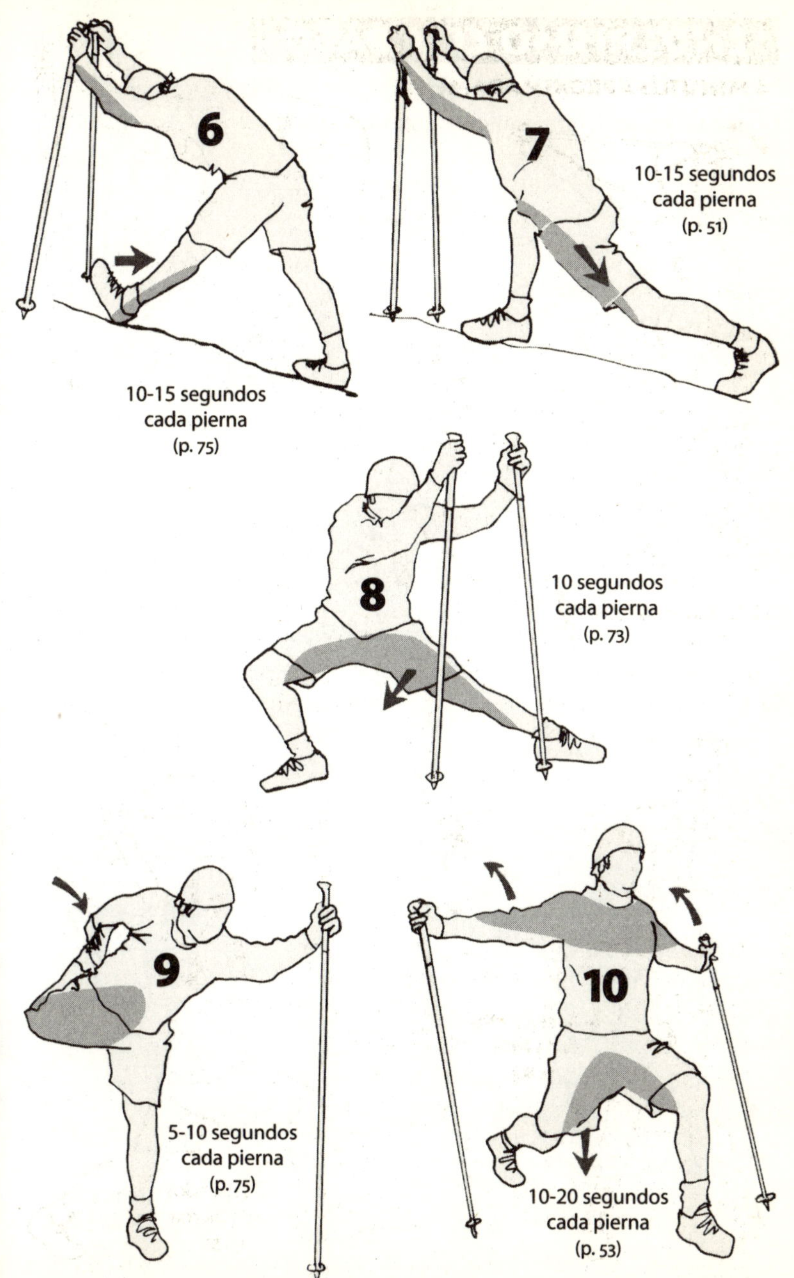

6
10-15 segundos
cada pierna
(p. 75)
7
10-15 segundos
cada pierna
(p. 51)
8
10 segundos
cada pierna
(p. 73)
9
5-10 segundos
cada pierna
(p. 75)
10
10-20 segundos
cada pierna
(p. 53)

3 MINUTOS APROXIMADAMENTE

Caminar durante varios minutos antes de estirar.

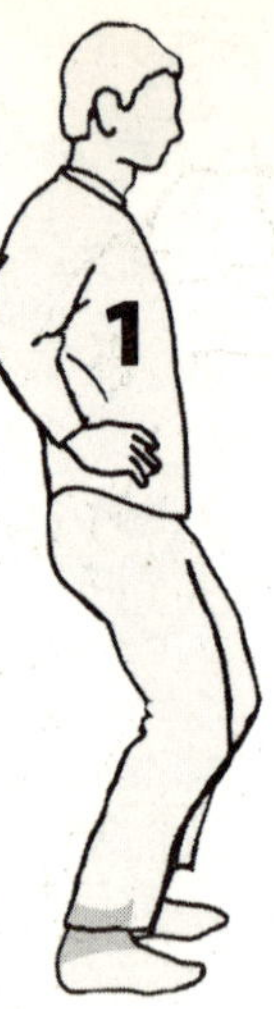

1

30 segundos
(p. 55)

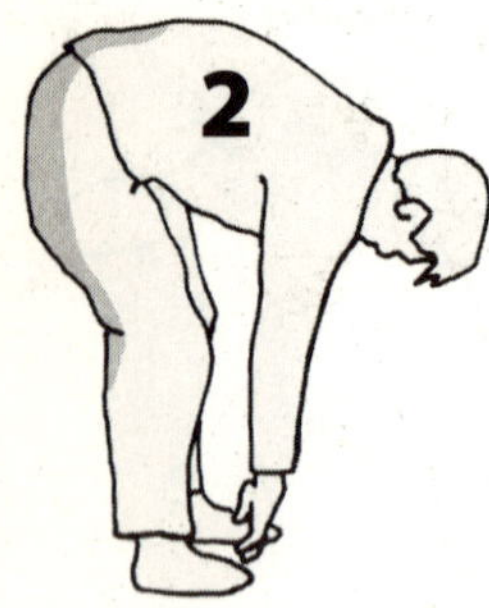

2

10-15 segundos
(p. 54)

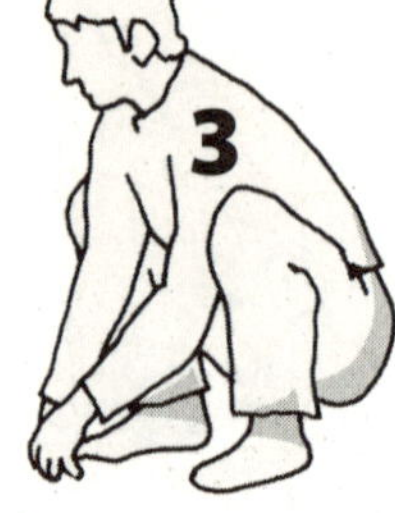

3

10-15 segundos
(p. 65)

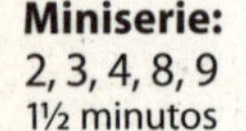

Miniserie:
2, 3, 4, 8, 9
1½ minutos
aproximadamente

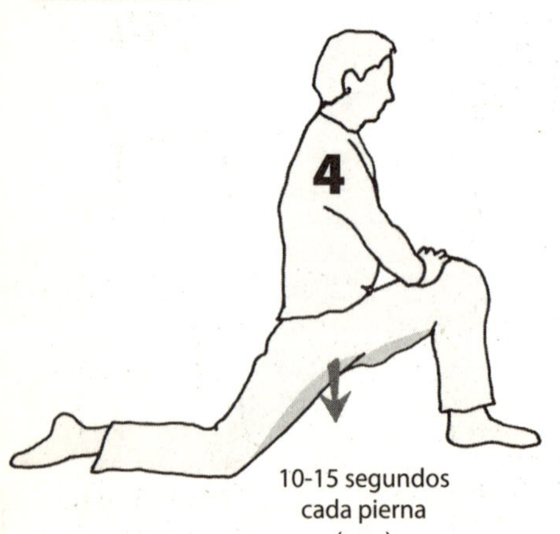

4

10-15 segundos
cada pierna
(p. 53)

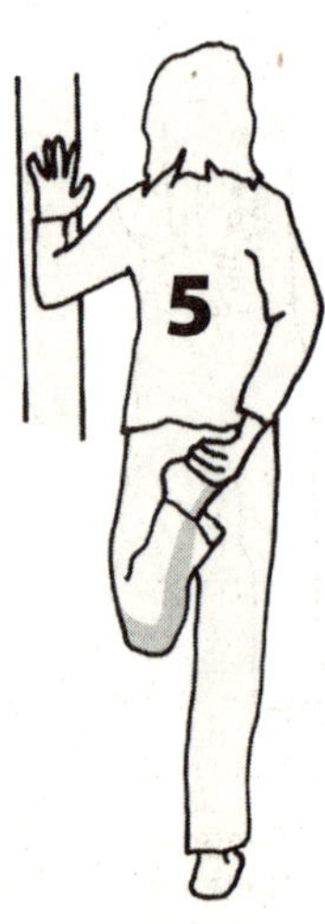

5

10 segundos
cada pierna
(p. 75)

Estirándose (edición bolsillo) © 2015 Bob y Jean Anderson. Shelter Publications, Inc.

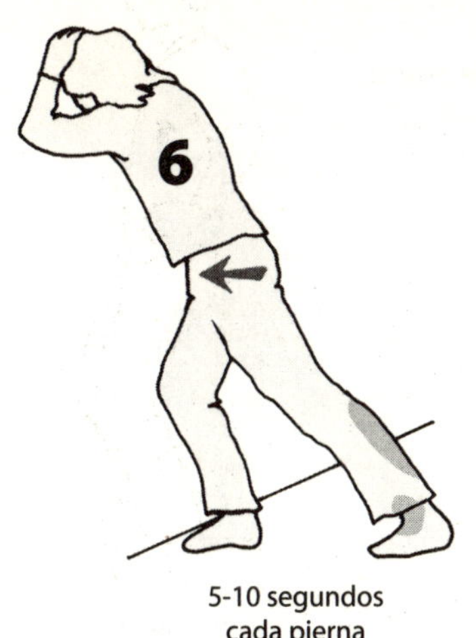

5-10 segundos
cada pierna
(p. 71)

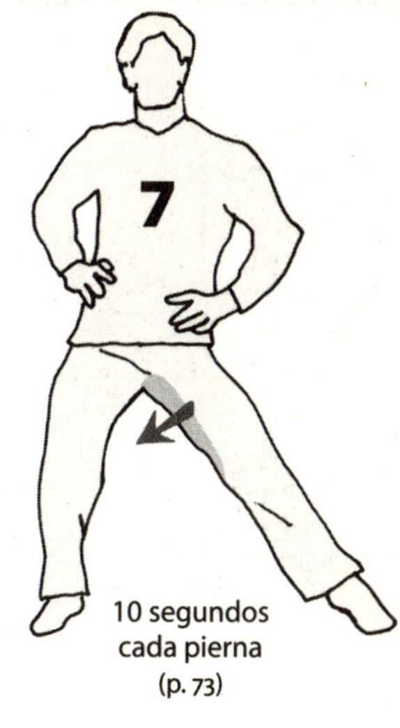

10 segundos
cada pierna
(p. 73)

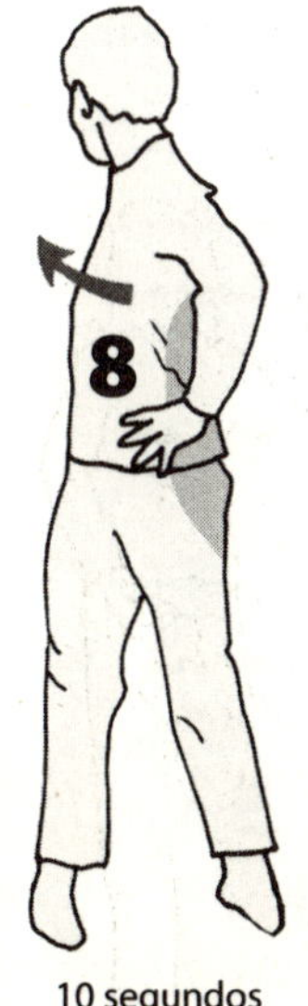

10 segundos
cada lado
(p. 81)

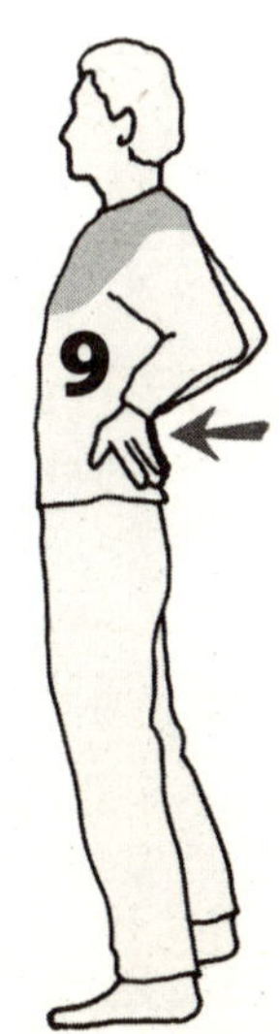

10-15 segundos
(p. 46)

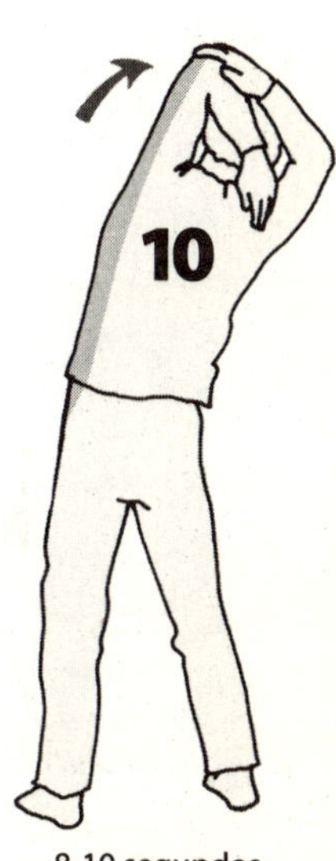

8-10 segundos
cada lado
(p. 44)

3 MINUTOS APROXIMADAMENTE

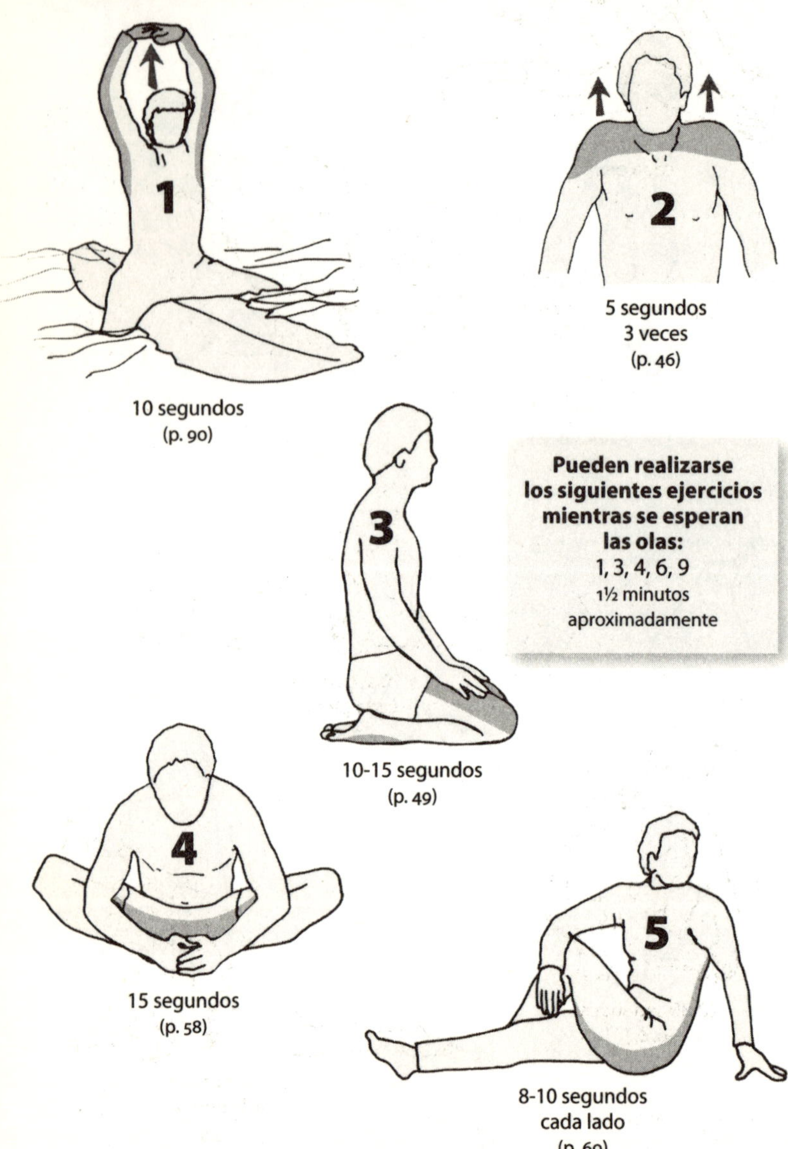

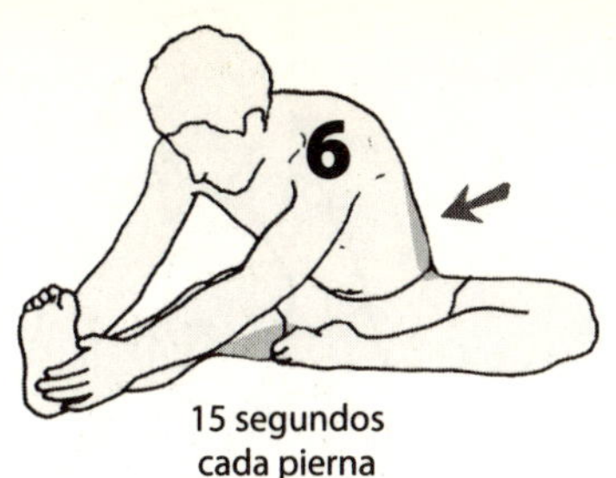

15 segundos
cada pierna
(p. 39)

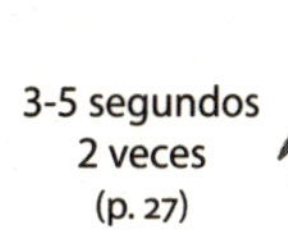

3-5 segundos
2 veces
(p. 27)

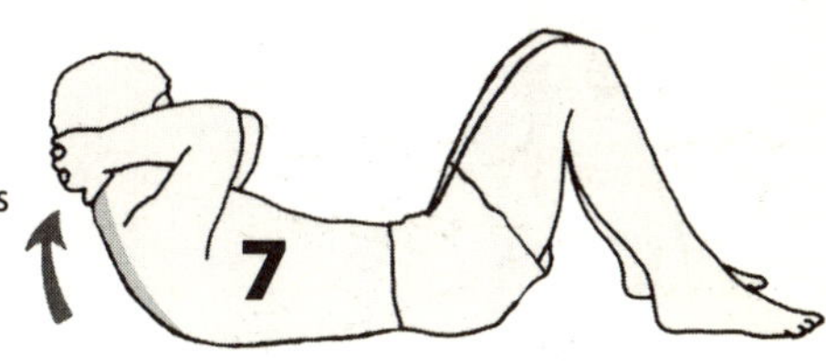

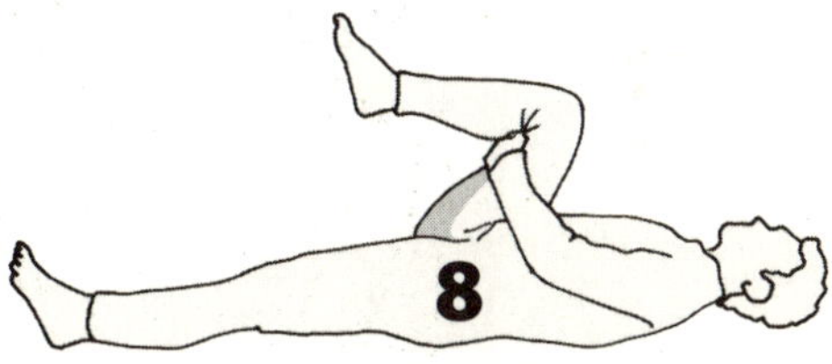

10 segundos
cada pierna
(p. 31)

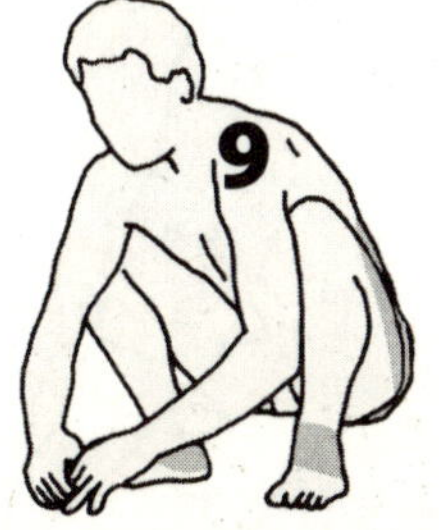

20-30 segundos
(p. 65)

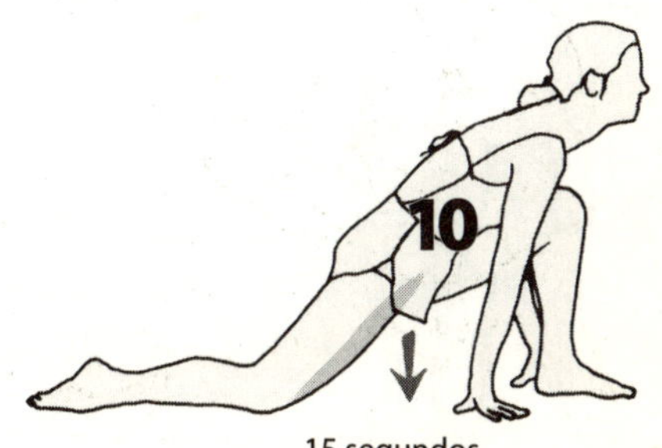

15 segundos
cada pierna
(p. 51)

3 MINUTOS APROXIMADAMENTE

Caminar o correr despacio durante varios minutos antes de estirar.

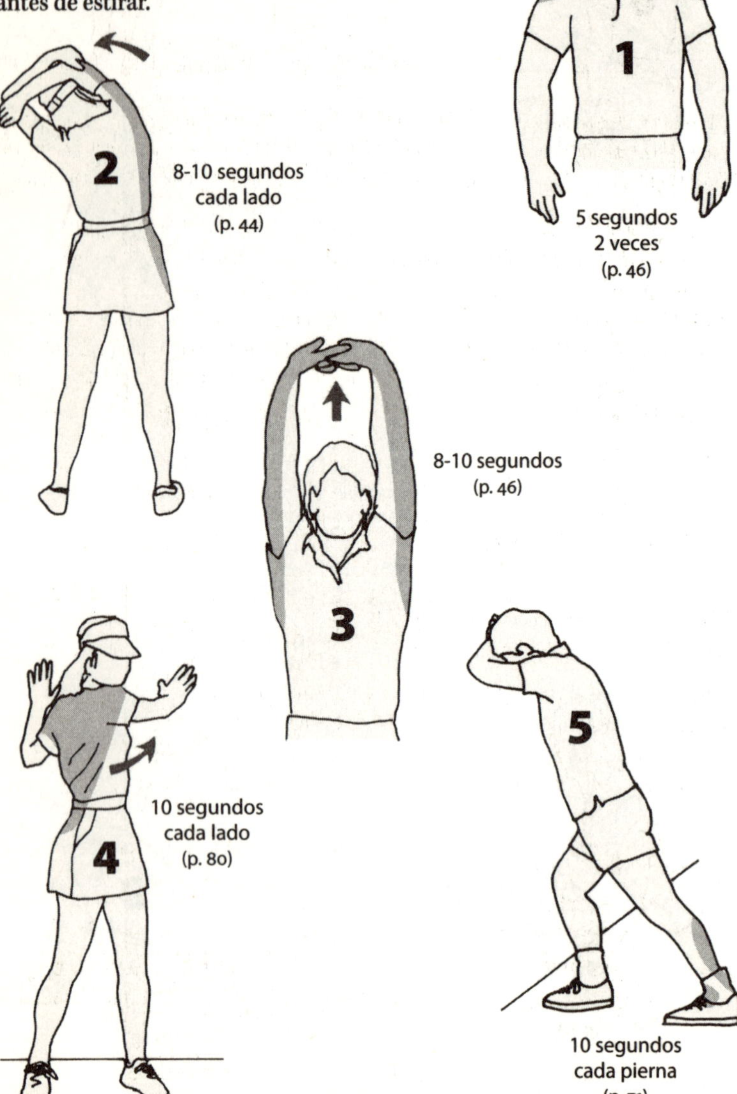

Estirándose (edición bolsillo) © 2015 Bob y Jean Anderson. Shelter Publications, Inc.

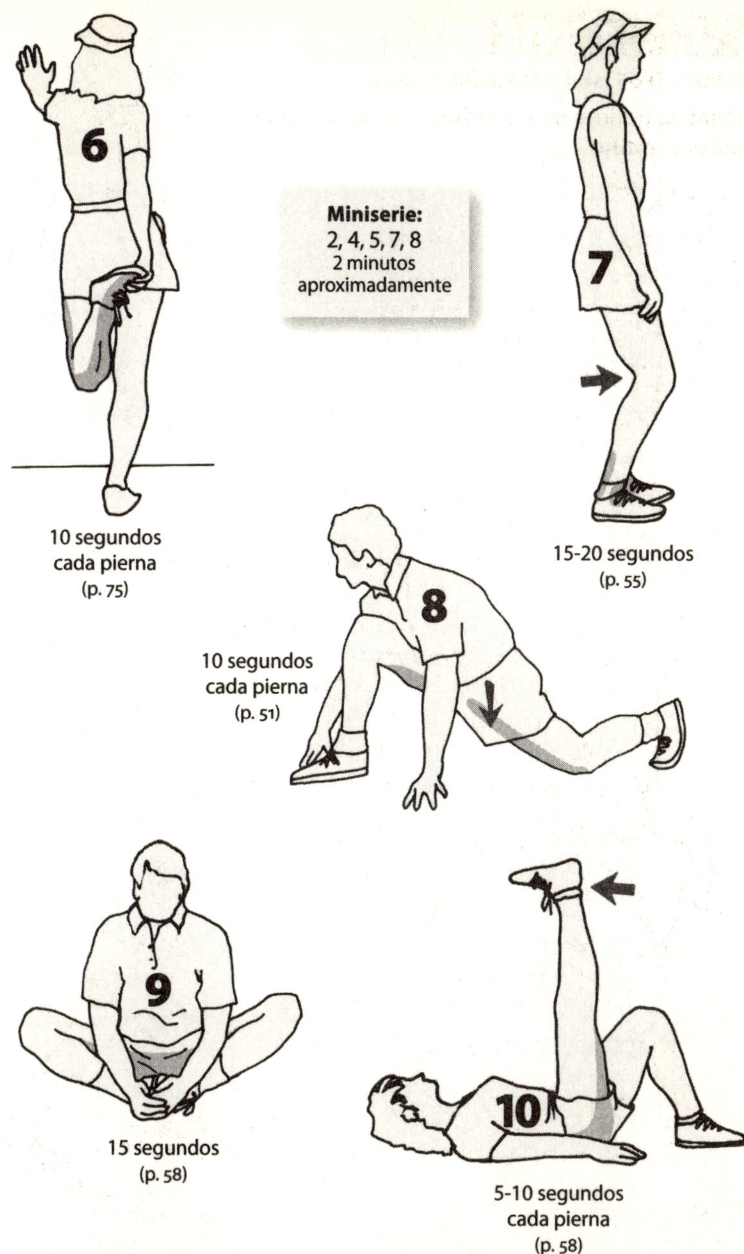

10 segundos
cada pierna
(p. 75)

15-20 segundos
(p. 55)

10 segundos
cada pierna
(p. 51)

15 segundos
(p. 58)

5-10 segundos
cada pierna
(p. 58)

Series **219**

3 MINUTOS APROXIMADAMENTE

Caminar durante varios minutos antes de realizar estiramientos

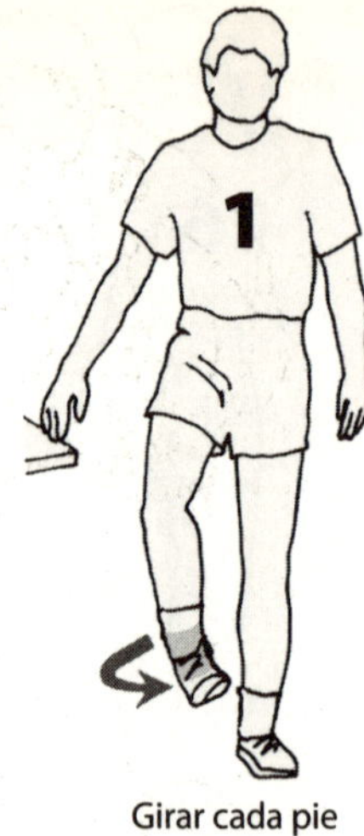

Girar cada pie
10 veces en cada
sentido
(p. 71)

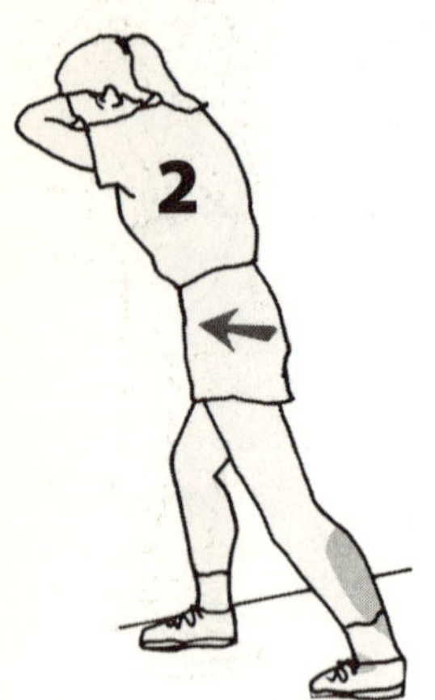

15 segundos
cada pierna
(p. 71)

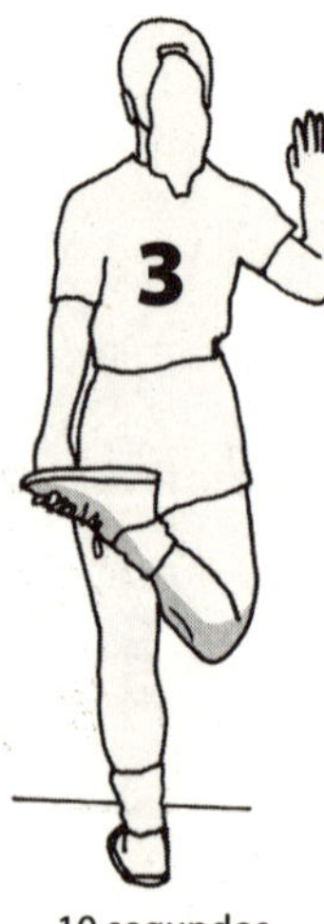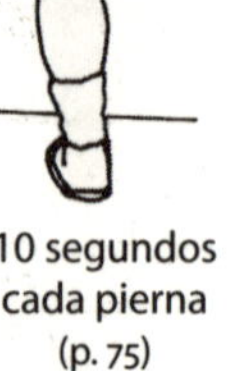

10 segundos
cada pierna
(p. 75)

Miniserie:
2, 3, 6, 8, 10
1½ minutos
aproximadamente

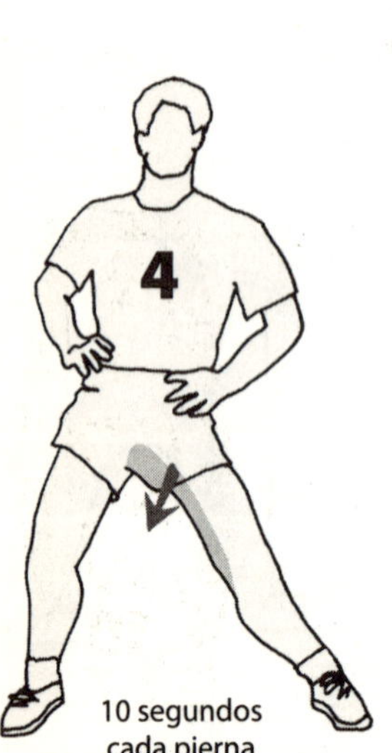

10 segundos
cada pierna
(p. 73)

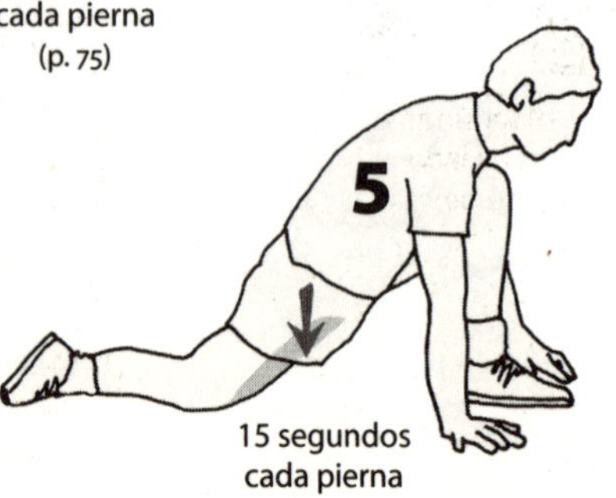

15 segundos
cada pierna
(p. 51)

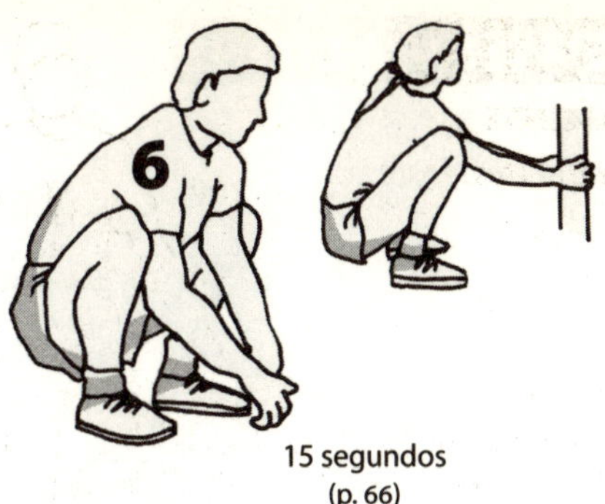

15 segundos
(p. 66)

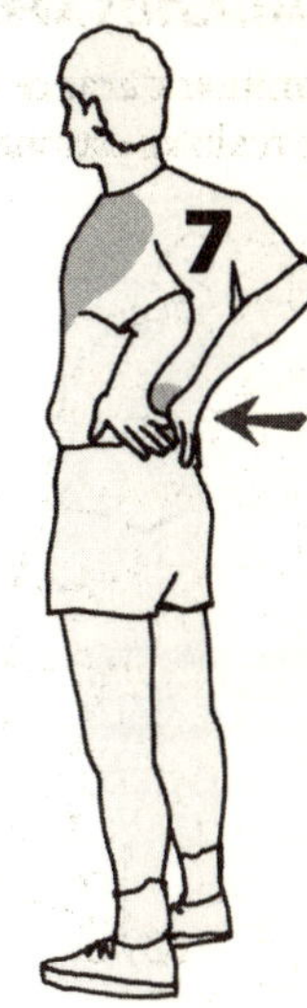

10 segundos
(p. 46)

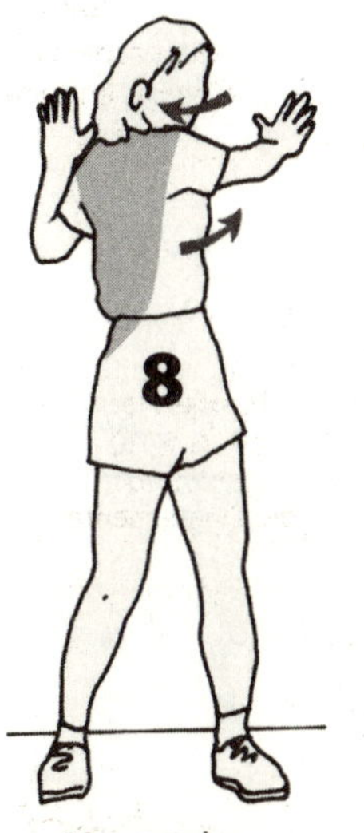

10 segundos
cada lado
(p. 80)

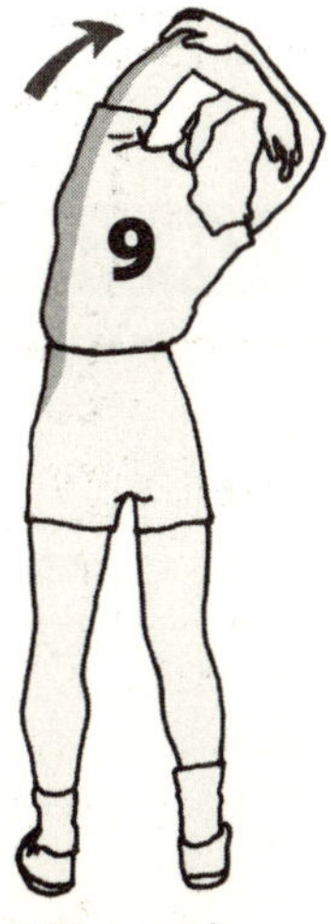

8-10 segundos
cada lado
(p. 44)

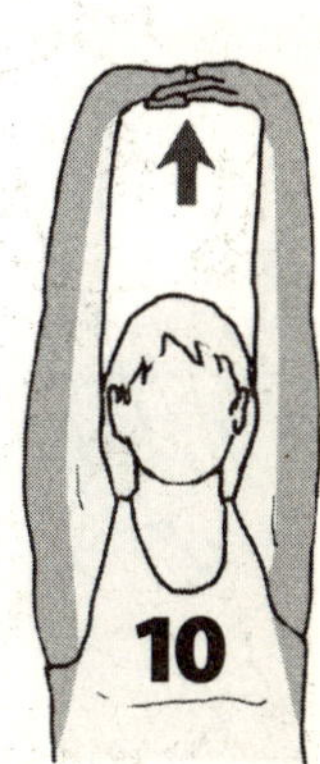

5-10 segundos
(p. 46)

TRIATLÓN (NATACIÓN)

2 MINUTOS APROXIMADAMENTE

Caminar durante unos minutos antes de estirar.

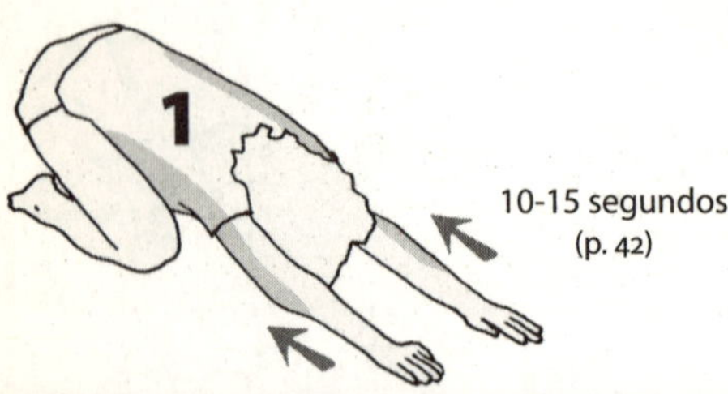
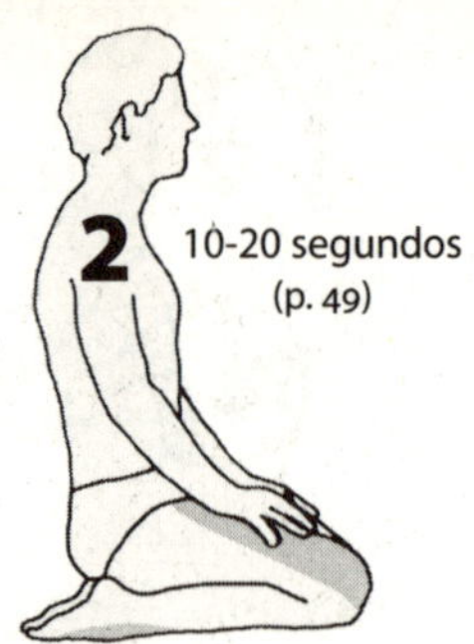

TRIATLÓN (CICLISMO)

1½ MINUTOS APROXIMADAMENTE

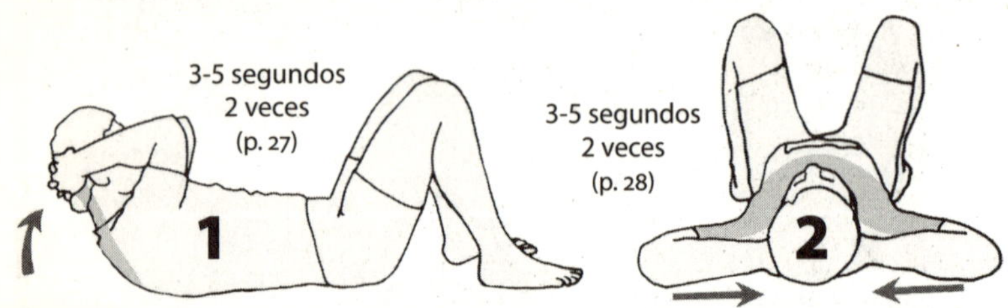

TRIATLÓN (CARRERA)

2 MINUTOS APROXIMADAMENTE

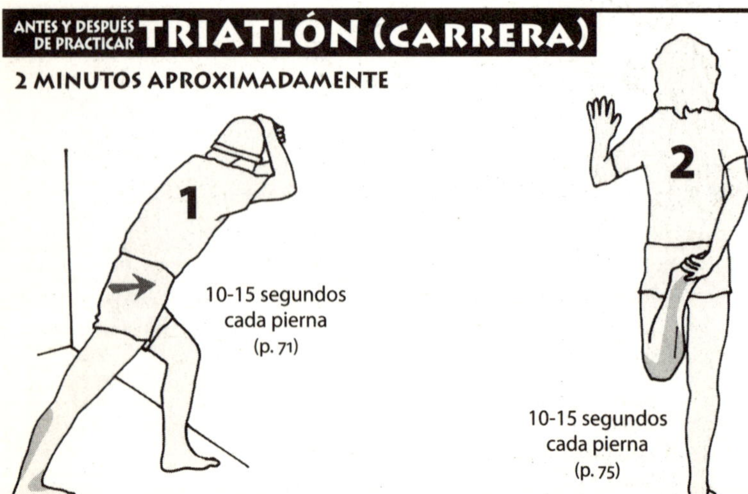

Estirándose (edición bolsillo) © 2015 Bob y Jean Anderson. Shelter Publications, Inc.

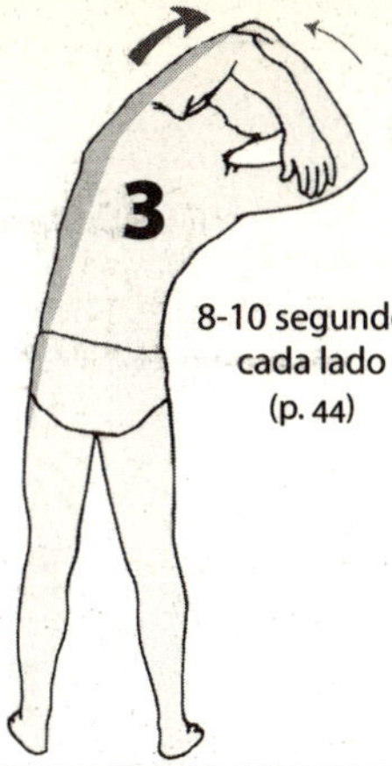

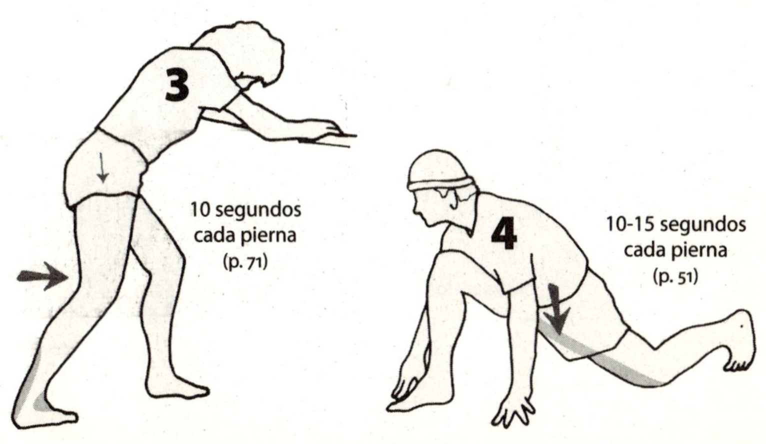
3
8-10 segundos
cada lado
(p. 44)

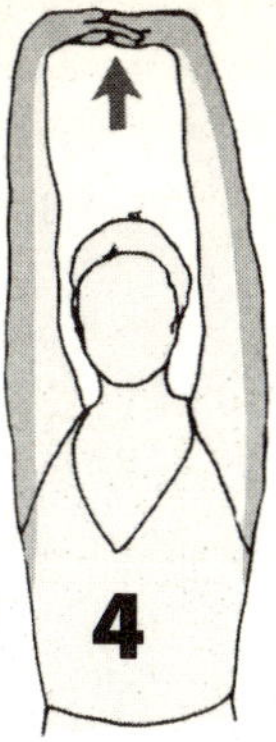

4
15-20 segundos
(p. 46)

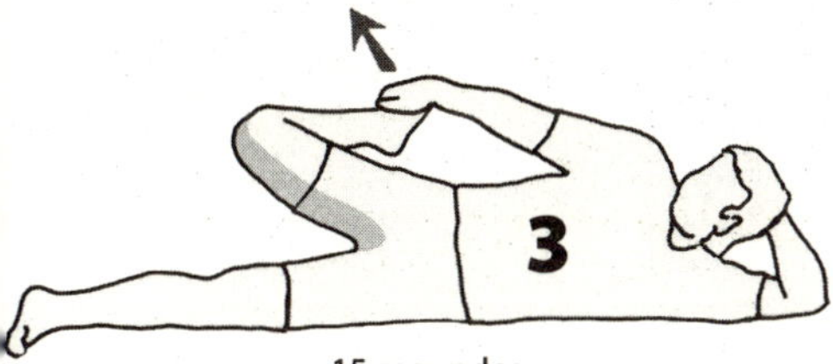

3
15 segundos
cada pierna
(p. 36)

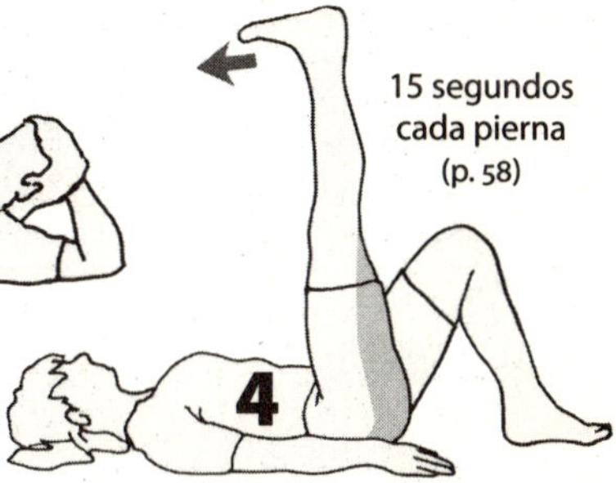

4
15 segundos
cada pierna
(p. 58)

3
10 segundos
cada pierna
(p. 71)

4
10-15 segundos
cada pierna
(p. 51)

4 MINUTOS APROXIMADAMENTE

Caminar o correr despacio 2-3 minutos antes de estirar.

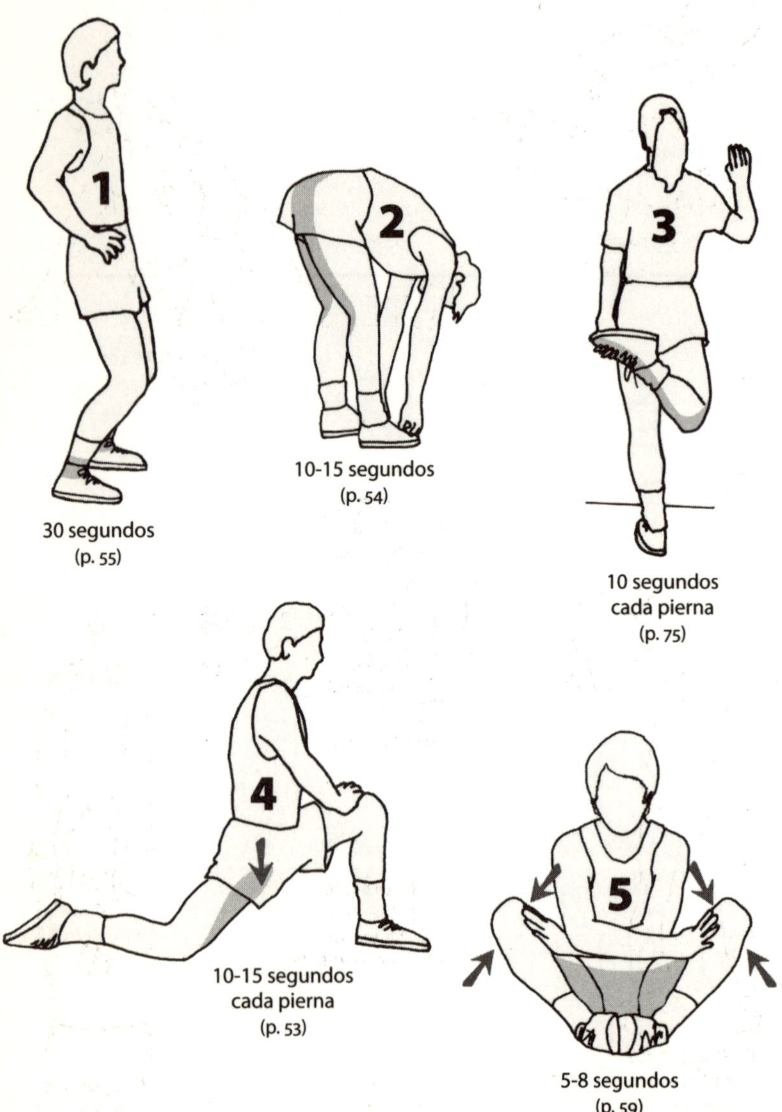

1 30 segundos
(p. 55)

2 10-15 segundos
(p. 54)

3 10 segundos
cada pierna
(p. 75)

4 10-15 segundos
cada pierna
(p. 53)

5 5-8 segundos
(p. 59)

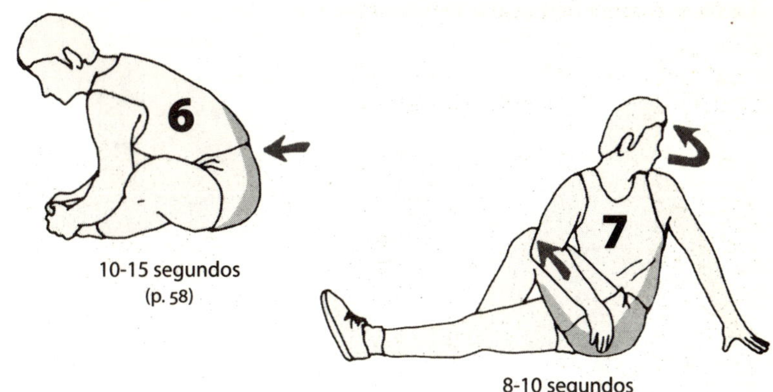

10-15 segundos
(p. 58)

8-10 segundos
cada lado
(p. 60)

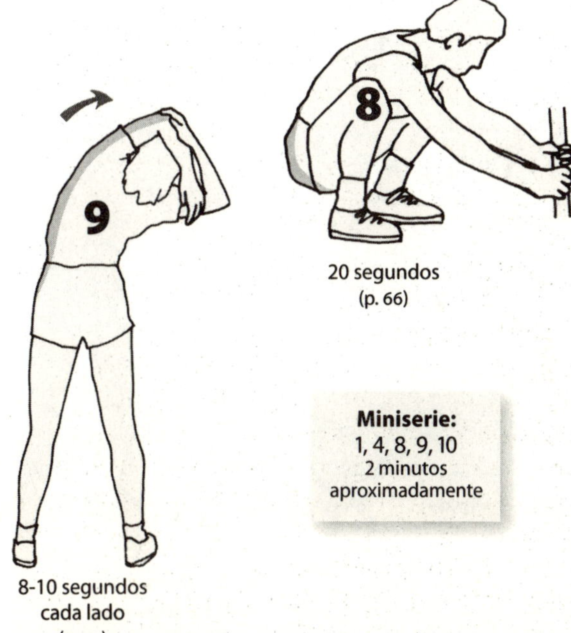

20 segundos
(p. 66)

8-10 segundos
cada lado
(p. 44)

Miniserie:
1, 4, 8, 9, 10
2 minutos
aproximadamente

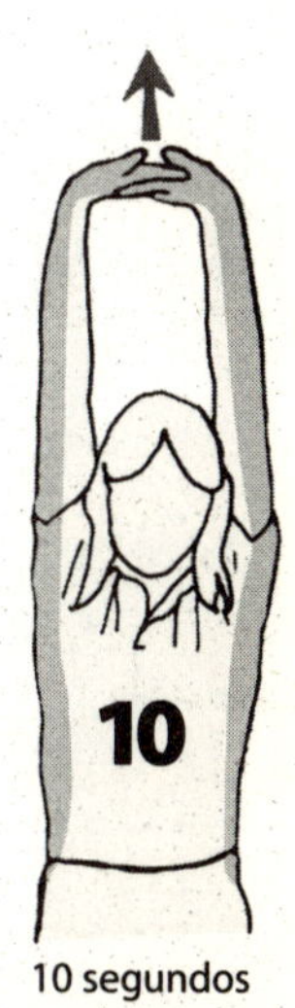

10 segundos
(p. 46)

4 MINUTOS APROXIMADAMENTE

Caminar durante varios minutos antes de estirar.

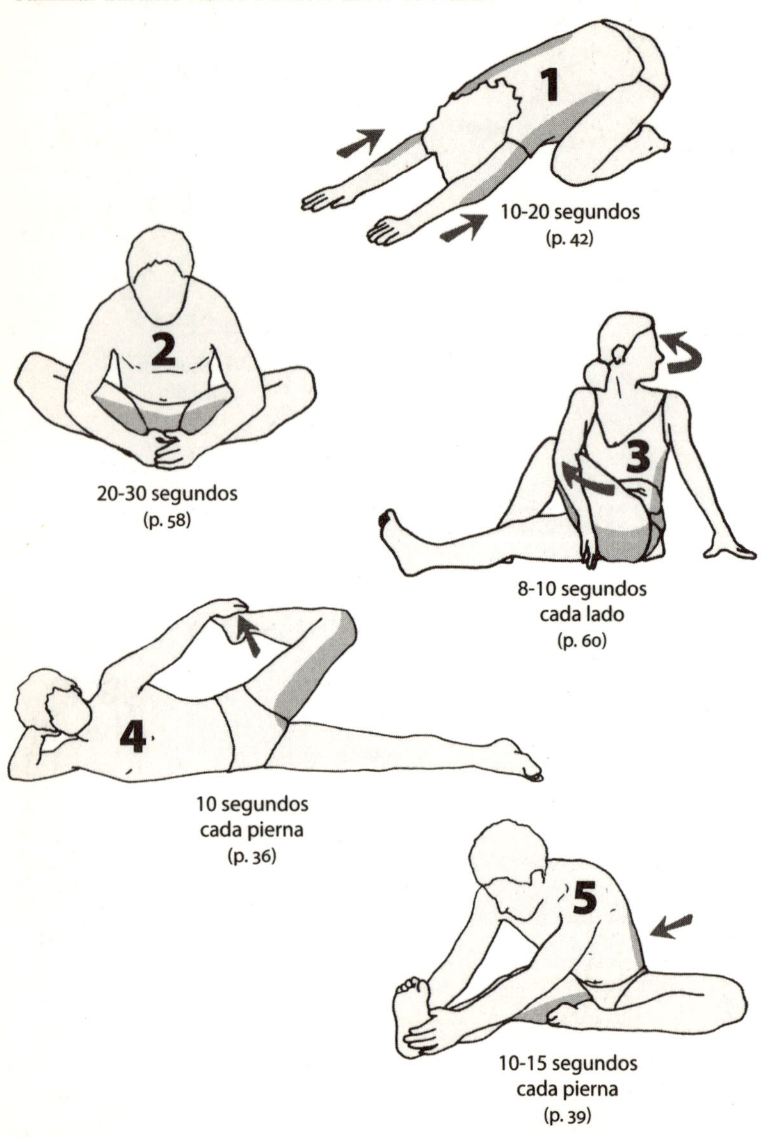

10-20 segundos
(p. 42)

20-30 segundos
(p. 58)

8-10 segundos
cada lado
(p. 60)

10 segundos
cada pierna
(p. 36)

10-15 segundos
cada pierna
(p. 39)

Estirándose (edición bolsillo) © 2015 Bob y Jean Anderson. Shelter Publications, Inc.

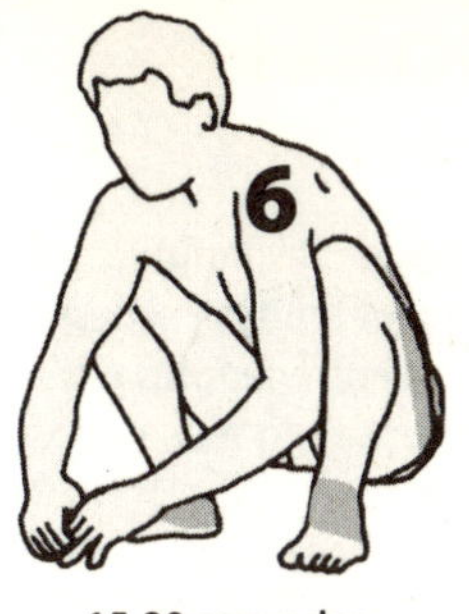

15-30 segundos
(p. 65)

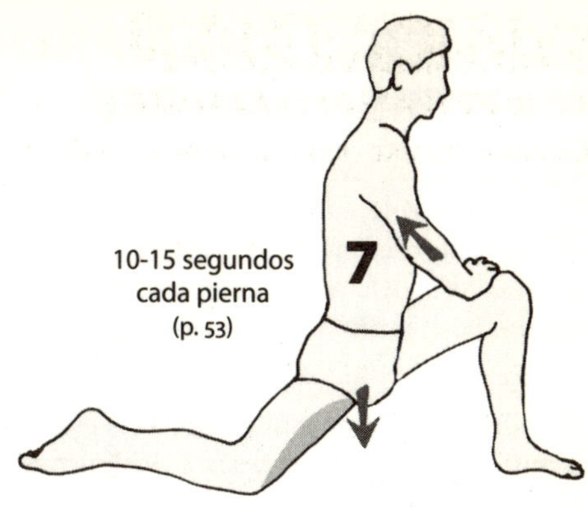

10-15 segundos
cada pierna
(p. 53)

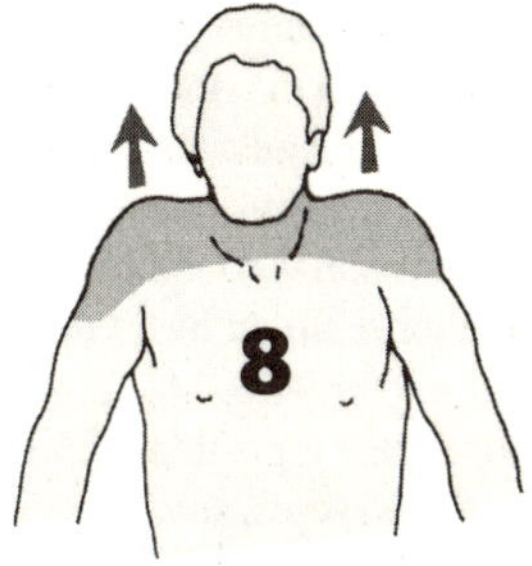

5 segundos
2 veces
(p. 46)

8-10 segundos
cada lado
(p. 44)

Miniserie:
8, 6, 7, 9, 10
1½ minutos
aproximadamente

10 segundos
(p. 46)

Consejos para profesores y entrenadores

Los deportistas jóvenes reciben un entrenamiento que ha hecho hincapié, tradicionalmente, en la disciplina, el constante desafío a los límites y el desarrollo máximo de la fuerza y la potencia. Los profesores o entrenadores estáis interesados, obviamente, en el rendimiento del equipo, pero lo más importante es educar a los individuos cuyo trabajo dirigís.

La mejor forma de enseñar estiramientos es practicando con el ejemplo. Cuando vosotros mismos realicéis los estiramientos y disfrutéis al hacerlo, comunicaréis vuestro entusiasmo a los demás, y generaréis la misma actitud en los estudiantes.

En años recientes, la práctica de los estiramientos ha sido objeto de atención como forma de evitar lesiones, pero incluso en este caso se ha puesto demasiado énfasis en lograr la máxima flexibilidad. Practicar estiramientos es totalmente individual. Inculcad a los estudiantes que los estiramientos no son una competición y, por lo tanto, puesto que todos somos diferentes, no se deben establecer comparaciones. Debe ponerse la atención en la sensación que produce el estiramiento, no en hasta dónde se puede llegar. Hacer hincapié en la flexibilidad al comienzo solo conducirá a un estiramiento excesivo, a una actitud negativa y a posibles lesiones. Si advertís que alguien es rígido y poco flexible, no lo aisléis, sino procurad que realice los estiramientos adecuados para él, distintos a los del resto del grupo.

Como profesores, entrenadores o preparadores, poned énfasis en que los estiramientos deben practicarse con cuidado y con sentido común, no hay por qué fijar mínimos o forzar los límites. No forcéis ni hagáis trabajar en exceso a los estudiantes, pues pronto se darán cuenta de qué les hace sentirse bien, y mejorarán de una forma natural y disfrutando.

Es importante que los estudiantes entiendan que cada uno de ellos es un individuo que tiene unos límites y un potencial determinados, todo lo que pueden hacer es intentarlo hasta donde lleguen, nada más.

El mejor regalo que se les puede hacer a los estudiantes es prepararlos para el futuro. Enseñadles el valor que tiene practicar ejercicio con regularidad, realizar estiramientos todos los días y alimentarse sensatamente. Inculcadles la idea de que todo el mundo puede estar en forma, independientemente de su fuerza o de sus facultades atléticas, hacedles sentir un entusiasmo por el ejercicio y la salud que perdure toda su vida.

APÉNDICE

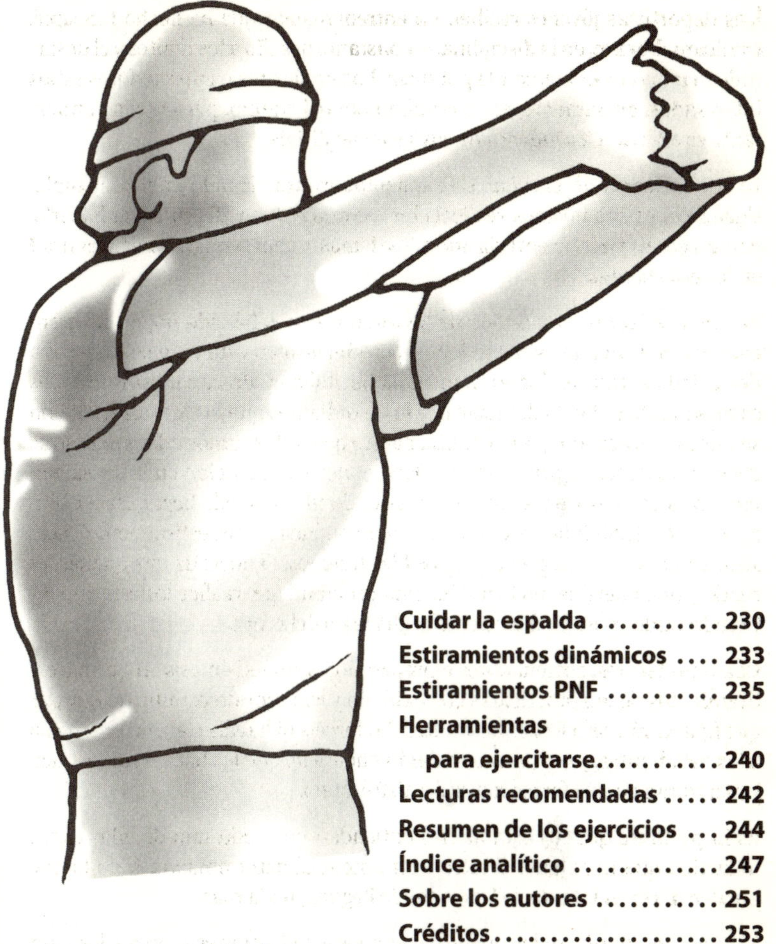

CUIDAR LA ESPALDA

Muchas personas padecerán algún tipo de dolor de espalda a lo largo de su vida. Algunos problemas son congénitos, como una espalda torcida o la escoliosis (curvatura lateral de la columna vertebral). Otros son el resultado de accidentes o lesiones deportivas, en cuyo caso el dolor puede disminuir y reaparecer al cabo de los años. Pero la mayor parte de los problemas de espalda deriva de la tensión y de la tirantez musculares, que tiene su origen en malas posturas, sobrepeso, inactividad y carencia de fuerza abdominal.

Practicar estiramientos y realizar ejercicios abdominales ayuda a prevenir problemas de espalda si se hacen con sentido común. Si existe un problema concreto, debe consultarse con el especialista, que a través de distintas pruebas llegará al origen de la molestia. En este caso ha de consultarse con el médico qué ejercicios de este libro es adecuado practicar y cuáles no.

Quien tenga problemas de espalda recurrentes debe evitar los estiramientos llamados hiperextensiones, que arquean la espalda y crean mucha tensión en la parte inferior de la misma, por lo que no se han incluido en el libro.

La mejor manera de cuidar la espalda es desarrollar buenas prácticas para realizar estiramientos, ejercitar la fuerza, levantarse, sentarse y dormir, pues son las actividades que llevamos a cabo a cada momento, día tras día, las que determinan nuestro estado general de salud. En las páginas que siguen se sugieren prácticas para cuidar la espalda. *(V. también pp. 26-33.)*

Algunas sugerencias para el cuidado de la espalda

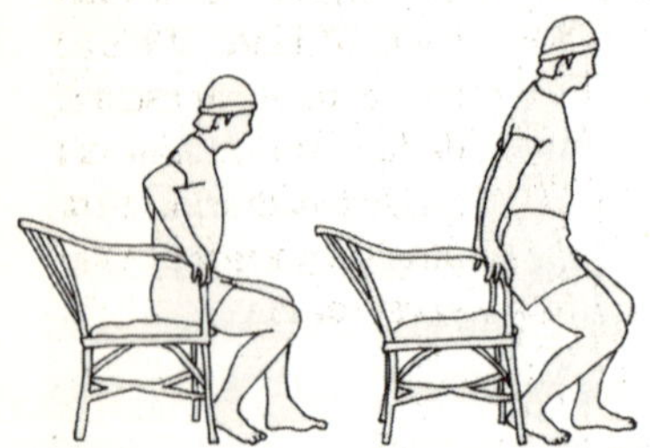

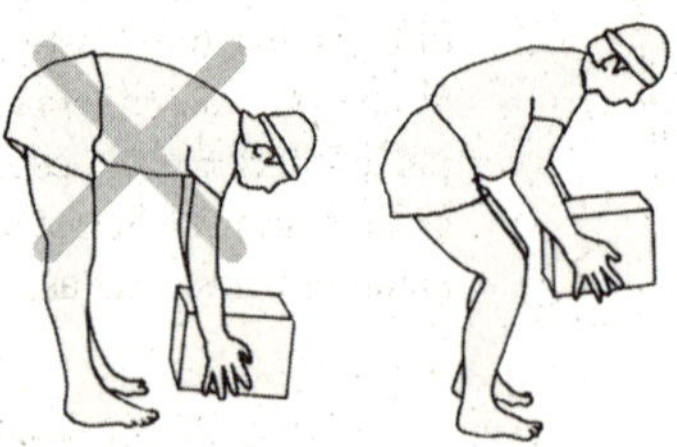

Sentarse y levantarse de la silla es un riesgo para la espalda. Colocar siempre un pie delante de otro al levantarse, después mover las nalgas hacia uno de los lados y, con la espalda derecha y el mentón metido, utilizar los muslos y de los brazos para incorporarse.

Nunca debe levantarse nada del suelo con las piernas estiradas, siempre deben doblarse las rodillas, para que sean los grandes músculos de las piernas los que trabajen, no los pequeños de la parte inferior de la espalda. Debe mantenerse el peso cerca del cuerpo, y la espalda, lo más recta posible.

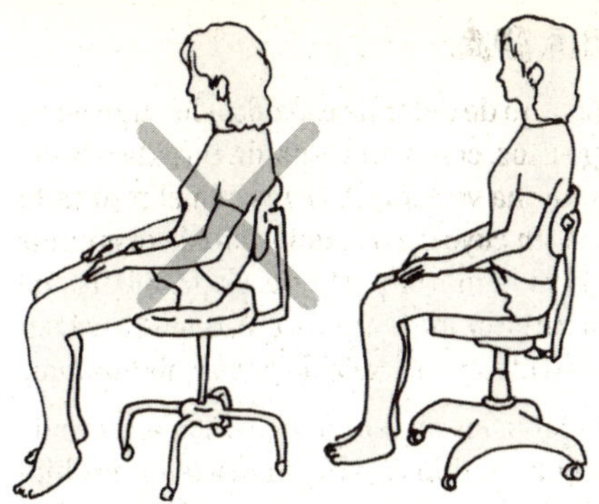

Si los hombros se han arqueado y la cabeza tiende a caer hacia delante, debe corregirse la postura. Cuando esta posición se practica con regularidad, se destensa la espalda y el cuerpo se llena de energía. Meter el mentón ligeramente (ni hacia abajo ni hacia arriba), estirar hacia arriba la cabeza y bajar los hombros.

Respirar de manera que la parte central de la espalda se extienda, tensando los músculos abdominales mientras se endereza la parte inferior. Adoptar esta postura al conducir o al estar sentado para eliminar la tensión de la parte inferior de la espalda. Al practicar de forma regular, los músculos adoptarán esta nueva alineación sin ser conscientes del esfuerzo.

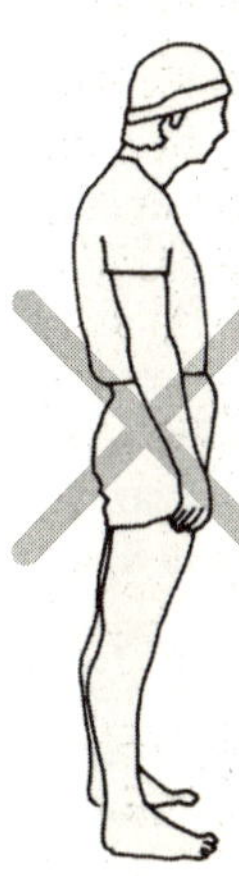

No permanecer mucho tiempo con las rodillas rígidas y de pie, ya que esta postura desvía las caderas hacia delante y dirige la tensión a la parte inferior de la espalda; es una posición de debilidad. Dejar que sean los cuádriceps los que sostengan el cuerpo. Las caderas y la parte inferior de la espalda se alinearán al flexionar ligeramente las rodillas.

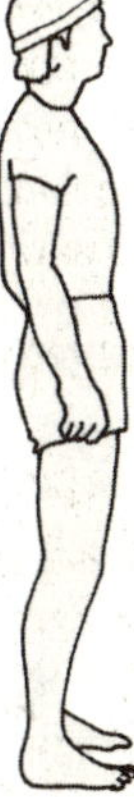

Al permanecer de pie, doblar las rodillas ligeramente (4-5 centímetros), con los pies hacia delante. Mantener las rodillas flexionadas evita que las caderas se desvíen hacia delante. Utilizar los grandes músculos de la parte anterior del muslo (cuádriceps) para dirigir la postura cuando se esté de pie.

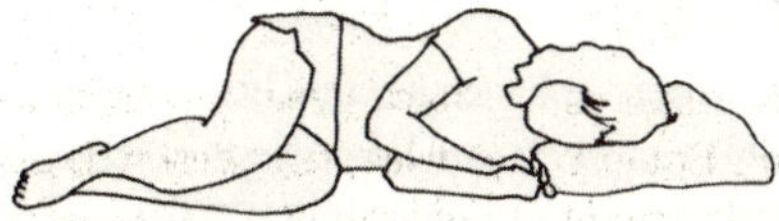

Una superficie firme y adecuada para dormir ayuda a cuidar la espalda. Si es posible, dormir sobre un costado. Dormir boca abajo causa tirantez en la parte inferior de la espalda. Si se duerme tumbado de espaldas, colocar una almohada debajo de las rodillas ayudará a mantener la parte inferior de la espalda apoyada y a minimizar la tensión.

Cuando se está de pie en un sitio durante un determinado tiempo, por ejemplo, al lavar los platos, colocar
un pie encima de una caja o de un taburete pequeño.
Esta posición aliviará la tensión de la parte inferior de
la espalda que origina estar de pie mucho rato.

Cuando la postura habitual es mala, debe ajustarse
automáticamente a otra posición más energética.
Una buena postura se desarrolla percibiendo la forma
en que uno se sienta, se levanta, camina y duerme.

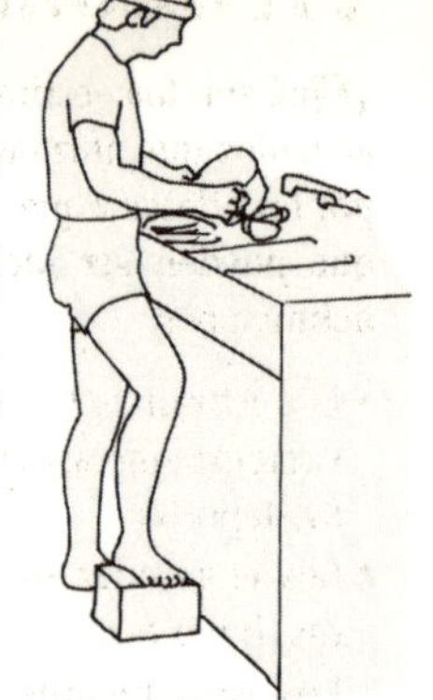

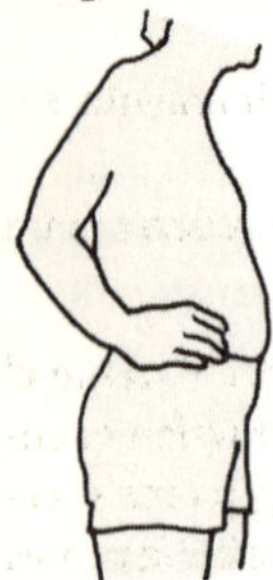

Muchos casos de espaldas tensas y con problemas derivan
de un exceso de peso alrededor de la cintura. Sin el apoyo
de los fuertes músculos abdominales, el peso extra causará
de forma gradual una desviación de la pelvis, provocando
tensión y dolor en la parte inferior de la espalda.

1. Desarrollar los abdominales practicando ejercicios regularmente, dentro de los límites de cada uno. Practicar abdominales exige tiempo y
   regularidad pero, si no se realizan, el estado del cuerpo empeorará.

2. Desarrollar los músculos del pecho y de los brazos realizando ejercicios
   de levantamiento de rodillas, que aislan los músculos de la parte superior del cuerpo sin forzar la parte inferior de la espalda. Comenzar con
   una serie fácil con tres tandas de levantamientos, por ejemplo, 10-8-6.

3. Estirar los músculos de la parte frontal de las caderas como se explica
   en la página 51, y estirar los músculos de la parte inferior de la espalda.
   (V. pp. 26-33 y 63-67.) Al reforzar la zona abdominal y estirar las caderas y
   la espalda, se puede corregir de forma gradual la desviación de la pelvis
   que es, en la mayoría de los casos, la fuente de los problemas de espalda.

4. No comer en exceso permitirá reducir progresivamente el estómago.

5. Aprender a caminar antes de hacer jooging, y aprender a hacer jooging
   antes que a correr. Si se camina dos kilómetros diarios sin aumentar la
   ingestión de calorías, se perderán cinco kilos de grasa al año.

Un libro indispensable para el cuidado personal del dolor de la zona lumbar:

Treat Your Own Back, by Robin McKenzie, published by OPTP <www.OPTP.com>, 2006.

Estiramientos dinámicos

¿Qué son los «estiramientos dinámicos»? Recientemente se han publicado artículos que afirman que los «estiramientos dinámicos» son los preferidos por los atletas y que los estáticos ya no son útiles antes de una competición y que pueden ser incluso perjudiciales. En primer lugar, he aquí algunas definiciones:

- Los estiramientos *dinámicos* se definen como «... la forma de ejercitar activamente una articulación según la amplitud de movimiento que requiere un deporte».

- Los estiramientos *estáticos* son los que mantienen un estiramiento sin movimiento.

- Los estiramientos, tal y como se entienden en este libro, se refieren a un estiramiento en dos fases con movimiento.*

¿Qué ocurre? Puede que todo empezara con un estudio de 1994, durante el maratón de Honolulu, en el que los corredores que hicieron estiramientos sufrieron más lesiones que los que no los hicieron. En primer lugar, ¿cómo se estiró el grupo de control? Si lo hizo de forma incorrecta puede que hubiera más lesiones. ¿Y por qué concluyeron que los estiramientos *causaron* las lesiones? (Curiosamente, estos resultados solo se dieron en los hombres de raza blanca, pero no en las mujeres ni en los corredores asiáticos.)

Algunos entrenadores dicen que los atletas no deberían hacer estiramientos estáticos *antes* de una competición (aunque sí los recomiendan *después*). Esta es mi recomendación:

Para los atletas: Tras calentar, algunos estiramientos moderados los prepararán para los estiramientos dinámicos, los ejercicios y más calentamiento. Los estiramientos suaves les indicarán a los músculos que están listos para ejercitarse. Y los ejercicios estáticos (en dos fases) después de una carrera son muy beneficiosos.

Para el resto de la gente: Creo que los estiramientos en dos fases siempre resultan efectivos y útiles. Más de tres millones y medio de personas de todo el mundo han comprado y utilizado *Estirándose* (la inmensa mayoría de ellas no eran atletas profesionales), y hemos recibido mensajes de apoyo durante más de treinta años. Los estiramientos consiguen que la gente *se sienta* mejor. ¿Y el yoga? Cientos de millones de personas de todo el mundo practican yoga, que en realidad es un estiramiento estático. ¿Acaso lo practicarían si no fuera algo beneficioso?

---

*Mi tipo de estiramiento no es estrictamente «estático». Consiste en un estiramiento en dos fases: al sencillo, en el que la persona se relaja, le sigue el del desarrollo, en el que la persona va un poco más allá, sin dejar de prestar atención a las sensaciones de su cuerpo.

Si se analizan bien, muchos estiramientos dinámicos son ejercicios: balancear los brazos y las piernas, doblar los costados, tocarse los dedos de los pies... No es nada nuevo: son movimientos que los atletas realizan desde hace años en los calentamientos, aunque no se les llamaba «estiramientos dinámicos».

Algunos de los nuevos estiramientos dinámicos me parecen bien, incluidos los que suponen un estiramiento regular y añaden movimiento, imitando los movimientos específicos de algunos deportes. Se puede ver un vídeo *online* al respecto en: *http://shltr.net/dynstretch*. Si yo fuera un atleta de competición, estudiaría los estiramientos dinámicos y haría caso a mi entrenador. Pero seguiría guardando los estiramientos estáticos en mi caja de herramientas.

Decir que los estiramientos dinámicos sustituyen a los estáticos es arriesgado. Unos no sustituyen a los otros, igual que las máquinas Nautilus no sustituyeron a las pesas (o la televisión a la radio). Los millones de personas que han utilizado *Estirándose* seguirán haciéndolo y sacando provecho al libro. Los atletas de competición y sus entrenadores seguirán desarrollando técnicas de calentamiento y estiramiento, tratando de dar con la mejor combinación para conseguir un mejor rendimiento y evitar las lesiones. Para el ciudadano de a pie, estirarse consiste en sentir su cuerpo y prestar atención al agarrotamiento de los músculos y a la flexibilidad. Sintoniza con tu cuerpo, no llegues a extremos que te produzcan dolor, no lo fuerces nunca ni hagas estiramientos excesivos. Concéntrate en la sensación que te produce cada estiramiento. Sé delicado con tu cuerpo. No necesitas que sea un médico quien te diga cómo te sientes. Haz algunos estiramientos (por ejemplo, pp. 15-21) y juzga por ti mismo.

ESTIRAMIENTOS PNF

PNF son las siglas de «facilitación neuromuscular propioceptiva», una terapia desarrollada después de la Segunda Guerra Mundial, para rehabilitar a los soldados que sufrían desórdenes neurológicos. En los años sesenta y setenta, fisioterapeutas y entrenadores deportivos empezaron a utilizar las técnicas PNF para aumentar la flexibilidad y el grado de movilidad de personas sanas, incluyendo deportistas. En años sucesivos, las prácticas PNF han adquirido popularidad entre entrenadores y atletas que buscan optimizar su rendimiento deportivo.

Aunque este libro trata en primer lugar del estiramiento estático, también he incluido algunos estiramientos PNF. Este tipo de estiramientos es utilizado, sobre todo, por deportistas y por aquellas personas que tienen un grado de movilidad menor del normal o que han perdido el grado de movilidad normal. Los estiramientos PNF de este libro se pueden llevar a cabo sin la ayuda de un compañero o algún aparato gimnástico, y son fáciles de aprender y realizar. Estos ejercicios se centran, sobre todo, en la técnica contraer-relajar y en la técnica antagonista contraer-relajar. A continuación se describen y se explican con ejemplos las dos clases de estiramientos PNF.

Técnica contraer-relajar

En este caso, el músculo es pasivo, y se le lleva a un grado de movilidad que produce una tensión suave de estiramiento, nunca dolorosa. A continuación se contrae (tan fuerte como un puño cerrado) durante 4-5 segundos, después se relaja unos instantes y se lleva de nuevo a un estiramiento moderado estático de 5-15 segundos. El proceso se puede repetir varias veces, y cada vez se producirá una liberación de tensión en el músculo.

Contracción isométrica: Es una contracción muscular en la que se aumenta la tensión muscular, pero el músculo no se alarga y las articulaciones no se mueven.

Importante: Debido a la contracción isométrica moderada que requiere la técnica PNF, aquellas personas que sufran enfermedades del corazón o tengan la tensión alta deben ser cuidadosas al practicar estos estiramientos. (Una aproximación aconsejable a las contracciones isométricas sería realizar un esfuerzo muy por debajo de donde esté nuestro límite.)

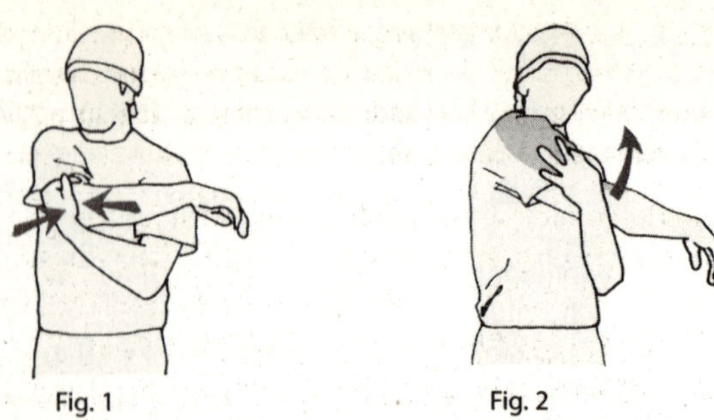

Fig. 1   Fig. 2

Cruzar el codo por delante del pecho hasta sentir un estiramiento suave (no doloroso), después mover el codo hacia atrás, ofreciendo resistencia con la mano del lado contrario. A continuación mantener una contracción isométrica sostenida (50-60 por ciento) de 4-5 segundos *(fig. 1)*. Respirar con normalidad sin contener la respiración. Relajarse unos instantes y con la mano y el brazo llevar el codo más atrás por delante del pecho hasta sentir un estiramiento moderado en los músculos que se acaban de contraer *(fig. 2)*. Mantener este estiramiento de 5-15 segundos. Repetir varias veces.

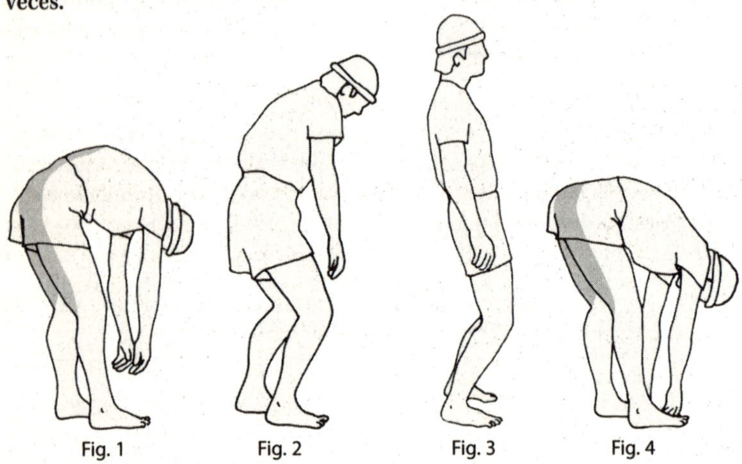

Fig. 1   Fig. 2   Fig. 3   Fig. 4

Técnica antagonista contraer-relajar

La segunda técnica PNF utiliza el principio de contracción y relajación de músculos opuestos, por ejemplo, el cuádriceps (parte anterior del muslo) y los músculos posteriores. Al aplicar esta técnica, el cuádriceps se contrae para relajar los músculos posteriores, después se estiran estos músculos, como en las figuras 1 o 4. Son movimientos que facilitan la relajación de la parte posterior del muslo a través del reflejo de inhibición recíproco (suena complicado, pero es fácil de hacer). Al contraer los cuádriceps, como en la figura 3, los músculos posteriores del muslo se relajarán.

Para intentarlo, ponerse de pie y doblar lentamente el tronco hacia delante a la altura de las caderas, manteniendo las rodillas ligeramente flexionadas, hasta alcanzar un estiramiento moderado *(fig. 1)*.Volver a una posición estable, manteniendo siempre las rodillas dobladas *(fig. 2)*.

A continuación colocarse con las rodillas flexionadas y las puntas de los pies mirando hacia delante *(fig. 3)*. Mantener 15-20 segundos. Esta posición contrae los cuádriceps y relaja la parte posterior del muslo, y facilita que se estire en la siguiente posición. Levantarse, y sin hacer movimientos oscilatorios alcanzar el primer estiramiento *(fig. 1)*. Mantener 5-15 segundos, y comprobar que es posible estirar más que la primera vez con el mismo esfuerzo. Repetir las posiciones 3 y 1 varias veces para aumentar ligeramente la flexibilidad cada vez *(fig. 4)*.

Estos dos ejemplos ayudarán a entender y a aplicar algunos estiramientos PNF que se distribuyen en este libro intercalados con los estiramientos estáticos sostenidos. La combinación de estiramientos estáticos y PNF funciona bastante bien.

Precaución: No se debe estirar en exceso con la técnica PNF. Durante las contracciones moderadas, relajarse, no forzar la posición, y respirar con normalidad. El acercamiento a los estiramientos ha de ser cómodo, ¡el exceso o la precipitación no conducen a nada!

En las dos páginas siguientes se incluye un resumen de estiramientos PNF que aparecen en distintos capítulos a lo largo del libro.

ESTIRAMIENTOS PNF

A continuación se indica una serie de estiramientos PNF descritos en las páginas precedentes. Deben realizarse para saber si la técnica es beneficiosa y aumenta la flexibilidad, pues el resultado es diferente para cada persona. Una vez que se interprete la técnica, se puede aplicar a todos los estiramientos estáticos. Se trata de contraer-relajar-estirar, contraer-relajar-estirar, y así sucesivamente.

Repetir cada una de estas series varias veces y mantener cada contracción 4-5 segundos y cada estiramiento 5-15 segundos.

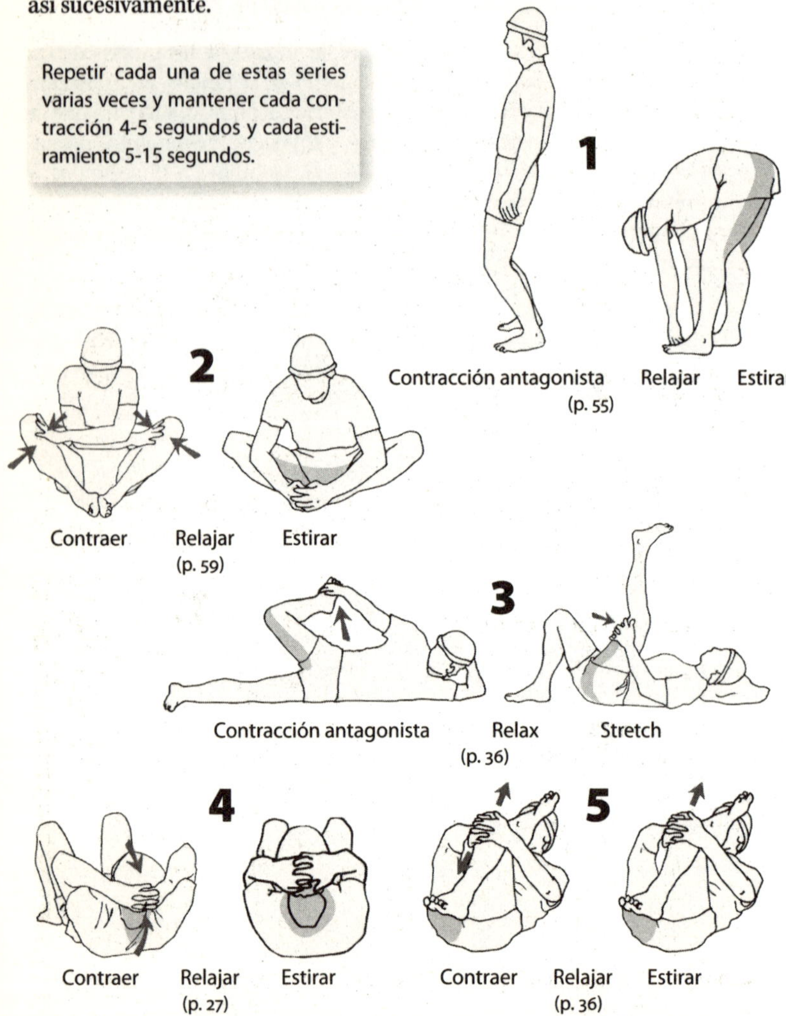

No deben forzarse los movimientos, ni llegar a sentir dolor, sino a sentir el estiramiento y a escuchar el cuerpo.

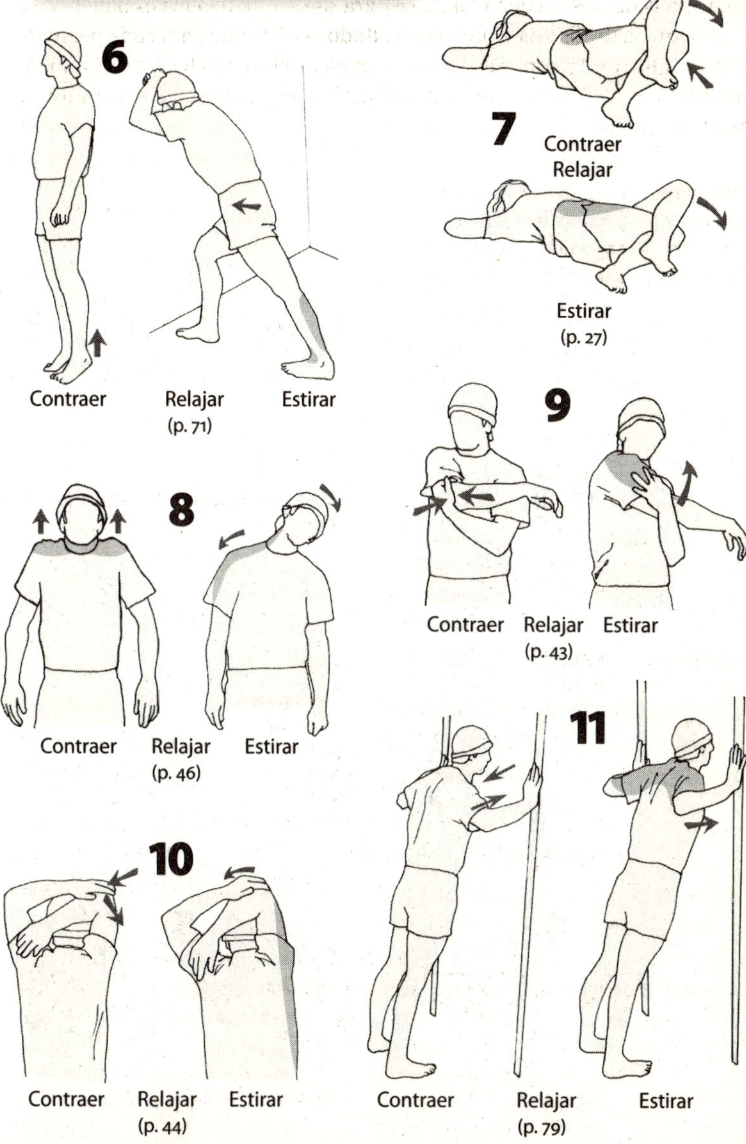

6
Contraer   Relajar   Estirar
(p. 71)

7
Contraer
Relajar
Estirar
(p. 27)

8
Contraer   Relajar   Estirar
(p. 46)

9
Contraer   Relajar   Estirar
(p. 43)

10
Contraer   Relajar   Estirar
(p. 44)

11
Contraer   Relajar   Estirar
(p. 79)

HERRAMIENTAS PARA EJERCITARSE

Hay herramientas que pueden ayudarte a trabajar tu cuerpo (masajes, acupresión) de forma muy precisa sin la colaboración de otra persona. Empecé a utilizarlas a principios de los años noventa y me parecieron muy útiles. También descubrí que funcionaban bien combinadas con estiramientos regulares. Introduje su uso en mis cursos y los resultados fueron excelentes.

A la gente le gustan porque son fáciles de utilizar y resultan de gran ayuda para los puntos gatillo (nudos) y las zonas sensibles, a las que se puede acceder de forma muy fácil con estas herramientas. Los nudos pueden aflojarse en pocos minutos con la mayoría de estos aparatos.

He aquí algunos de los que suelo usar habitualmente y que recomiendo.

TheraCane®

Es una herramienta de acupresión que disminuye la tensión de las zonas musculares agarrotadas. Se puede hacer palanca y apretar hacia abajo para conseguir la presión deseada en una zona concreta (se recomienda una presión intermedia). Está diseñada especialmente para la nuca y la parte media (entre los omóplatos) y superior de la espalda, la zona lateral del cuello y los hombros. En realidad, puede utilizarse en todo el cuerpo e incluso como dispositivo auxiliar para los estiramientos. Esta herramienta es muy popular en muchas clínicas del dolor de Estados Unidos. Hay mucha gente que la considera muy útil.

The Stick®

Dispositivo no motorizado de masaje, usado por atletas profesionales para relajar los músculos agarrotados. Su interior flexible, con ejes giratorios, se amolda al cuerpo. Es excelente para las piernas, sobre todo para las pantorrillas, y puede utilizarse en los grupos de músculos más importantes. Puede emplearse a través de la ropa o sobre la piel. El bastón proporciona un instantáneo alivio miofascial, relajando la fibra muscular y estimulando la circulación. Un adecuado suministro de sangre consigue que los músculos estén mejor, trabajen y aguanten más y se recuperen más deprisa. Su empleo prepara los músculos para la actividad, ayuda a diluir el ácido láctico después de un ejercicio muy duro, previene las lesiones y acorta la recuperación en el que caso de que se sufra alguna.

The Massage Stone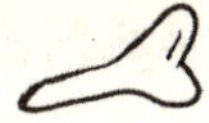

Está diseñada pensando en los masajistas profesionales. Se pensó para ayudar a las manos, pero no para sustituirlas. Es muy fácil de usar y es excelente para darse un masaje uno mismo. Teniendo en cuenta que se desliza por la ropa, puede utilizarse a menudo, ya que no es necesario desnudarse. Cuando se usa sobre la piel, es mejor aplicar alguna loción, para moverla suavemente y conseguir un efecto natural y relajante. Muy indicada para parejas que se den masajes mutuamente. Previene el dolor de los dedos y de las muñecas.

Cuando se calienta, transmite el calor a los tejidos y relaja los músculos para poder dar luego un masaje más profundo. Cuando está fría, ayuda a reducir la inflamación de las lesiones. Se enfría rápida e uniformemente con tan solo 30 segundos en agua fría.

Debido a su diseño único, puede emplearse para un masaje relajante de la cabeza a los pies y/o para presionar sobre la piel. Suelen estar talladas a mano y se encuentran en jade, caliza, mármol y otros materiales.

The Foot Massage

Es un rodillo de 5 × 22 cm con un relieve para masajear los pies y con unos aros de goma para proteger el suelo. Es excelente para los pies cansados. Los bultos tachonados permiten acceder a la punta de los pies. Usado para estimular las terminaciones nerviosas, reduce el malestar y mejora la circulación. Se recomienda usarlo en el trabajo si se está muchas horas sentado.

The Pain Eraser 1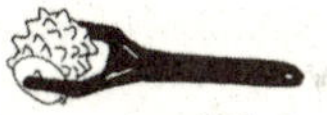

Una excepcional herramienta portátil, lo bastante firme como para dar un masaje fuerte y al mismo tiempo suave para las partes más delicadas del cuerpo, incluida la cara. Es un aparato para dar masajes con el que puede accederse fácilmente a los brazos, las piernas, las manos, los pies y la espalda. El rodillo, de unos cuatro centímetros de ancho, es de goma cien por cien natural y está provisto de 36 «dedos». Cuando viajo, siempre lo llevo conmigo. Lo uso también cuando salgo a correr en bicicleta, durante los descansos o las paradas para comer. Es muy útil y fácil de usar.

Lecturas recomendadas

El principio de Matthias Alexander: el saber del cuerpo, Wilfred Barlow, Paidós Ibérica, Barcelona, 1992.
Una edición actualizada de la clásica guía F.M. Alexander's technique para conseguir una buena dinámica corporal.

Autoconciencia por el movimiento, Moshe Feldenkrais, Paidós Ibérica, Barcelona, 1997.
Presenta los ejercicios con ilustraciones para mejorar la postura, la visión, la motivación y la conciencia del propio cuerpo.

Beyond Stretching: Russian Flexibility Breakthroughs, Pavel Tsatsouline, Dragon Door Publications, Inc., St. Paul, Minn., 1998.
Un libro para aquellos que estén preparados, pues es duro, intransigente en su aproximación a la flexibilidad y la potencia físicas. Describe algunas técnicas rusas radicales para aumentar la flexibilidad y la fuerza física, y mejorar la circulación y las articulaciones. Su precio es caro para estar editado en rústica.

The Courage to Start: A Guide to Running for Your Life, John «The Penguin» Bingham, Simon &Schuster, Nueva York, 1999.
Un libro emotivo sobre la lucha de un hombre de mediana edad para aprender a correr. Divertido, ingenioso y conmovedor. Una gran inspiración para cualquiera que quiera aprender a correr.

Dr. Art Ulene's Complete Guide to Vitamins, Minerals and Herbs, Art Urlene, M. D., Avery Publishing Group, Nueva York, 1999.
Contiene información actualizada para utilizar mayores dosis de vitaminas, minerales y algunas hierbas que aminoran el deterioro físico que causa la edad.

Galloway's Book on Running, Jeff Galloway, Shelter Publications, Bolinas, Calif., 1984.
Un clásico que ha ayudado a miles de corredores a entrenar de forma sensata. Sigue siendo un best seller.

Estar en forma: el programa de ejercicios más eficaz para ganar fuerza, flexibilidad y resistencia, Bob Anderson, RBA Integral, Barcelona, 1995.
Un libro sobre cómo recuperar la forma, con treinta programas, que incluyen los tres componentes del bienestar físico: estiramiento, levantamiento de pesas y ejercicios dinámicos. Una aproximación sencilla y visual al bienestar físico permanente.

Tratado general de la musculación, Bill Pearl, Paidotribo, Barcelona, 1991.
Tres libros en uno del que se han editado más de medio millón de ejemplares. Incluye: levantamiento de pesas para la práctica de deportes, culturismo y condición física en general. El libro más completo sobre la práctica de pesas que se haya editado.

Healing Moves: How to Cure, Relieve and Prevent Common Ailments with Exercise, Carol Krucoff and Mitchel Krucoff, M. D., Harmony Books, Nueva York, 2000.
El autor de este libro es cardiólogo, columnista, escritor de temas de salud y expone en su obra la importancia de realizar ejercicio para mantener una buena salud. El ejercicio alivia el estrés, ayuda a controlar el peso, facilita el sueño y ayuda a combatir las enfermedades. Incluye programas de ejercicios para la salud y la buena forma física, además de ejercicios indicados para combatir enfermedades y problemas de salud específicos.

Myofascial Pain and Dysfunction, the Trigger Point Manual, Vol 1, Upper Half of Body, Vol 2, The Lower Extremities, Williams and Wilkings, Media, Nueva York, 1999.
Un libro clásico, con hermosas ilustraciones, que contiene completas descripciones y soluciones para el dolor y disfunción miofascial a través de terapia efectiva. Un libro de referencia cuya lectura es un placer y una herramienta de aprendizaje.

Optimal Muscle Recovery for Endurance. Edmund R. Burke, Ph. D. Human Kinetics, Champaign, Ill., 1999.
Una excelente guía para mejorar las expectativas de recuperación, mejorar el rendimiento corporal y sentirse mejor en general. Enfatiza la importancia de la nutrición, de la reposición de fluidos, del descanso y del trabajo del cuerpo. Un trabajo verdaderamente innovador.

Orthopaedic Sports Medicine: Principles and Practices. Jesse C. DeLee, M. D. and David Drez, Jr., M. D. W. B. Saunders Company, Philadelphia, 1994.
Los expertos en medicina deportiva ortopédica comparten sus experiencias cuando tratan con lesiones deportivas. Los autores exponen de una forma excelente su materia e incluyen recomendaciones para tratamientos y recuperaciones. No son libros de divulgación, los dos volúmenes tienen un precio aproximado de cincuenta mil pesetas.

Running Within: A Guide to Mastering the Body-Mind-Spirit Connection for Ultimate Training and Racing, Jerry Lynch and Warren A. Scott, Human Kinetics, Champaign, Ill., 1999.
El doctor Lynch nos presenta lo más avanzado en fisiología deportiva. El libro incluye indicaciones para correr más rápido y más lejos, además de consejos para integrar el cuerpo, la mente y el espíritu.

Los estiramientos: bases científicas y desarrollo de ejercicios. Michael J. Alter, Paidotribo, Barcelona, 2000.
Un libro completo y técnico sobre todos los aspectos de la flexibilidad y de los estiramientos.

8 Weeks to Optimum Health. Andrew Weil, M. D., Fawcett Books, Nueva York, 1998.
El doctor Weil cree en la capacidad natural del cuerpo para curarse. Sus propuestas, lejos de ser radicales, constituyen una serie de pequeños y sencillos pasos para optimizar la salud: tomar suplementos, ajustar los hábitos alimentarios, eliminar toxinas de la dieta y realizar un programa de ejercicios basado en caminar y en mejorar la forma de respirar.

Super Power Breathing: For Super Energy, High Health & Longevity, Paul C. Bragg and Patricia N. D., Bragg, Ph. D. Health science, Goleta, Calif., 1999.
Un libro excelente acerca de cómo utilizar los pulmones para mejorar la salud y aumentar la resistencia a la enfermedad: un clásico.

Toque para la salud = Touch for health, John F. Thie, Victoria Mayeu Simeón et al. Indigo, Barcelona, 1998.
Un libro sobre cómo utilizar la digitopuntura de forma efectiva, la kinesiología para comprobar la necesidad del cuerpo de ciertos alimentos y una guía para el bienestar físico propio. Un sistema completo para la salud en casa.

Estirándose frente a su ordenador o la mesa de trabajo, Bob Anderson, RBA Integral, Barcelona, 1997.
Este libro incluye estiramientos para aquellos que trabajan en oficinas o delante de un ordenador. Las series de ejercicios ayudarán a aliviar el estrés y la tensión, y a mantener el cuerpo en forma. Un libro para guardar en el cajón de la mesa de trabajo.

RESUMEN DE LOS EJERCICIOS

A continuación se presenta un resumen de los estiramientos que los profesionales de salud pueden utilizar e incluir en programas de rehabilitación y preparación física individual, marcando los estiramientos adecuados para cada persona.

Estiramientos para relajar la espalda • 26-33

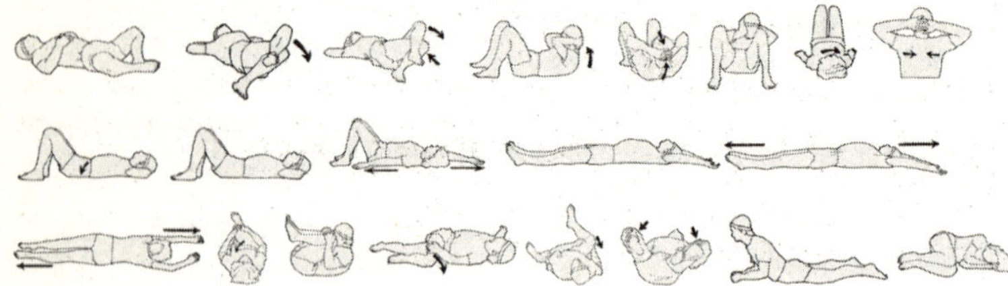

Estiramientos de piernas, pies y tobillos • 34-41

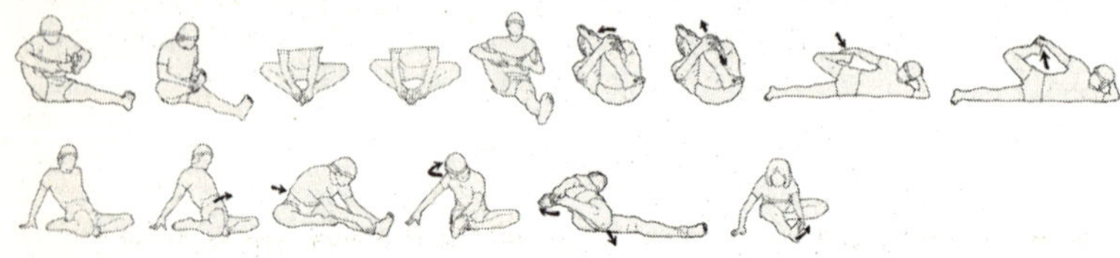

Estiramientos de espalda, hombros y brazos • 42-48

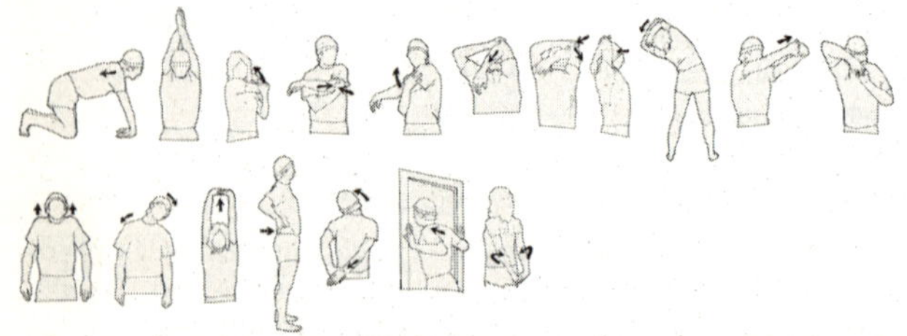

Series de estiramientos de piernas • 49-53

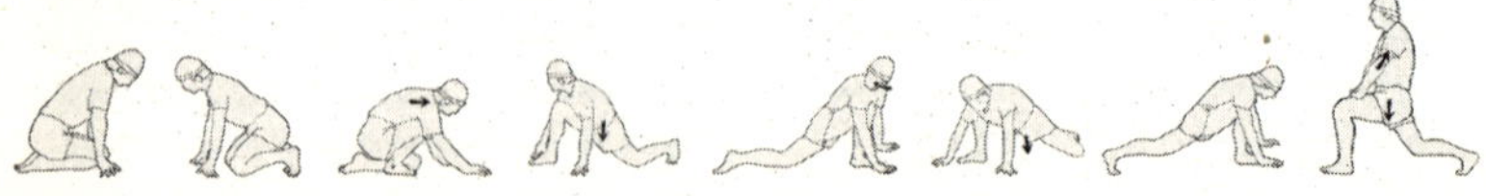

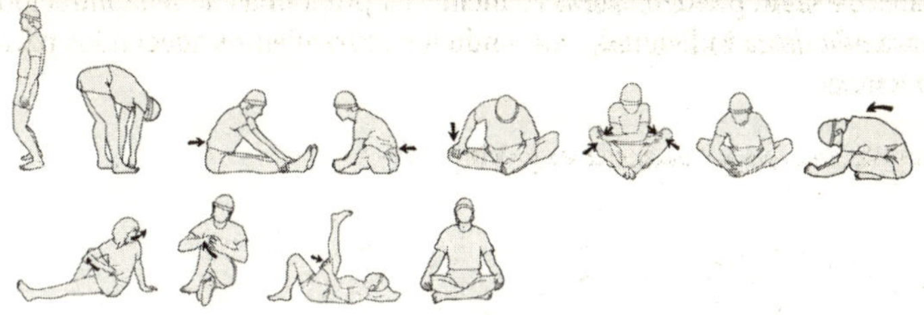

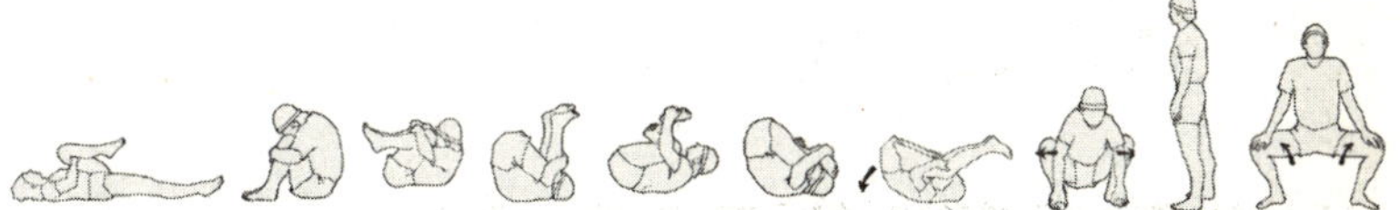

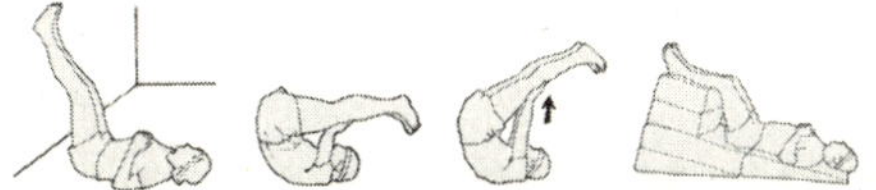

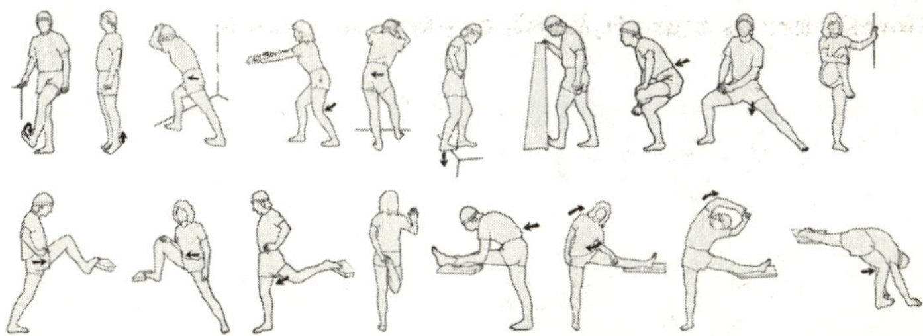

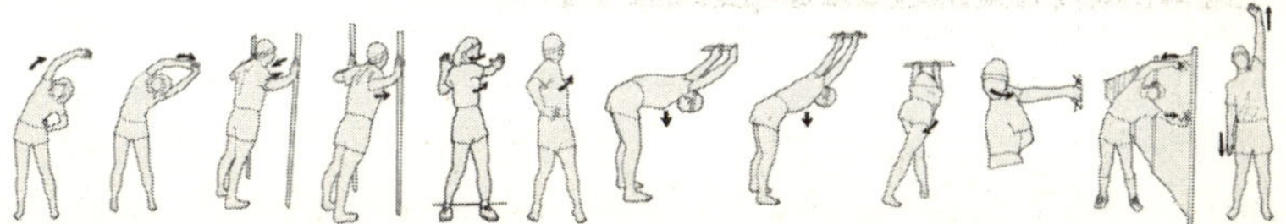

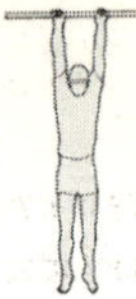

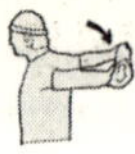

Estiramientos de manos, muñecas y antebrazos • 88–89

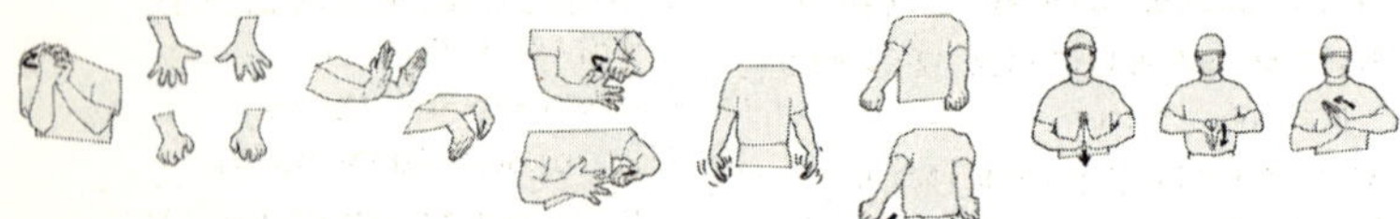

Estiramientos para realizar sentado • 90–93

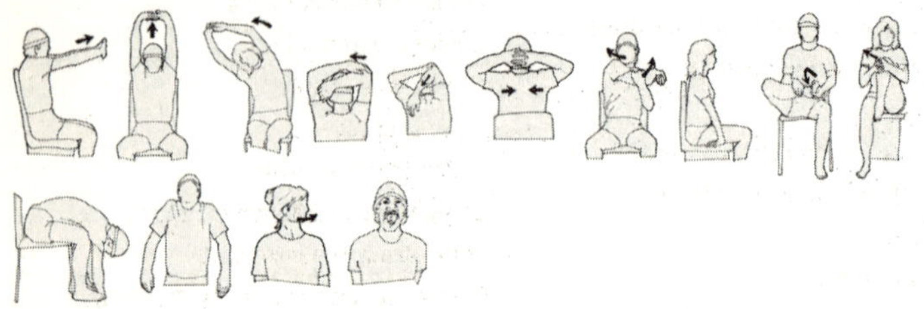

Estiramientos de piernas e ingles con piernas elevadas • 94–96

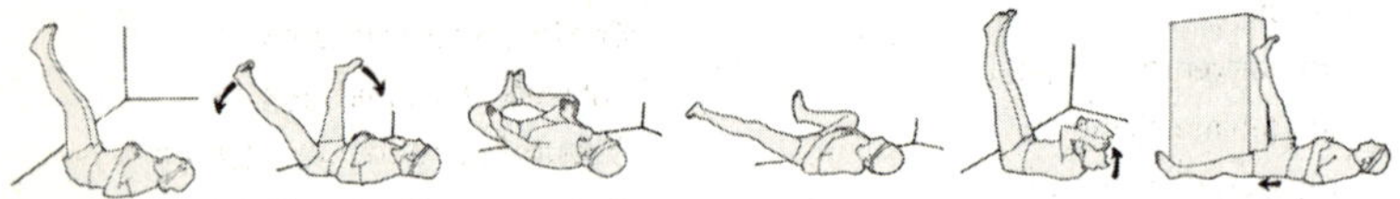

Estiramientos de ingles y caderas con piernas separadas • 97–100

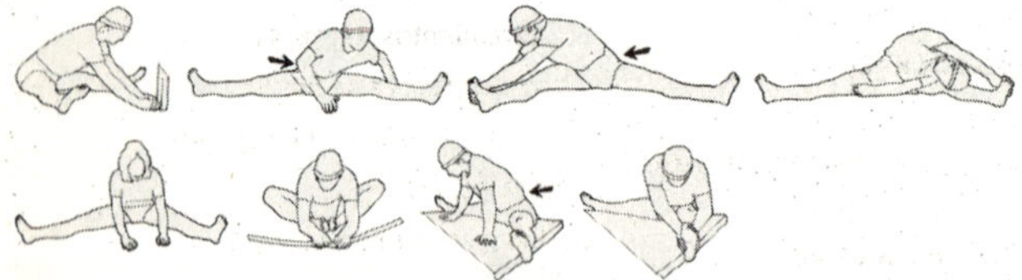

Aprender a abrir las piernas • 101–103

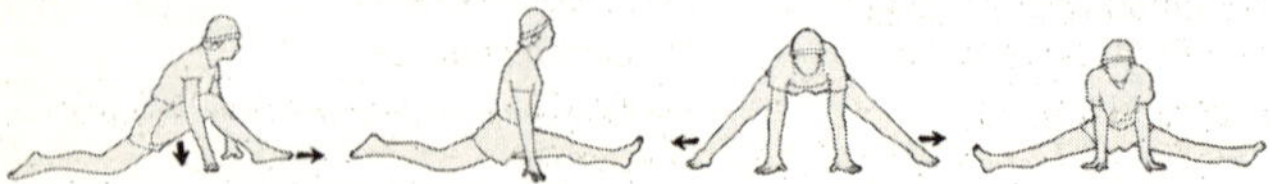

ÍNDICE ANALÍTICO

SOBRE LOS AUTORES

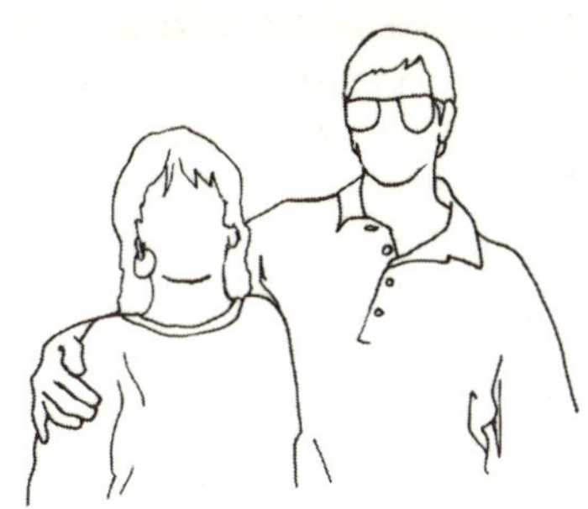

Bob Anderson es una de las autoridades en estiramiento más populares del mundo. Durante más de 35 años ha enseñado a millones de personas una aproximación sencilla a los estiramientos.

Junto con su esposa, Jean, preparó una edición de Estirándose en el garaje de su casa en el sur de California, en 1975. Jean era la autora de las ilustraciones, que dibujó basándose en fotografías que tomó mientras Bob realizaba los estiramientos. El libro, revisado, fue publicado por Shelter Publications en 1980, para la distribución en librerías. Actualmente se considera, tanto por el público en general como por los profesionales de la medicina, el libro sobre estiramientos más útil y fácil de seguir. Hasta la fecha ha vendido más de tres millones de ejemplares en todo el mundo y ha sido traducido a diecinueve idiomas.

En la actualidad, Bob está sano y disfruta de buena salud, pero no siempre ha sido así. En 1968 tenía un problema de exceso de peso (noventa y cinco kilos para su altura, un metro ochenta), y no estaba en forma. Comenzó entonces un programa personal que le hizo adelgazar y llegar a los sesenta y siete kilos. Sin embargo, un día, mientras estaba en una clase de educación física en la universidad, se dio cuenta de que sentado con las piernas estiradas, no podía llegar más allá de las rodillas al doblar el cuerpo, así que empezó a practicar estiramientos. Pronto notó una mejoría y una mayor facilidad para practicar deportes como ciclismo o correr.

El boom de la práctica de ejercicio en Estados Unidos estaba empezando, y los millones de personas que comenzaban a realizar alguna actividad física descubrieron la importancia de incluir estiramientos para mejorar la flexibilidad en sus programas de ejercicios. Tras varios años de practicar con Jean y un pequeño grupo de amigos, Bob desarrolló de forma gradual un método de estiramiento accesible a cualquier persona. Al cabo de poco tiempo enseñaba su técnica a otras personas.

Comenzó con equipos de profesionales de distintos deportes: los Denver Broncos, los California (en la actualidad, Anaheim) Angels, Los

Angeles Dodgers, Los Angeles Lakers y los New York Jets. También trabajó con equipos universitarios en Nebraska, UC Berkeley, Washington State y Southern Methodist University, además de otros atletas aficionados y olímpicos de diversas disciplinas. Durante años viajó por Estados Unidos enseñando a la gente a practicar estiramientos en seminarios de medicina deportiva, clubes de atletismo y deportivos.

Desde entonces, Bob continúa enseñando en clubs deportivos (concretamente en Jeff Galloway), clubes de ciclismo, seminarios de medicina deportiva y en las clínicas Jimmy Heuga para enfermos de esclerosis múltiple.

En la década de los ochenta, Bob practicó ciclismo en carretera y carreras de campo traviesa como profesional. Durante diez años seguidos corrió el maratón de la isla Catalina en el sur de California, la carrera de veintiocho kilómetros en Imogen Pass en Telluride, Colorado (que asciende hasta un pico de cuatro mil metros de altitud) y el maratón de Pike's Peak. En la actualidad, Bob dedica la mayor parte del tiempo de su actividad física a la bicicleta de montaña y a correr en las montañas que se alzan por encima de su casa en Colorado; a menudo emprende excursiones de 3 a 5 horas en la montaña, ocasionalmente también en el estado de Utah. Aunque Bob realiza mucho ejercicio físico, sabe que esta intensidad no es necesaria para que cualquiera se encuentre en forma. A través de sus viajes, conferencias y seminarios se ha encontrado con todo tipo de gente con diferentes grados de condición física.

Jean Anderson es licenciada en arte por la Universidad del estado de California, en Long Beach. Comenzó a correr y a andar en bicicleta (y a practicar estiramientos) con Bob en 1970. Desarrolló un método que consistía en sacar fotos de Bob mientras realizaba los estiramientos, para después hacer dibujos en tinta de cada posición de estiramiento. Jean fue fotógrafa, ilustradora, maquetista y editora de la primera edición casera de Estirándose. En la actualidad supervisa la venta por correo de Stretching Inc.'s y hace escalada, anda en bicicleta y juega al tenis para mantenerse en forma.

CRÉDITOS

Editor inglés
Lloyd Kahn

Editor colaborador
Robert Lewandowski

Producción
Rick Gordon

Diseño
Rick Gordon
Jean Anderson

Dirección de arte
David Wills

Modelos
Bob Anderson
Jean Anderson
Tiffany Anderson
Shari Boesel
Paul Comish
Kim Cooper
Debra Gentile
Karen Johnston
Bob Kahn
Will Kahn
Jim Melo
Justine Melo
Victoria Pollard
Christina Reski
Dave Roche
JoAnne Sercl
Kelsey Sercl
Shane Sercl
Mary Ann Shipstad
Shawntel Staab
Peggy Sterling
Joyce Werth

Agradecimientos especiales
a las siguientes personas, que participaron
en la edición inglesa de un modo u otro:
Joan Creed
Drake Jordan
Lesley Kahn
The folks at Publishers Group West
Brian Roberts
Mary Sangster
George Young

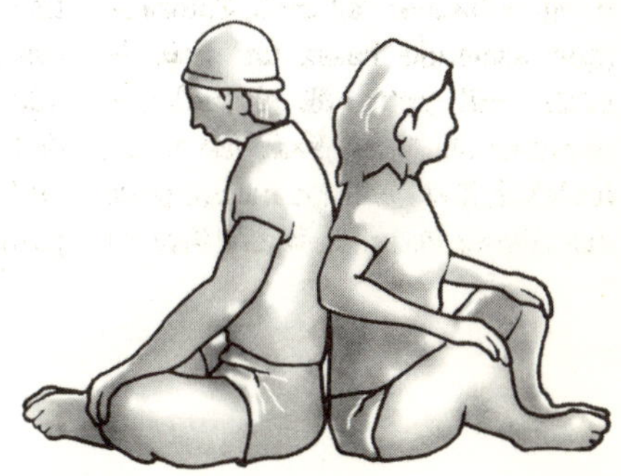